新・総合診療医学
Case & Review

編集
小嶋　　一　医療法人渓仁会手稲家庭医療クリニック
本村　和久　沖縄県立中部病院プライマリケア・総合内科
井上真智子　浜松医科大学地域家庭医療学講座

カイ書林刊行
新・総合診療医学
Case & Review
編集者のことば

　旧日本家庭医療学会編集委員を経て日本プライマリケア連合学会誌の編集委員となり、「何か実地で診療に勤しむ学会員の役に立つコーナーを」という要望と、かねてから American Family Physician 誌を手本とした学会誌からの生涯教育情報の発信を実現したいという想いを合わせる目的で、2010 年から「臨床医学の現在（プライマリケアレビュー）」を企画、編集、出版してきました。総合診療の現場で必要とされるエビデンスを盛り込んだ標準診療をわかりやすく学会員に届けるという目的はある程度達成されたように感じています。2013 年までの連載で本総説は 25 編と なり、このたび症例を交えた対談を筆者と編集者で行い総説本文を補足する形で加筆し一冊の本にまとめました。

　「総合診療医の標準的な診療のまとめ」として、さらに「総合診療専門医の標準的診療の学習教材」としてお届けするものです。総説は学会の内外でその分野に深く精通する先生方に大変ご苦労をおかけしながら執筆していただきました。改めてここに深くお礼申し上げます。

　また総説をまとめるにあたり、ご理解とご協力を賜った編集出版委員会の諸先生方、そして編集の労を受けたいただいた本村和久先生、井上真智子先生には心より感謝申し上げます。そして粘り強く出版まで支えてくださったカイ書林の尾島氏に感謝申し上げ編者の言葉とさせていただきます。

2015 年初秋の札幌より

医療法人渓仁会手稲家庭医療クリニック
小嶋　一

執筆者一覧 (50音順)

家 研也
　ピッツバーグ大学公衆衛生大学院

稲福 徹也
　稲福内科医院　内科

井上 真智子
　浜松医科大学地域家庭医療学講座

猿渡 淳
　浦添総合病院　整形外科

岡田 唯男
　亀田ファミリークリニック館山

亀井 三博
　亀井内科呼吸器科

川尻 宏昭
　高山市役所市民保健部
　参事（地域医療統括担当）兼高根診療

小林 裕幸
　筑波大学附属病院 水戸地域医療教育センター
　水戸協同病院　総合診療科

小松 康宏
　聖路加国際病院腎臓内科

紺谷 真
　紺谷内科婦人科クリニック

坂上 祐司
　東住吉森本病院　循環器内科

佐藤 健一
　Healthway Japanese Medical Centre, Singapore

佐藤 健太
　北海道勤医協　総合診療・家庭医療・医学教育
　センター (GPMEC)
　北海道勤医協札幌病院　内科

椎木 創一
　沖縄県立中部病院 感染症内科

須藤 敏
　沖縄県立中部病院　耳鼻咽喉科

八藤 英典
　医療法人　恵心会　北星ファミリークリニック
　内科・小児科

禿 道弘
　広島大学大学院医歯薬保健学研究院統合健康
　科学部門　皮膚科

藤田 泰幸
　埼玉協同病院小児科

毛利 貴子
　奈良県立医科大学　糖尿病学講座

本村 和久
　沖縄県立中部病院　プライマリケア・総合内科

森尾 真明
　高知大学医学部家庭医療学講座

柳 秀高
　東海大学医学部内科学系総合内科

山田 康介
　医療法人 北海道家庭医療学センター 常務理事
　(更別村国民健康保険診療所 所長)

山本 壽一
　社会医療法人かりゆし会　ハートライフクリニック

横林 賢一
　広島大学病院　総合内科・総合診療科

横林 ひとみ
　広島大学大学院医歯薬保健学研究院統合健康
　科学部門　皮膚科

Contents

Title	Learning/Teaching Point	Author	

I 討議 新・総合診療医学 Case & Review

	Title	Learning/Teaching Point	Author	Page
1	高血圧症の治療	薬物だけでない,治療全般について,ガイドライン,システマティックレビュー,一次文献を見ながら議論したい.	本村 和久	2
2	認知症の診断と治療	認知症を評価する際には,中核症状・BPSD の評価に加え,ADL・IADL・AADL やサポート状況等も確認する必要がある.	横林 健一	10
3	うつ病	プライマリ・ケアで遭遇するうつ病の病像は教科書的でない場合が多く,治療介入に注意を要する.	紺谷 真	18
4	スポーツ障害	成長期の野球肘,野球肩は,上肢では見逃してはいけないプライマリ・ケア疾患の1つであり,青少年の診療や学校検診に関わる医師は,診断を頭にいれながら適切なタイミングで専門医に紹介する事が,後遺症の予防のために極めて重要である.	小林 裕幸	28
5	避妊と性器出血	避妊効果,コスト,侵襲や簡便さ,副作用,可逆性,医学的条件等をふまえた上で,女性(とそのパートナー)が条件に合った適切な方法を選択することができるよう,十分な情報提供と支援を行う.	井上 真智子	40
6	2型糖尿病の治療	合併症予防のための血糖コントロールの目標は HbA1c7.0% 未満である.患者の自己管理行動を促進するため,患者の準備状態を確認し,チームでアプローチする方法もある.	毛利 貴子 山本 壽一	52
7	予防接種 小児	受診しやすく,ふだんから保護者に信頼されているプライマリ・ケア医は接種医として適任と考えられる.	藤田 泰幸	66
	予防接種 成人	成人で推奨される各ワクチンのメリット,副作用などの情報をアップデートしながら,対象者の背景や状況に応じた個別の対応が必要である.	森尾 真明	
8	慢性閉塞性肺疾患(COPD)	診断されていない人が 500 万人以上存在すると推定されており,プライマリケア医が関与するべきフィールドが大きいと考えられる.	柳 秀高	80
9	肝機能障害	採血結果の基準値をどのように決めているかを知ること,無症状の肝機能障害患者で見られやすい病態や頻度を知ることで,自信を持って介入していくことができるようになる.	佐藤 健一	88
10	顕微鏡的血尿	蛋白尿を伴っている場合には腎臓内科医に,単独の顕微鏡的血尿の精査は泌尿器科医に紹介し治療が必要な疾患を見落とさないようにする.	小松 康宏	96

II 新・総合診療医学 Review

#	タイトル	概要	著者	頁
11	下痢	プライマリ・ケア診療所で実施可能な診療フローチャートの紹介や治療法・予防法のレビューを行う.	佐藤 健太	104
12	便秘	プライマリ・ケア現場で危険な疾患を除外しながら効率良く診療を行うために必要な知識をまとめる.	佐藤 健太	110
13	アトピー性皮膚炎の診断と治療	治療ガイドラインに基づいて正確な診断を行い,適切なステロイド外用薬の選択,外用方法,ステロイド外用薬の副作用を理解し,治療を行う必要がある.	横林 ひとみ	116
14	アレルギー性鼻炎	実際の治療としては,抗原の回避が理想であるが,主に内服薬,点鼻薬などを用いて,鼻炎症状を軽減する対症療法が中心となる.	須藤 敏	122
15	虚血性疾患病の二次予防	欧米に比し,虚血性心疾患の発症頻度が低いとされる日本人においても,最近の食の欧米化に伴い増加するメタボリックシンドロームや耐糖能障害・糖尿病により,その発症頻度増加は注目されており,二次予防に関して内科医は関心を持たなければならない時代である.	坂上 祐司	128
16	腰痛の診断と治療	症状に対するアプローチは医療従事者・患者ともに多様であり,裏を返せば,適切なマネジメントが分かりにくいのが腰痛なのである.	猿渡 淳	134
17	頭痛	頭痛診療において初めて経験する頭痛については,生命に危険が及ぶくも膜下出血と細菌性髄膜炎を見逃さず適切なタイミングで専門医へ紹介することが大事である.	稲福 徹也	138
18	片頭痛の診断と治療	総合医は,ICHD-IIやガイドラインを踏まえ,2次性頭痛に含まれる危険な頭痛の除外をおこない,時に専門診療科と協働しつつ,できる限り正確な診断をつける努力をする必要がある.	川尻 宏昭	142
19	不眠症	一般医を受診する患者ではその半数以上の者に睡眠障害があるといわれている.不眠症が疑われた場合,睡眠衛生指導を主として,適切な薬物療法を施行する.	八藤 英典	146
20	喘息の診断と治療	吸入ステロイドは最も有効な喘息治療の武器であり,症状,肺機能,QOLを改善し,急性増悪の頻度,程度を減じ,死亡率を減少する.	亀井 三博	152
21	帯下の診断と治療	疫学データや国内外の診療ガイドラインをレビューし腟鏡や経腟エコーのない施設でも実現可能な「帯下異常」へのアプローチを紹介する.	家 研也 岡田 唯男	158
22	脂質代謝異常	脂質異常症は動脈硬化性疾患の主要な危険因子であり,プライマリ・ケア診療における主要な健康問題の一つである.	山田 康介	164
23	尿路感染症	尿路は前立腺,精巣上体,膀胱,尿管,そして腎臓に至る長い経路を含み,そのどこに感染症が発生しているかによって大きく診療戦略が異なる.	椎木 創一	170

Index　174

討議　新・総合診療医学
Case & Review

1　高血圧症の治療
2　認知症の診断と治療
3　うつ病
4　スポーツ障害
5　避妊と性器出血
6　２型糖尿病の治療
7　予防接種 小児・成人
8　COPD
9　肝機能障害
10　顕微鏡的血尿

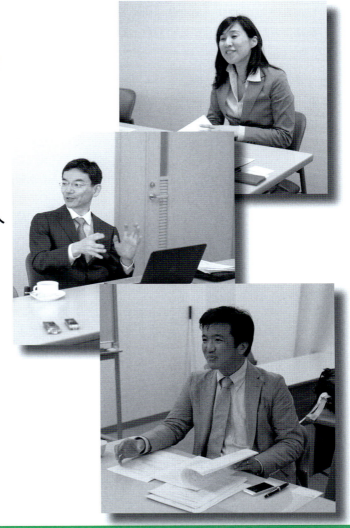

CASE
高血圧症の治療

本村 和久

> 喫煙歴, アルコール摂取習慣のない生来健康な68歳女性. 住民健診で高血圧(150/80mmHg)をはじめて指摘. 医療機関受診必要と書かれたため, 近所のクリニックを受診. 医師は, 患者に血圧の数値目標を伝え,「高血圧なら副作用の少ないこの薬がいいですよ」とアンジオテンシン受容体拮抗薬 (以下 ARB) を処方. クリニックから薬局に行く途中で, たまたま出会った友人から,「血圧の薬を飲み始めると一生やめられない. 私は○○健康茶で血圧が下がった. 薬はやめた方がいい.」といわれ, 処方箋は薬局に出さずに家に帰ってしまった.

■ まず患者教育が重要です

小嶋 これは非常によくあるシナリオで(笑)…またプライマリケアの現場で「診断・投薬」以前に, いわば患者さんへの「根回し」がいかに大切で大変かということを表していると思うのですが.

本村 そうなんです. じつは高血圧について話をすると, つい「診断」と「降圧薬の選択」ということに頭が向いてしまうのですが, このレビューで示した患者教育, つまり降圧薬を内服するという新しい行動に対する行動変容の重要性をぜひ強調したいと思って2001年のAJPMのレビューを載せました.

小嶋 なるほど. 実際に原稿で書かれている患者教育を自分の外来でやろうとすると大変な時間がかかるでしょうし, 実際かかってしまうわけですが, 本村先生はこの辺りをどのように工夫されているのでしょうか?

■ 欧米人と日本人の疾患リスクの違いで強弱をつけています

本村 私も良い答えがあれば正直教えて欲しいくらいで(笑)…ただ, 一度に全部をやるのではなく, 何度かに分けて患者さんひとりひとりの理解度, 優先度をいつも確認しながら数カ月ぐらいかけてじっくり降圧薬の定期的な内服とその他の生活習慣の改善を目指してもらっています.

小嶋 優先度ということですが, たとえば原稿で書かれているアウトカムは国際的な共同研究もありますが, やはり欧米人中心のデータという見方もあります. その点, このようなリスクを数字で示す際に本村先生はどのようにお考えになりますか?

本村 鋭いツッコミですね. 良い答えがあれば教えて欲しい(笑)…と言うばかりでは対談にならないので私見を言うと, 欧米人と日本人の疾患リスクの違いで強弱をつけています. 具体的には, 心血管障害の予防が重要と考えられるなら欧米人の方が元々発症頻度が高いと考えて日本人には甘めの降圧目標, 脳血管障害の予防なら同等かやや辛めの降圧目標にしています.

小嶋 なるほど. 現実的な人種差によるデータの違いは補正して利用するということですね. では生活習慣の是正, という点ではどうでしょう? 先生が診療されている沖縄では特にお酒の量を制限してもらうのには非常にご苦労されていると思うのですが, 工夫されている点があればぜひ教えて下さい.

本村 それはアルコールのある社会一般に共通した工夫かもしれませんが, 幸い私達が診療する近くにはアルコール問題を積極的に扱う医療機関が複数あり, 早期の介入をお願いしています. ただそこにつなぐまでが大きな問題で, うまくつながるのはアルコール問題を把握できたケースの2割程度でしょうか. 研修医には「アルコール問題はあまりに大きな問題. 患者さんを救い上げる太い綱はない. 疾患として対応するだけでなく, 多職種間連携や家族の協力など多くの糸をより合わせて太い綱にするしかない.」と説明しています.

小嶋 本音と建前と言いますが,「そんなこと無理でしょ」というだけではなくて, やはりいつも基本に立ち返り当たり前の介入を諦めずにやる, というメッセージを今回の原稿で打ち出していた

だけたことは素晴らしいと思いました．また役割分担・医療連携という視点を持って生活習慣には介入すべしということですね．プライマリ・ケア医であるなら専門医への橋渡しのタイミングを見極めることが上手にできなくてはいけないわけですね．しかも単なる丸投げでなく，家族まで巻き込んで正しい連携の形になるようなコーディネートが大切と．ガッテン，ガッテン，ですね．それでは降圧薬の選択についてですが，特に新規高血圧に対する最初の単剤投薬として ARB が大変多く処方されているというのは売上を見ても明らかですが，ご自身の経験としてどのような処方パターンが多いのでしょうか？

本村　ARB はまず処方しないですね．そんなに売上に貢献する必要はないと思っています（笑）．多くの大規模試験がありますが，古くからある降圧剤ほどエビデンスがはっきりしていると思います．薬価から考えても，利尿薬，ACE 阻害薬は第一選択になると思っています．エビデンスがはっきりしていると思います．

小嶋　最近は日本発のエビデンスが怪しくなってきている世の中です．薬品会社の利益誘導という見えない（はずはない？）バイアスとエビデンスをどうやってバランスを取るか，これから我々プライマリ・ケア医が良質な医療を提供する主体としてしっかりと模範を示さなくてはならない課題でしょうね．さて利尿薬の降圧薬としての有効性は確立されたものがあると思いますし，安全性・コストなどの面から見ても非常に優れていて，海外のガイドラインでは糖尿病治療におけるメトホルミンのように「まず（サイアザイド系の）利尿薬を」ということが強調されていますが，日本であまりこの点が強調されていないことについてどう考えていらっしゃいますか？

本村　電解質異常に対する恐怖なのでしょうか．使い慣れていないとなかなか手が出ないかもしれません．高齢者でも使用開始から数回の採血ではぼ安全に使えると思っていますし，ゆっくり降圧するところも安心なのですが．電解質異常や腎障害に直接結びつきにくいカルシウム拮抗薬が多く使われる背景でしょうか．

小嶋　研修医たちを現場で指導していて経験するのが，「利尿薬はあまり降圧作用がない」とか「ちょっとおしっこ出して何が良いのでしょうか」という意見です．エビデンスとしての大きなアウトカムがなかなか直感的に飲み込めないというのは理解できる感覚ですが，これからも指導に際しては利尿薬の使用もきちんと検討してもらえるように工夫してみたいと思っています．また最後になりますが，フォローアップや降圧目標の達成について原稿ではコクランレビューが引用されています．その中で興味深いのは「積極的に薬物治療が行えるよう定期的な検討を組織的に行う」という介入がしっかりとあらゆる原因の死亡率を低下させるという結果が出ていることです．具体的にはクリニックや地域の開業医が自分たちの患者さんのデータを持ち寄ってレビューするような形があれば理想的だと思うのですが，いかがでしょうか？

■ クリニックでの臨床情報の共有化と臨床研究が重要です

本村　素晴らしいリサーチクエスチョンありがとうございます．共同研究したいですね．クリニックでの臨床情報の共有化と臨床研究を念頭においた地域基幹病院の連携が重要と思います．

小嶋　ぜひ！「沖縄・北海道リサーチネットワーク」なんてカッコいいですよね～．イギリスで言う Practice-Based Research Network みたいなものが出来上がると素晴らしいですね．さて，今回の原稿では高血圧という非常にありふれた慢性疾患に対するプライマリ・ケア医のアプローチを最新の文献のレビューを参照しながら示していただくことで，我々が単なる疾患診断や投薬にとどまらず，患者さんの病気の理解を深める手助けをし，行動変容を促し，栄養学や運動など他職種の領域にまで指導範囲を広げていることをわかりやすく解説して頂きました．その点でこの原稿は様々なプライマリ・ケア医の仕事の本質を解説した非常にお手本となるものではないかと思います．本村先生，ご執筆ありがとうございました．

Primary Care Review
高血圧症の治療

本村 和久

> 【要旨】
> 　患者数4,000万人といわれる高血圧症は，プライマリ・ケア医がもっともよく診療に関わる疾患のひとつである．高血圧症の治療というと，薬物療法の選択が大きな医師の関心事になるが，ここでは，薬物だけでない，治療全般について，ガイドライン，システマティックレビュー，一次文献を見ながら議論したい．
>
> Keywords：
> 　高血圧症，生活習慣の修正，薬物療法，ガイドライン

Case

患者さんは喫煙歴，アルコール摂取習慣のない生来健康な68歳，女性．住民健診で高血圧（150/80mmHg）をはじめて指摘．医療機関受診必要と書かれたため，近所のクリニックを受診．医師は，患者に血圧の数値目標を伝え，「高血圧なら副作用の少ないこの薬がいいですよ」とアンジオテンシン受容体拮抗薬（ARB）を処方．クリニックから薬局に行く途中で，たまたま出会った友人から，「血圧の薬を飲み始めると一生やめられない．私は○○健康茶で血圧が下がった．薬はやめた方がいい．」といわれ，処方箋は薬局に出さずに家に帰ってしまった．

治療に入る前に

■ 高血圧について話し合う

時間のない外来診療であるが，左記のような状況を避けるために，高血圧症の診断がどのように患者に理解され，治療の必要性を認識できているかについて慎重になるべきである．ただ薬を出すだけでは，せっかくの薬剤投与が無駄になってしまう可能性がある．行動変容に関して，患者と話し合う必要がある．ガイドラインでは行動変容に関してのいくつかの推奨が書かれている．高血圧の予防，発見，診断および治療に関する米国合同委員会第7次報告（JNC-7）[1]では，レビュー[2]から以下（表1）のような行動介入を勧めている．

表1　高血圧症の治療における患者教育（文献[1]より作成）

高血圧症の診断に関して，患者の理解と受容を評価する．
患者の関心を話し合い，誤解を明らかにする．
患者に血圧値を教え，紙に書いて渡す．
患者と目標血圧を決める．
治療を続ける見込みを1から10の割合で尋ねる．
推奨される治療について知らせ，食事，運動，食事補助，アルコールを含めた生活習慣の役割について詳しく書かれた情報（利用可能なら標準的なパンフレット）を与える．
心配や疑問を引き出し，患者が治療の推奨を実行するための特別な行動を述べる機会を与える．
以下を強調すること　1.治療を継続する必要性．2.血圧がコントロールされていることが治癒を意味しないこと．3.感覚や症状では，血圧が上がっているかどうかわからないこと．血圧は測定すべき．

■ 治療の目標（アウトカム）はなにかを話し合う―相対リスクでなく，絶対リスクも意識する．

相対リスクが最初に書かれているガイドライン[3]が多い．あるメタ解析では，降圧剤使用で相対リスクは脳卒中で35〜40％，虚血性心疾患で20〜25％それぞれ減少となっている[4]．絶対リスクの逆数である治療必要数 Number Needed to Treat (NNT) に関しては，リスクのない血圧140〜159/90〜99mmHgの患者で血圧を12mmHg下げると10年間で，心血管イベントの20（1人のイベントを防ぐために20人の患者の治療が必要）である[5]．相対リスクが同じであれば，NNTは心血管イベントの多い集団では小さく，少ない集団では大きくなるので，文献の解釈には注意が必要である．「25％に減ります」とだけ話をするのと，「20人治療すると1人を予防できます」という数字も話をするのでは，受け取り方に差があると考える．治療の目標については，十分に患者と話し合う必要がある．上記のケースでは，治療の目標が不明確なまま，治療をはじめたことが問題と言えるだろう．

■ 治療されるべき患者

血圧の目標値はガイドラインによって微妙に異なるが，ここでは，我が国の高血圧診療ガイドライン[3]の推奨を示す．リスクに応じて，治療すべき血圧値が異なることに注意したい．

具体的な治療について
■ 生活習慣の修正

生活習慣の修正で血圧を下げることができる．表3のような介入研究が知られており，心血管イベントなど疾病の予防につながる重要な治療の第一歩である．

■ 薬物療法

生活習慣の修正を指導しても，目標とする血圧にならないときは，薬物療法の適応となる．わが国の高血圧診療ガイドライン[3]の第一選択薬は，利尿薬，ACE阻害薬（アンジオテンシン変換酵素阻害薬，angiotensin converting enzyme inhibitor），ARB（アンジオテンシンⅡ受容体拮抗薬，Angiotensin Ⅱ Receptor Blocker），カルシウム拮抗薬，β遮断薬となっている．コクランレビュー[14]では，① 低用量利尿薬（チアジド系）で，罹病率および死亡率に関するアウトカムが減少，② ACE阻害薬・カルシウム拮抗薬も同様の効果を有するが，エビデンスは強固ではない，③ 高用量チアジド系薬剤およびβ遮断薬は低用量チアジド系薬剤よりも劣るとしている．

薬剤には，それぞれ特徴があり，薬価の違いもある．表4を参照されたい．

■ ガイドラインの推奨と実際の処方の現状

ガイドラインの推奨では，利尿薬，ACE阻害薬，ARB，カルシウム拮抗薬は同等のはずだが，処方の実際は大きく異なる．利尿薬では代謝への影響，ACE阻害薬では咳が問題となるようだが，効果に差があるわけではない[14]．

2009年度国内医療用医薬品市場[16]によると，売上高の上位10製品中，1，2，7，9位がARB，4位がカルシウム拮抗薬となっている．生活習慣病という日常的な病気に関する薬剤に関して，効果が同等にも関わらず，新しくて高い薬価の薬が売れている状況はなぜだろうか．薬剤に関する情報は常に批判的に吟味したい．医学関係の商業誌には降圧剤の宣伝がいつも大きく取り上げられている現状がある．

■ フォローアップの重要性

高血圧者のうち，30〜40歳代では8〜9割の人が治療を受けていないというデータ[17]や，降圧治療患者でも約半数の患者で血圧管理が不十分とのデータもある[18]．降圧剤のエビデンスも重要だが，降圧剤が実際にどのように内服されているのか（内服していないのか）は，治療の開始，経過中において重要なポイントとなる．コクランレビューでは，「高血圧患者において血圧コントロールの改善に用いる介入」[19]として，メタ解析の結果，①〜⑥の方法に関して以下の効果があるとしている．表5を参照されたい．

図1　初診時の高血圧管理計画　(文献3)より作成)

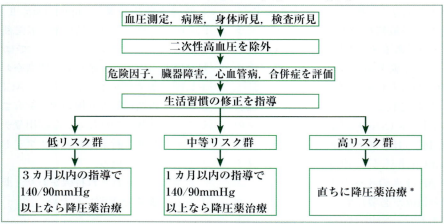

表2　(診察室)血圧に基づいた脳心血管リスク層別化　(文献3)より作成)

リスク層 (血圧以外のリスク要因)	血圧分類	Ⅰ度高血圧 140〜159/90〜99 mmHg	Ⅱ度高血圧 160〜179/100〜109 mmHg	Ⅲ度高血圧 ≧180/≧110 mmHg
リスク層 (危険因子がない)		低リスク	中等リスク	高リスク
リスク第二層 (糖尿病以外の1〜2個の危険因子, メタボリックシンドローム*がある)		中等リスク	高リスク	高リスク
リスク第三層 (糖尿病, CKD, 臓器障害/心血管病, 3個以上の危険因子のいずれかがある)		高リスク	高リスク	高リスク

表3　高血圧の予防と管理のための生活習慣の修正　(JNC-7[1])より作成)

生活習慣の 修正方法	改善の指標	収縮期血圧低下の割合
体重減量	BMI 18.5〜24.9に維持	10kgの減量 5〜20mmHg [6,7]
DASH食	果物・野菜が多く, 飽和脂肪酸が少ない低脂肪食品	8〜14mmHg [8,9]
減塩食	塩分6g (Naで2.4g) 以下	2〜8mmHg [8,9,10]
運動	周4日, 1日30分以上の定期的な有酸素運動 (早歩き)	4〜9mmHg [11,12]
節酒	エタノール換算で, 男性30mL/日, 女性15mL/日以下	2〜4mmHg [13]

表4 降圧剤の特徴と薬価（文献[1,3,15]より作成）

降圧剤の種類	積極的な適応	副作用	禁忌	商品名	mg: 成分量 / 数字のみ:薬価(点)	後発品	薬価
ARC阻害薬	左室肥大	高カリウム血症	妊娠	カプトプリル		カプトプリル錠	5.6
	心不全	血管浮腫	両側腎動脈狭搾	レニベース	5mg / 76.7	マレイン酸エナラプリル錠	12.2
	心房細動(予防)	空咳		ロンゲス	10mg / 73.5	リシノプリル錠	11.6
	心筋梗塞後			タナトリル	5mg / 69.2	イミダプリル塩酸塩錠	38
	蛋白尿						
	腎不全						
	脳血管障害						
	糖尿病						
	メタボリックシンドローム						
	高齢者						
ARB	ACR阻害薬と同様	高カリウム血症	妊娠	ブロプレス	4mg / 77.3	なし	
		血管浮腫	両側腎動脈狭搾	ディオパン	40mg / 66.8	なし	
				ニューロタン	50mg / 155.6	なし	
				ミカルディス	20mg / 75.3	なし	
カルシウム拮抗薬	左室肥大	浮腫					
	心不全		両側腎動脈狭搾	アダラートL	10mg / 18.8	ニフジピンL錠	5.6
	脳血管障害慢性期			ノルバスク	5mg / 64.9	アムロジピン錠	29.9
	高齢者			コニール	4mg / 60.1	塩酸ベニジピン錠	27.6
	頻脈			ヘルベッサーR	100mg / 49.4	ジルチアゼム塩酸塩	13.7
β遮断薬	心不全	除脈	喘息	インデラル	20mg / 30.7	塩酸プロプラノロール錠	6.3
	頻脈		高度除脈	ミケラン	5mg / 20.2	カルテオロール塩酸塩	5.6
	狭心症			アーチスト	10mg / 75.3	カルベジロール錠	29.8
	心筋梗塞後			テノーミン	25mg / 61.2	アテノロール錠	5.6
利尿薬							
サイアザイド	脳血管障害慢性期	電解質異常	痛風	ナトリックス	1mg / 12.7		
	高齢者			フルイトラン	1mg / 9.6		
	心不全			ベハイド	4mg / 5.4		
K保持性	心不全	高カリウム血症		アルダクトン	25mg / 23.4	スピラクトン錠	5.6
ループ	腎不全	電解質異常		ラシックス	20mg / 9.6	フロセミド錠	6

表5 高血圧患者において血圧コントロールの改善に用いる介入（文献[19]より作成）

① 積極的に薬物治療が行えるよう定期的な検討を組織的に行う	
介入の結果	→血圧低下（収縮期 − 8.0 mmHg 拡張期 − 4.3 mmHg, 95% CI：− 4.7 to − 3.9 mmHg）
介入の結果	→経過観察5年間でのあらゆる原因による死亡率低下（6.4%と7.8%，1.4%の差）
② 自己血圧測定	
介入の結果	→拡張期血圧の中等度の低下（− 2.0mmHg, 95% CI：− 2.7 ～ − 1.4mmHg）
③ 外来予約を忘れないよう注意するシステム	
介入の結果	→経過観察に来院する人の割合が増加
④ 患者または医療専門家に向けた教育的介入	
介入の結果	→血圧の大きな低下を伴うことはない
⑤ 看護師または薬剤師主導のケア	
介入の結果	→無作為比較試験の大半は血圧コントロールの改善をもたらしたが，さらなる評価が必要

　この文献のレビュアーの結論は，「家庭医と地域のクリニックは，高血圧症患者の定期的なフォローアップと検討を組織的に行う必要がある．患者が目標血圧に達しない場合，積極的な段階的治療によって薬物療法が実施されるべきである．」としている．

　自己血圧測定，定期的な受診など基本的なことで，血圧降下が得られるエビデンスがあることに注目したい．患者向けの資料としては，ウェブサイト[20,21]で多くの情報を得ることができる．参照されたい．

まとめ

　限られた誌面ではあるが高血圧症の治療全般について振り返ってみた．詳細はガイドラインを参照していただきたい．

　薬物療法に関心が偏っていないか，日常診療で注意を払いたい．特に治療に入る前の患者教育，治療開始後の密なフォローアップがポイントである．患者の多様な価値観を把握した上で，生活習慣の修正を行いつつ，治療を進めることが重要であると考える．

文献

1) The Seventh Report of the Joint National Commitee on Prevention, Detection, Evaluation, and Treatment of High Blood Pressure (The JNC 7 Report); JAMA, 2003, vol. 289, no. 19, p. 2560-2572.

2) Boulware,L.E.et al. An evidence-based review of patient-centered behavioral interventions for hypertension. Am J Prev Med. 2001, vol.21, no.3, p.221-232.

3) 高血圧 治療ガイドライン 2014, 編集 日本高血圧学会高血圧治療ガイドライン作成委員会, 日本高血圧学会, 2014

4) Neal,B.; MacMahon, S.; Chapman, N. Effects of ACE inhibitors, calcium antagonists, and other blood-pressure-lowering drugs: Results of prospectively designed overviews of randomised trials. Blood Pressure Lowering Treatment Trialists' Collaboration. Lancet 2000, vol.356, p.1955-1964.

5) Ogden,L.G.; He, J.; Lydick, E.; Whelton, P.K. Long- term absolute benefit of lowering blood pressure in hypertensive patients according to the JNC VI risk stratification. Hypertension. 2000, vol.35,p.539-543.Stewart, M. et al. Patient-Centered Medicine: Transforming the clinical method. 2nd ed. Radicliffe Medical Press, 2003.

6) The Trials of Hypertension Prevention Collaborative Research Group. Effects of weight loss and sodium reduction intervention on blood pressure and hypertension incidence in overweight people with high-normal blood pressure. The Trials of Hypertension

Prevention, phase II. Arch Intern Med. 1997,vol.157,p.657-667.

7) He, J.; Whelton, P.K.; Appel, L.J.;Charleston, J.;Klag, M.J. Long-term effects of weight loss and dietary sodium reduction on incidence of hypertension. Hypertension. 2000,vol.35,p.544-549.

8) Sacks,F.M.; Svetkey, L.P.; Vollmer, W.M.; Appel, L.J.; Bray, G.A.; Harsha, D. et al. Effects on blood pres- sure of reduced dietary sodium and the Dietary Approaches to Stop Hypertension (DASH) diet. DASH-Sodium Collaborative Research Group.N Engl J Med. 2001,vol.344,p.3-10.

9) Vollmer, W.M.; Sacks, F.M.; Ard, J.; Appel, L.J.; Bray, G.A.;Simons-Morton, D.G. et al. Effects of diet and sodium intake on blood pressure: Subgroup analy- sis of the DASH-sodium trial. Ann Intern Med. 2001,vol.135,p.1019-1028.

10) Chobanian, A.V.; Hill,M. National Heart, Lung, and Blood Institute Workshop on Sodium and Blood Pressure: A critical review of current scien- tific evidence. Hypertension. 2000,vol.35:858-863.

11) Kelley,G.A.;Kelley,K.S. Progressive resistance exer- cise and resting blood pressure: A meta-analysis of randomized controlled trials. Hypertension. 2000,vol.35,p.838-843.

12) Whelton,S.P.;Chin,A.; Xin, X.;He,J. Effect of aero- bic exercise on blood pressure: A meta-analysis of randomized, controlled trials. Ann Intern Med. 2002,vol.136,p.493-503.

13) Xin,X.; He,J.; Frontini,M.G.;Ogden,L.G.; Motsamai,O.I.; Whelton,P.K. Effects of alcohol reduction on blood pressure: A meta-analysis of randomized controlled trials. Hypertension. 2001,vol.38,p.1112-1117.

14) Wright,J.M.;Musini.V.M. First-line drugs for hypertension. Cochrane Database of Systematic Reviews 2009, Issue 3.

15) 薬価サーチ http://www.okusuri110.com/yaka/yaka_search.html

16) http://www.ims-japan.co.jp/japanese/industry_trends_top_line_information.php

17) 第4次循環器疾患基礎調査（平成2年）報告 厚生省公衆衛生局循環器病振興財団および日本循環器病研究管理協議会,1993

18) Hypertens Res. 2002 Jan;25(1):57-63. Blood pressure control assessed by home, ambulatory and conventional blood pressure measurements in the Japanese general population: the Ohasama study.Hozawa A.

19) Cochrane Database Syst Rev. 2010 Mar 17;3:CD005182.Interventions used to improve control of blood pressure in patients with hypertension.Glynn LG,

20) 治験ナビ厳選リンク集－高血圧 http://www.chikennavi.net/site/kouketsu.htm

21) 生活習慣病 - 図書室のページ http://honeylibrary.web.fc2.com/panf.seikatu.htm

CASE
認知症

横林　賢一

> 82歳男性．3年前に同居していた妻を亡くしてから独居．車で2時間ほどの都市部に在住している長男が定期的に様子を見に来る．このところ物忘れがひどくなり，通帳や印鑑などがなくなったとたびたび長男に電話をしてくることが増えていた．また徐々に部屋の片付けができなくなっていること，冷蔵庫の中に賞味期限切れの食品が増えてきたこと，徐々に体重減少が見られることなどから心配した長男が本人を病院に連れてきた．

■ こういった高齢者は増えてきている印象です

小嶋　私のクリニック（札幌市手稲区）には北海道の中でも田舎の地方からこのような患者さんが良く受診されます．横林先生が勤務される大学病院にも多いのでしょうか？

横林　大学病院には「物忘れ外来」がありますが，初診でこられた場合はまず総合診療科で診察を行います．その後，認知症が疑われる場合は物忘れ外来に紹介しています．お一人でこられる場合は生理的範囲内，つまり加齢性変化のことが多いですが，今回の症例のように家族が心配で連れてくる場合は認知症である率が高いようです．また，大学病院だと認知症というよりも「体重減少」とか「妄想」のような主訴で遠方のご家族が来院されることが多いです．ですが，精査してみると結局認知症だった，というケースはありますね．だんだん，こういった高齢者は増えてきている印象です．

小嶋　そうですか．2025年問題といいますが，これからますます高齢者が増え，必然的に認知症患者が増えていくことが予想される中で，我々総合診療医が認知症の正しい診断と治療を行わなくては大変な世の中になるのでしょうね．

横林　そうですね．全員が大学病院や認知症専門医を受診していては間に合わない世の中になってしまうのは明らかです．

■ 注目すべき鑑別疾患は何ですか？

小嶋　このような患者さんの場合，今回のレビューでは問診・身体所見，認知機能検査，そして各種検査へと続きます．その中で除外すべき疾患を検討しながら最終的な診断に向かう訳ですが，横林先生の経験の中で特に頻度が高いといいますか，注目すべき鑑別疾患は何ですか？

横林　私はいわゆる「治療可能な認知症」の割合はとても少ないと思っています．軽度の甲状腺機能低下症や，偶発的に見つかる小さな髄膜腫などはありますが，実際に治療可能なレベルまで認知機能に影響を与えている疾患というのは大学病院でもなかなかお目にかかりません．

その中で注目と言いますが，一見認知症に見えるけれども治療方針も予後も全く異なる疾患としてはうつ病が挙げられると思います．

小嶋　それは私も同感です．やはりその辺りの疾患が比較的認知症の鑑別疾患としては頻度が高かったり，見逃したときの痛手が大きいものだと思います．

さて，レビューの中で軽度認知障害（MCI）についても述べられていますが，MCIという診断が下された場合，横林先生は本人やご家族にどのように説明しますか？またどのようなフォローアップを提案されるのでしょうか？

横林　MCIの人でも認知症に準じて定期的にフォローを進めています．というのは，MCIという診断にも振れ幅があって，実は認知機能検査の取り方によっては認知症の診断がついてしまうような方がMCIと診断されてしまうこともある訳です．もちろん慎重に診断は進めるのですが，現在の認知症診断には限界があることも確かなのでフォローは丁寧に行うようにし

ています.

■ Geriatric Giants の評価に有用なツールはありませんか？

小嶋　なるほど．MCI となっても認知症予備軍として丁寧にフォローしていく訳ですね．
その中で高齢者の診療で重要な CGA についても触れられています．これは認知症患者のケアには非常に大切な概念で，総合診療医であれば誰もが上手にこれを実践できなくてはなりません．その中で具体的には Geriatric Giants というものがあります．認知症，うつ病，尿失禁，転倒，ですがこれらの評価やスクリーニングに有用なツールのようなものがあれば教えていただけないでしょうか？

横林　お勧めは「高齢者にやさしい診療所ツールキット」で，WHO が作成したものです．日本語版が翻訳されており，一般書籍として購入可能です．

■ 治療のキーワードは「personhood」ですね

小嶋　それでは治療に話を進めます．治療の中でキーワードとして「personhood」という言葉があります．その人らしさを大切にして，その人の持っている力を最大限尊重する．最近ではユマニチュードと呼ばれる手法が注目されていますが，これについてはどうお考えでしょうか？

横林　実はユマニチュードに関してはまだまだ良く知らないのです．最近話題ですよね．

小嶋　そうなんです．私も最近知ったばかりで，これから注目の認知症ケアメソッドかなと思っているんです．4 つの原則に沿った 150 の具体的なスキルにまとめられた認知症ケア，という感じですね．

横林　「その人らしさ」を尊重している点で，認知症ケアのみならずすべてのケア，さらには日常の人間関係にも良い影響を与える手法・考え方だと思います．私も今後注目していこうと思います．

■ 共通する 4 つのニーズ

小嶋　介護者の負担を減らし，本人の社会的接点を強化するために様々な介護サービスがあります．例えばデイサービスなどが典型的ですが，認知症の患者さんの中には「私はあんな年寄りばかり集まるところには行きたくない」と言ってデイサービスの導入に拒否的な方もいて，ケアマネと家族ともに途方に暮れてしまう場合があります．横林先生はこのような場合の秘策は何かありませんか？（笑）

横林　私も教えて欲しいくらいです（笑）．なかなか秘策はないですね．ただ，途方に暮れているのは医療者よりも介護している家族のほうなので，こちらとしてはやみくもに「無理矢理連れて行けば何とかなるだろう」とか「ケアマネの努力が足りない」とかは言わないように注意しています．あと，介護サービスにこだわり過ぎずに，その方の趣味や特技が活かせる場や空間をご家族やケアマネさんと一緒に探すようにもしています．認知症の方も含め，人はみな「安定したい」「変化が欲しい」「特別でありたい」「愛されたい」という共通する 4 つのニーズがあると聞きます（認知症の方は変化を嫌う方も少なくないようですが）．患者さんも私たちも4 つのニーズは同じと考え，介護サービスはひとつのオプションと捉えるといいのかなと思います．

■ 薬物療法のポイント

小嶋　なるほど．4 つのニーズ，大切ですね．私も意識してみます．それでは薬物療法についてですが，ドネペジルやメマンチンなどが中心的な処方です．ただこれらの効果についてはそれほど劇的なものはなく，また状態の改善ではなく悪化の延長というのが効果なので，処方されている患者本人では有効性が確認し難いものです．高血圧や糖尿病ならまだいくらか数値で改善が見せられる訳ですが，認知症の場合はそうはいかない．この辺について横林先生が重要と思われるポイントがあれば教えて下さい．

横林　私は MMSE とか HDS-R の数値を 6 か月ごとに評価するのですが，あまり数値に一喜一憂することなく日々の生活の穏やかさに注目してもらうようにしています．もちろん少しずつ

できることが少なくなってきたり，見守りや介助が増えてきたりするのですが，それでも本人が穏やかに過ごせているならすべてよし，という考え方を時間をかけて家族と共有できるように繰り返しお話しするようにしています．薬の減量・中止の可能性についてもご本人・ご家族の状態を見ながら相談させてもらうようにしています．

小嶋　認知症患者のBPSDに抗精神病薬を使用すると死亡率が高くなるという報告があります．「かかりつけ医のためのBPSDに対する向精神薬使用ガイドライン」でも「本人または代理人に十分に説明した上で同意を得ること」と記されています．その一方でかかりつけ医の同意を得ている率は低いという調査報告もあります．この点について横林先生はいかがお考えでしょうか？

横林　たしかに十分普段から家族ともコミュニケーションが取れている場合に，敢えて同意というプロセスがおろそかになってしまう場面があるのかもしれません．大学という場所で教育に深く関わっている以上，丁寧に医学生にも指導していきたいと思っています．

■ 地域で認知症診療のリーダーとなる

小嶋　厚生労働省は認知症サポート医を養成・認定していますが，地域で認知症診療のリーダーとなる人材育成事業ですので我々総合診療医もかなり活躍できるのではないかと期待してますが，いかがでしょうか？

横林　おっしゃる通りだと思います．大学病院などの専門医の役割は診断や方針の示唆までで，基本的には患者さんの近くにいる総合診療医が寄り添いながら治療・ケアに当たる方が自然で効果も高いと考えます．

小嶋　ありがとうございました．横林先生は大学の総合診療部で診療・教育・研究と多岐にわたってご活躍です．最後にこれから総合診療医を目指す医学生に向けて一言お願いいたします．

横林　「通販のカタログ好き」「人が好き」「地に足付いた人生を送りたい」のいずれかにピンときたら総合診療医向きです！あなたの，あなた以外の誰かの笑顔のために「一笑懸命」頑張り，ドロドロ，ワクワクを共有しましょう！

Primary Care Review
認知症の診断と治療

横林　賢一

【要旨】
- わが国における65歳以上の認知症の有病率は約8％と高く，今後も増加すると推定されている
- プライマリケアセッティングにおいて，通常の病歴聴取と身体診察のみでは50％以上の認知症患者が見逃されていると報告されている
- 認知症を評価する際には，中核症状・BPSDの評価に加え，ADL・IADL・AADLやサポート状況等も確認する必要がある
- 認知症の診断では，認知症と鑑別すべき病態の除外，治療可能な認知症の診断と，認知症を呈する頻度の高い疾患（アルツハイマー病，脳血管性認知症，Lewy小体型認知症）の特徴について知っておくことが大切である
- 治療の際，薬物療法を開始する前に，患者の「その人らしさpersonhood」を維持するケアやリハビリテーションの介入を考慮しなければならない
- 患者のみならず，家族などの介護者のケア・サポートも並行して行なう必要がある

Keywords：
中核症状，BPSD，アルツハイマー病，脳血管性認知症，Lewy小体型認知症，personhood

はじめに

認知症は「一度正常に達した認知機能が後天的な脳の障害によって持続性に低下し，日常生活や社会生活に支障をきたすようになった状態」をいう[1]．わが国における65歳以上の高齢者の認知症の有病率は約8％と高く，今後も増加すると推定されており，認知症を呈する疾患では，アルツハイマー病が最も多く，次いで脳血管性認知症，Lewy小体型認知症の頻度が高いと報告されている[1]．認知症の症状は，中核症状とBPSD（Behavioral and psychological Symptoms of Dementia：行動・心理症状のこと．周辺症状ともいわれる）からなる．中核症状は認知機能障害，すなわち，認知症の診断基準（図1）にも挙げられている記憶障害や失語・失行・失認・遂行機能の障害を意味する．BPSDには行動異常と心理症状があり，行動異常として攻撃性，不穏，焦燥性興奮，脱抑制等が，心理症状としては不安，うつ症状，幻覚，妄想が挙げられる．　認知症を評価する際，中核症状のみに焦点が当てられる傾向にあるが，わが国の全認知症患者におけるBPSDの合併率は約80％と高率であり[1]，BPSDは本人のみならず周囲の家族を悩ませる大きな要因となっているため，必ず評価しておく必要がある．

診断のアプローチ

認知症では，近時記憶障害（新しい情報を3～4分間保持しておく能力の障害）や見当識障害（人や周囲の状況，時間，場所など自分自身が置かれている状況を正しく認識できない状態）が初期よりみられることが多く，「同じことを何度も聞く」「内容だけでなく事象自体を忘れる」「新しいことを覚えられない」「よく行っていた場所に行けなくなる」などの症状を呈する[2)3)]．一方で，患者自身の病識は欠如していることが多く，しばしば物忘れを否定したり，失敗を人のせいにしたりする．そのため，本人よりも心配に思った家族の勧めで受診にいたるケースも多い．

認知症が疑われた場合の診断のアプローチ（図2）のポイントは，認知症と鑑別すべき病態の除外，治療可能な認知症の診断と，認知症を呈する頻度の高い上記3疾患の特徴について知っておくことである．実際のアプローチでは，まず本人や家族からの病歴聴取により，中核症状

図1 DSM-Ⅳ-TR による認知症診断基準の要約

A. 多彩な認知障害の発言．以下の2項目がある．
　1) 記憶障害（新しい情報を学習したり，以前に学習していた情報を想起する能力の障害）
　2) 次の認知機能の障害が1つ以上ある：
　　　a. 失語（言語の障害）
　　　b. 失行（運動機能は障害されていないのに，運動行為が障害される）
　　　c. 失認（感覚機能が障害されていないのに，対象を認識または同定できない）
　　　d. 遂行機能（計画を立てる，組織化する，順序立てる，抽象化すること）の障害
B. 上記の認知障害は，その各々が，社会的または職業的機能の著しい障害を引き起こし，また，病前の機能水準からの著しい低下を示す．
C. その欠損はせん妄の経過中にのみ現れるものではない．

（引用文献[1]のp2表3を参考に著者作成）

や BPSD を確認する．次いで Mini-Mental State Examination（MMSE）や改訂版長谷川式簡易知能評価スケール（HDS-R）を行ない，認知症の状態を点数で把握する．一般に MMSE23 点以下，HDS-R20 点以下で認知症の疑いとする[1]．正常範囲の点数であっても，認知症の前駆状態を意味する軽度認知症 mild cognitive impairment（MCI）という概念が近年では注目されており，年間当たり MCI の約10％が認知症に進展する（コンバートする）ため，注意が必要である[1]．次に，注意深い病歴聴取・身体診察や血液検査（血算，血糖，電解質，肝機能，腎機能，甲状腺機能，ビタミンB12など[2]）により認知症と鑑別すべき病態の除外や，治療可能な認知症の診断を行なう．CT や MRI などの画像検査は，正常圧水頭症，硬膜下血腫などの治療可能な認知症や脳血管性認知症の診断に有用である．以上により認知症と鑑別すべき病態や治療可能な認知症の鑑別を行なったら，特徴的な病歴を参考にアルツハイマー病，脳血管性認知症，Lewy 小体型認知症などの診断を行なう．

また，状態を包括的に評価し介入すべき問題を把握するために，CGA（comprehensive geriatric assessment：高齢者総合的機能評価，以下 CGA）を行うことも重要である．患者の ADL（Activities of Daily Living 日常生活動作：着替え，食事，移動・歩行，排泄，衛生（入浴）），IADL（Instrumental ADL 道具的日常生活動作：買い物，掃除，金銭管理，炊事，乗り物を利用した外出），AADL（Advanced ADL 高度日常生活動作：趣味，仕事，生きがいなど）の評価，そして Geriatric Giants（老年医学の4巨人：認知症，うつ，尿失禁，転倒）の評価を行う．さらに，サポートしてくれる同居家族等の把握，利用しているサービス内容も含めた介護度の確認も並行して行う[4]．高齢者の初期評価としての CGA を覚えやすくコンパクトにまとめた sCGA につき図3に示す（横林賢一，佐藤健太らが作成）．

治療のアプローチ

認知症と診断されたら，認知機能（中核症状）向上と BPSD の低減を目標にケアや治療を行なう[1)4)]．認知症の治療では，薬物療法を開始する前に，適切なケアやリハビリテーションの介入を考慮しなければならない．ケアの原則は「患者中心のケア person-centered care」とされ，「その人らしさ personhood」を維持することを大切にする．すなわち，認知症になっても「いつでも，どこでも，その人らしく」暮らせるように支援し，本人の言動を本人の立場で考えてみることが認知症ケアの基本となる．例えば，BPSD を介護者の立場から「問題行動」と捉えるのではなく，「その人の心の表現」と解釈し，本人の意図するところ・訴えたいことを把握し，本人の立場で対応すると結果的に BPSD の軽減につながる．

リハビリテーションは，認知機能や生活能力，生活の質（QOL）の向上を目的とする．認知症における遵守すべきリハビリテーションの原則として，①快刺激であること，②他者とのコミュニケーション，③役割と生きがいの賦与，④正しい方法

図2 認知症診断のフローチャート

認知症の疑い
↓
本人・家族からの病歴聴取（中核症状・BPSD の確認），一般的な身体診察
MMSE and/or HDS-R（改訂版長谷川式簡易知能評価スケール）
↓
血液検査（血算，血糖，電解質，肝機能，腎機能，甲状腺機能，ビタミン B12 など）
頭部 CT or 頭部 MRI
↓

認知症と識別すべき病態の除外
- 正常範囲内，加齢に伴うもの：家族に連れられてではなく単独受診，物忘れの自覚あり
- アルコール多飲，薬物，健忘症候群
- せん妄：意識障害による急性の精神症状．経過は数時間〜数週間であることが一般的であるため，認知症が数カ月持続する場合には，せん妄より認知症を示唆する．
- うつ状態・うつ病：偽性認知症とも言われる．認知症に比し，記憶障害を強調する，自分の能力低下を嘆く，質問に対して「わからない」と答える傾向にある．

治療可能な認知症（上記せん妄・意識障害と相関あり）
- 身体疾患：ビタミン B12 欠乏症，甲状腺機能低下症，高血糖・低血糖，肝性脳症，尿毒症，電解質異常（低ナトリウム血症，高カルシウム血症など），感染症（HIV，梅毒など）
- 脳外科的疾患：正常水頭症，硬膜下血腫

治療可能な認知症（上記せん妄・意識障害と相関あり）
- 身体疾患：ビタミン B12 欠乏症，甲状腺機能低下症，高血糖・低血糖，肝性脳症，尿毒症，電解質異常（低ナトリウム血症，高カルシウム血症など），感染症（HIV，梅毒など）
- 脳外科的疾患：正常水頭症，硬膜下血腫

MCI：客観的な記憶障害はあっても全般的な認知機能は正常で，認知症とは言えない状態

局所神経症状（認知機能障害および精神症状以外）

あり

脳血管性認知症
- CT，MRI で脳血管障害の存在
- 脳血管障害の部位に合致した神経症状
- 段階的進行

Lewy 小体型認知症
- 変動する認知機能障害
- 繰り返す具体的な幻視
- パーキンソニズム

なし

アルツハイマー病
- 近時記憶障害で発症し，病識がない
- 図1のa-dのうちdの頻度が高い
- 比較的初期からの物盗られ妄想あり

前頭側頭葉型認知症
- 画像上，限局性脳萎縮（前頭・側頭葉）
- 性格変化や反道徳的行為
- 記憶障害は比較的軽度

（引用文献[1]のp45図1および引用文献[2]のp1749Fig.1を参考に著者作成）

図3 CGAの覚え方：sCGA（start-up CGA）

```
S：Support（サポート）‥公式サポート（介護保険状況），非公式サポート（家族，友人）
C：Cognition（認知機能）‥MMSE/長谷川式，BPSDの評価
G：Geriatric Giants（老年医学の巨人）‥上記認知症＋うつ，尿失禁，転倒
A：ADL，IADL，AADL
```

を繰り返しサポートすること，の4つがあげられる．

認知機能障害に関する薬物療法としては，特にアルツハイマー病やLewy小体型認知症においてコリンエステラーゼ阻害薬（ドネペジル）が有効であり，認知機能の改善や進行を抑制する効果がある[1]．BPSDに対する薬物療法は，薬物を使用する前に，まずその発現に関連する因子や増悪・改善要因を評価し，各個人に適合したケアプランを作成・実施した上でも改善無く，BPSDが高度で患者や周囲に危害が及ぶ危険性がある場合に薬物療法（リスペリドンなど）を考慮する．高齢の認知症患者では，薬物による過剰反応や有害事象が生じやすいため，若年者の用量の1/2〜1/4量程度の少量で開始し（small），数日〜数週間の短期間で薬効を評価し（short），1日3回ではなく1日1回など服薬方法は簡易に（simple）する（3S）．特にLewy小体型認知症ではリスペリドン等による過敏反応（錐体外路症状やBPSD等の増悪）を生じやすいため注意が必要である．

また患者のみならず介護者の支援も重要である[1)4)]．認知症患者の介護に派生する心身，社会，経済的な介護負担は，介護の精神面（主観的な負担：心配，不安，フラストレーション，疲労等）と生活全般における次元（客観的な負担：患者の示す諸症状あるいは介護者が経験する困難に関連して生じる出来事・活動）とに二大別される．介護支援は介護者の心理状態を良くし，生活全般の負担を軽減することを目標に行なう．介護への認知症の経過を含めた情報提供や抑うつ状態に対するカウンセリング，ヘルパーやデイケア・デイサービス，ショートステイなどの介護サービスを用いた介護負担軽減が有効である．

家庭医の役割

プライマリケアセッティングにおいて，通常の病歴聴取と身体診察のみでは50％以上の認知症患者が見逃されていると報告されており[5)]，認知症が疑われる患者に対して家庭医が積極的に診断のアプローチを行ない，早期にケア・治療介入を行なうことで，より多くの認知症に苦しむ患者・家族をサポートすることができる．また，認知症のケア・治療は，患者・家族を中心に様々な医療・介護資源を活用しながら行なっていくものであるため，患者・家族・地域を包括的・継続的に診療する家庭医の存在は必須である．

紹介するタイミング

認知症が疑われた際，認知症の病型を確定するために神経内科・精神科などの認知症専門外来に紹介を考慮する[3)4)]．急速に進行する認知症，若年発症の認知症や前頭側頭型認知症・進行性核上性麻痺など特殊な認知症が疑われる場合は必ず紹介する[3)6)]．経過中，BPSDのコントロールが困難な場合や診断時の病型に合致しない症状が出現した場合も認知症専門外来に紹介する[6)]．

まとめ

認知症の有病率は高く，患者，特に家族にとって大変な負担がかかる病態であるにも関わらず，患者が隠す傾向にある．家族も恥ずかしくて受診しない，医師が見逃しているなど様々な要因により多くの認知症は診断に至っていない．

医師は通常の診療において，認知症を疑うサインを見落とさないことが重要である．評価に際しては中核症状・BPSDやADL・IADL・AADLを含む患者の状況，家族・介護サービスなどのサポート体制を把握し，患者の「その人らしさpersonhood」を維持するケア・治療を行なう．介護者のケア・サポートも必ず並行して行なう．

文献

1) 日本神経学会監修. 認知症疾患治療ガイドライン 2010.「認知症疾患治療ガイドライン」作成合同委員会編, 医学書院, 2010, 382p.
2) Adelman, A. A.; Daly, M. P. Initial evaluation of the patient with suspected dementia. Am Fam Physician. 2005, vol.71, no. 9, p.1745-1750.
3) 中川正法. "認知症." ガイドライン外来診療 2010, 泉孝英編, 日経メディカル開発, 2010, p.394-403.
4) Cummings, J. L.; Frank, J. C. et al. Guidelines for managing Alzheimer's disease. Am Fam Physician. 2002, vol.65, no.11, p.2263-2272.
5) Boustani, M.; Peterson, B. et al. Screening for dementia in primary care: A summary of the evidence for the U.S. Preventive Services Task Force. Ann Intern Med. 2003, vol.138, no.11, p.927-937.
6) Santacruz, K. S.; Swagerty, D. Early diagnosis of dementia. Am Fam physician. 2001, vol.63, no4, p.703-714.

CASE
うつ病

紺谷　真

> 41歳男性　2か月続く倦怠感と食欲の低下を主訴に診療所外来を受診した．食欲低下はあるが，悪心や腹部膨満感はない．同時期から不眠も訴えている．先月行った人間ドックでは胃のバリウム検査も含め異常なしと言われている．職場の同僚から心配され受診を促されたとのこと．

■どうして医者側はうつ病に気づかないのですか？

小嶋　紺谷先生のレビューではプライマリ・ケア医のうつ病診療に対する役割がエビデンスを用いて強調されています．このような症例はうつ病を疑う典型例と思いますが，プライマリ・ケア医の現場には医者側が気づかないだけで，たくさんのうつ病の患者さんが受診しているはずですよね．どうして医者側はうつ病に気付かないと紺谷先生はお考えですか？

紺谷　外来ベースの診療を行う中で適切な指導を受けないと，「この患者さんはうつ病を持っている」ということに気づくことができないですよね，おそらく．家庭医療研修を受ける前の私自身が正にそうでしたので．

　また，患者さんの2/3が内科などの身体科に受診するということは，患者さん自身が身体疾患を疑って受診することが多いと考えられます．これも，症状をうつ病という精神疾患に結びつけにくいということにつながります．医師には疲労感，不眠，食指不振といったSemantic Qualifiersをうつ病に関連付けるトレーニングが必要だと思います．

　一方で私は，研修のなかで系統だった指導が得られれば，典型例の「ゲシュタルト」を手に入れるのは比較的容易だな，とも感じました．

小嶋　なるほど．確かにきちんとした指導を受けてうつ病という視点で様々な主訴に対応しないと身に付かないですよね．このレビューではプライマリ・ケア医のゲートキーパーとしての役割が強調されています．特に自殺予防の最前線であること，という点はもっと強くプライマリ・ケア医自身が意識すべき点と思います．ツールとしてのPHQ9は当院でもどの診察室にも用意しているのですが，紺谷先生も普段から使用されていますか？

紺谷　はい，私も診察室で利用しています．通常は two-item screening (PHQ-2) でスクリーニングをかけて，うつ病の可能性がある場合にPHQ-9に進んでいます．今のところ，初診時のルーチンスクリーニングは行っていません．看護師さんなどのコメディカルに，これはと感じた患者さんにPHQ-2でスクリーニングしてもらうといいかも知れません．

■具体的にどのようなことを質問しますか？

小嶋　看護師さんにスクリーニングに参加してもらうというのは良いですね．まさに多職種連携の好例です．こうやって敷居を下げてスクリーニングをしっかり行い，たとえばPHQ9を使って自殺のリスクが示唆された場合，紺谷先生は具体的にどのようなことを質問しますか？どのような場合に具体的な希死念慮と捉え精神科受診を促しますか？

紺谷　悲観的な考え→希望が持てない→「ここからいなくなってしまったら」と考える→死を考える→死にたいと思う→死ぬ方法を考える→死のうとする（→自殺完遂）という spectrum of suicidality の早い段階から聴くことにしてます．いきなり「死のうとしたことはありますか？」など進んだ段階から聴くと「いえ，ありません」で話が終わってしまう可能性がありますので．「『ここからいなくなってしまいたい』なんて思うことはありませんか？」と始めることが多いでしょうか．

■精神科専門医への紹介のしかたどうしていますか？

紺谷　精神科専門医への紹介のタイミングは一

般化できないですが，私自身は「死ぬ方法を考えている」なら即座に紹介することが多いように思います．ただ，面接時の感触や，自殺の危険因子・防御因子の有無によって判断が変わります．

ここでは，ラポールを維持して傾聴しながら希死念慮についてはっきり尋ねることを最も重視しています．「私はあなたのことを本気で心配しています」というメッセージを非言語的にも伝えるべき場面です．この姿勢は必ず患者さんの救いになると信じています．

さらに自殺をしないことを約束してもらい，自殺を予防する手段をなるべく多く講じます．「この自殺したい気持ちは病気が起こしていることであなたの本心ではないのだから，あなたは自殺してはいけません．あなたの大事な人を傷つけることになりますからね．約束してくださいますか？」といった感じで話します．握手や指切りなどの非言語的コミュニケーションがここでも大事だと思っています．予防手段は，ご家族や知人に自殺のリスクを伝えて様子を観察してもらう，精神科受診を本人に任せずその場で予約を取る，受診の際に患者一人で行かせずに看護師や保健所や地域包括支援センターの保健師に同伴してもらう，などを意識しています．

小嶋 まったく同感です．私も紺谷先生と全く同じように考えていました！この辺りがプライマリ・ケア医の腕の見せ所ではないかと考えています．

■鑑別ではどのポイントが重要と思われますか？
小嶋 さて，うつ病を考えたとき，大うつ病性障害とそれ以外の気分障害の鑑別は訓練が必要と思います．紺谷先生は鑑別と言う点ではどのポイントが重要と思われますか？
紺谷 双極性障害，特に双極2型障害の鑑別が最も意識されるべきだと思います．本文と図1に挙げた「普段より調子が上がって，仕事が出来て，活動的になることが数日続くことがありますか？」をルチンに質問することが大事ですね．

若い女性では月経前症候群／月経前不快気分障害と産後うつ病（ほとんどが双極2型障害ですね）も考えます．

これ以外は気分変調性障害，非定型うつ病，あとはカテゴリーが違いますが統合失調症ですね．このあたりを疑うようであれば精神科の先生に一度診ていただいて診断をつけてもらうあるいは診療をお願いすることが多いです．
小嶋 そうですね．双極性障害の場合，うつ病とは治療方法が全く違いますし，私も十分に気をつけて除外するように心がけています．治療については本当はもっと原稿枚数を割いていただく必要があったのでしょうが，今回は誌幅の関係でポイントを絞っての解説をしていただきました．

■治療について患者さんに説明するポイントを教えてください
小嶋 うつ病の治療は薬物療法だけではない，というのは大きなメッセージだと思うのですが，紺谷先生が治療について患者さんに説明するポイントを教えていただけないでしょうか？
紺谷 患者さんへの説明ではPsychoeducation，つまり患者さんの持っておられる病態とその増悪寛解因子の説明に時間を割いてます．その流れで，心身の休養が必要である事，睡眠・食事を含めた生活リズムを整えることが大事とお話しています．認知行動療法（cognitive behavioral therapy：CBT）や対人関係療法などの本格的な心理療法は敷居が高いですが，これなら日常診療の中でできると思います．

本稿で「うつ病の治療は薬物療法だけではない」ことを強調したのは，プライマリ・ケアでみるうつ病像と精神科専門医が診ている教科書的うつ病像は異なると改めて感じたからです．私たちプライマリ・ケア医／家庭医が日常的に遭遇する「うつ病」は，典型的なメランコリー親和型うつ病よりも，DSM-IV では「適応障害」にカテゴライズされるような軽症で環境調整で良くなってしまうケースや，見た目軽症なのだけども何だかスッキリよくならない亜症候群性うつ病（subsyndromal symptomatic depression:SSD)のケースが多いのではないでしょうか．

そして，実はこういう方々の病態はよくわかっておらず確立した治療法がない，ということを意識しておくべきなのだと考えています．

■薬剤開始時の注意や，どのように用量調整するかを教えてください．

小嶋 薬物療法のポイントについて伺います．第一選択は選択的セロトニン再取り込み阻害薬（SSRI）となる場合が多いと思いますが，薬剤開始時の注意や，どのように用量調整するかなど教えて下さい．

紺谷 重症度が比較的低いケースを治療することが多く，実はSSRIの使用経験は豊富ではありません．現在使用しているのはsertralineのみです．開始時は少量（sertralineであれば25mg／日から）で開始して2〜4週間ごとに漸増して最大量（100mg／日）という感じですね．SSRI開始時に注意するのは，開始当初の消化器症状とactivation syndromeです．前者には抗ドーパミン薬など制吐剤の併用（抗うつ作用を期待してsulpiride少量（25mg／日）を用いることもあります）を2週間限定で行ってます．後者では，類似の症状を来す鑑別疾患として双極2型障害のSSRIによる増悪を念頭におきます．軽躁エピソードの既往が疑わしい場合にはリチウムやヴァルプロ酸などの気分安定薬を併用することを躊躇しないように心がけています．

■頑張ってはいけないポイント

小嶋 ありがとうございました．非常にわかりやすくまとめていただきました．それでは最後になりますが，うつ病の診断と治療において，プライマリ・ケア医にこれだけは頑張って欲しいこと，また逆にこれ以上は頑張ってはいけない，というポイントがあれば教えて下さい．

紺谷 そんな大きなことを言える程の経験もスキルもありませんので，個人的に頑張りたい，頑張ってはいけないと思っているポイントということでお許しください（笑）．

まず「頑張ってはいけないポイント」です．「うつ病像の違い」で触れたように，私たち医師は，精神科専門医も含めて「プライマリ・ケアのうつ病」については案外よくわかっていないのではないか，という気がしています．つまり，精神科専門医のプラクティスをそのままプライマリ・ケアに持ち込んでもうまくいかないのではないかと疑っているのです．というわけで私は「プチ精神科専門医」にならないように，あくまでも「精神保健・医療のゲートキーパー」として関わりたいと考えています．

具体的には，自分一人で診断治療を完結させるより専門医や保健所・地域包括支援センターなどとの連携の仲介を担いたいと思います．複数のSSRIやセロトニン・ノルアドレナリン再取り込み阻害薬（SNRI）の使い分けを覚えるよりも自家薬籠中の限られた薬剤に習熟したいですし，特定の心理療法についてマニアックに勉強する前にプライマリ・ケア医／家庭医の基本的素養である臨床面接法を日々磨いていくことに意識を持っていたいです．

■頑張りたいポイント

紺谷 「頑張りたいポイント」としては，患者さんが実存的苦痛を吐露してくれた時—その最たるものが希死念慮だと思います—に，逃げずに誠実に向き合うことですね．もちろんそういう場面は我々にとっても苦しいのですが，プライマリ・ケア医／家庭医として積み上げてきた基本的スキルを最も発揮できる機会でもあると思うのです．

まとめると「プチ専門医にならないよう，プライマリ・ケア医／家庭医としての在り方を保ち続けるよう努力する」という感じでしょうか．これは，うつ病診療に限らずすべての領域に当てはまるような気がします．

小嶋 大変勉強になりました！ありがとうございました．

Primary Care Review
うつ病の診断と治療

紺谷　真

【要旨】
・うつ病は，本邦を含む全世界において機能障害や死亡といった重大な公衆衛生上の問題である[1,2,3]．
・プライマリ・ケア従事者がうつ病診療に関わると自殺が減らせる可能性がある．
・プライマリ・ケアのうつ病診療では，うつ状態を呈する身体疾患・精神疾患の除外が重要である．
・プライマリ・ケアで遭遇するうつ病の病像は教科書的でない場合が多く，治療介入に注意を要する．

Keywords：
　subsyndromal symptomatic depression，自殺予防，双極性障害，統合失調症，心理療法

はじめに

うつ病は，全世界において機能障害や死亡といった健康問題の主要原因であり[1,2,3]，本邦でも重大な公衆衛生上の問題である．

本稿ではプライマリ・ケア従事者がうつ病診療に関わる意義と，プライマリ・ケアにおけるうつ病の特徴と診断治療についてのエビデンスを紹介する．

わが国のうつ病の疫学

ある疫学調査では我が国のうつ病生涯有病率は3〜6％で，女性（男性の概ね2倍），未婚者，若年者（14〜24歳）に多かった[3,4]．

警察庁の平成24年度統計では自殺完遂者の約半分が健康問題を有し，その約半分がうつ病を有していたと推定され[5]，自殺の主要な原因とされる．

プライマリ・ケア従事者がうつ病診療に関わる意義

■プライマリ・ケアには多くのうつ病患者が訪れている

うつ病患者の2/3が内科などの身体診療科を最初に受診した[6]．自殺完遂者の3/4が1年以内にプライマリ・ケアを受診していたのに対して精神科受診は1/3に留まった[7]．

■プライマリ・ケア医がうつ病診療を行うと患者アウトカムが改善する

プライマリ・ケア医にうつ病の診断治療について継続的な教育を行った結果，地域の自殺率が10万対19.7人から3年後に7.1人に減少した[8]．

■自殺リスクの評価を行うことが重要である

世界的には，希死念慮または自殺の既往がある人の6割が治療を受けていなかったが，スティグマを理由としたのは7％のみであった[9]．自殺に傾く人達の多くは，情報が提供されればケア・治療を受ける可能性が高いと推測される．

以上から，うつ病診療・自殺予防のゲートキーパーとして初期診療を担うことはプライマリ・ケアの重要な役割であるといえる．

プライマリ・ケアにおけるうつ病の特徴

■プライマリ・ケアに受診するうつ病患者は小うつ病・subsyndromal symptomatic depression(SSD)[10]が多く，その予後は大うつ病と同程度である

うつ病の症状はあるが，重症度・期間が大うつ病の診断基準（表1：DSM-5による）に該当しない場合，小うつ病（主要症状［抑うつ気分，興味・喜びの消失］の少なくとも1つを含む症状が2から4つ；ICD-10の「軽症うつ病エピソード」にほぼ相当）またはSSD（症状が1つ，または主要症状［抑うつ気分，興味・喜びの消失］を2つとも欠く）と診断される．プライマリ・ケアにおけるSSDの頻度は約10％と他の気分障害より高く，機能障害・合併症は大うつ病と同程度で[11]，1年後の大うつ病移行率は気分障害のない患者の5.5倍と高かった[12]．

■有効なスクリーニング・ツールが存在する

過去1か月間に抑うつ気分と興味の喪失の両

図1 うつ病のスクリーニング（文献 18）より改変）

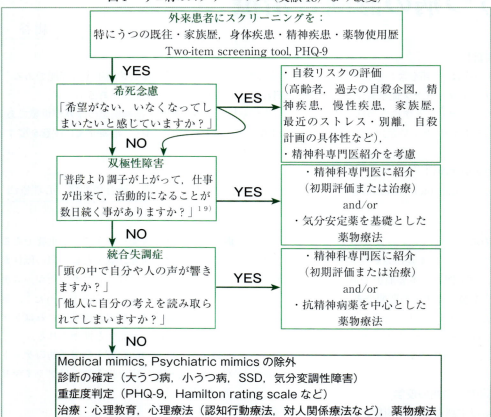

方またはいずれかがあったか否かを尋ねる Two-item screening tool は，感度，特異度とも良好である[13]．より定量性の高いものとして，自己記入式質問表の PHQ-9[13] がある．簡易構造化面接法の M.I.N.I.(Mini-International Neuropsychitric Interview) 日本語版はその妥当性が評価済みである[14]．

ただし，プライマリ・ケアにおけるうつ病のルーチン・スクリーニングが患者アウトカムを改善するか否かは明らかでない[15)16)17]．現時点では，うつ病の既往・家族歴，身体疾患，精神疾患，薬物使用歴などのリスクを有する患者をスクリーニングの対象とするのが適切と思われる（図1）．

プライマリ・ケアにおけるうつ病の診断と治療のポイント

■プライマリ・ケアにおけるうつ病診療において重要なのは，類似した症状を呈する身体疾患・精神疾患を除外することである[18]．

精神疾患の鑑別で重要なのは，若年者においては双極性障害，統合失調症，発達障害（自閉症スペクトラム障害など），高齢者では認知症である．特に前2者は診断基準上，また治療法の選択上も必ず除外しなければならない（図1・表1を参照）．DSM-5では，双極性障害のA基準として従来の気分高揚／易怒性に加えて活動・活力の増大が必要項目となった．後者の方が双極性障害において出現率が高く，行動として患者本人や他者から捉えられやすいためである[19]．問診の際，やる気・生産性・活動量・社交性の増大などの過活動徴候の有無を最初に聞くと偽陰性が少なくなる[14) 19]（図1）．

併存症として不安障害（社交不安障害，全般性不安障害，外傷後ストレス障害，パニック障害，強迫性障害）と薬物乱用の頻度が高い．これらを認めたらうつ病の合併がないか評価する．

表1　大うつ病エピソード（文献34）などを参考に作成，一部著者訳を含む
A. 以下の症状のうち**5つまたはそれ以上**が同じ**2週間**の間に存在し，病前の機能からの変化を起こしている．これらの症状のうち**少なくとも1つは，(1) 抑うつ気分または (2) 興味または喜びの喪失である**．注：明らかに，一般身体疾患，または気分に一致しない妄想または幻覚による症状は含まない．
1. その人自身の言明 (例：悲しみまたは，空虚感を感じる) か，他者の観察 (例：涙を流しているように見える) によって示される，ほとんど1日中，ほとんど毎日の**抑うつ気分**．注：小児や青年ではいらだたしい気分もありうる．
2. ほとんど1日中，ほとんど毎日の，すべて，またはほとんどすべての活動における**興味，喜びの著しい減退** (その人の言明，または他者の観察によって示される)．
3. 食事療法をしていないのに，**著しい体重減少，あるいは体重増加** (例：1カ月で体重の5%以上の変化)，またはほとんど毎日の，**食欲の減退または増加**．注：小児の場合，期待される体重増加が見られないことも考慮せよ．
4. ほとんど毎日の**不眠または睡眠過多**．
5. ほとんど毎日の精神運動性の**焦燥または制止** (他者によって観察可能で，ただ単に落ち着きがないとか，のろくなったという主観的感覚ではないもの)．
6. ほとんど毎日の**易疲労性，または気力の減退**．
7. ほとんど毎日の**無価値観，または過剰であるか不適切な罪責感** (妄想的であることもある．単に自分をとがめたり，病気になったことに対する罪の意識ではない)．
8. **思考力や集中力の減退，または決断困難**がほとんど毎日認められる (その人自信の言明による，または，他者によって観察される)．
9. 死についての反復思考 (死の恐怖だけではない)，特別な計画はないが反復的な自殺念慮，自殺企図，または自殺するためのはっきりとした計画．
B. 症状は，臨床的に著しい苦痛，または，社会的，職業的，または他の重要な領域における機能の障害を引き起こしている．
C. 症状は，物質 (例：乱用薬物，投薬) の直接的な生理学的作用，または一般身体疾患 (例：甲状腺機能低下症) によるものではない．
＊喪失に対する反応として上記基準に挙げた症状を呈することがあるが，了解可能あるいは妥当であることがあり，この状況下で大うつ病エピソードを診断する際には慎重な吟味を要する．
大うつ病性障害：大うつ病エピソードが存在し，かつ
D. その出現が統合失調症などの精神病性障害によって説明できるものではない．
E. 躁病／軽躁病エピソードが存在したことがない．

身体疾患に加えて，物質乱用（アルコール，コカインなどの違法薬物），常用される刺激物質（カフェイン，タバコ，OTC（鼻炎治療薬などの交感神経作動薬）），処方薬のチェックを忘れない（表2）．

■小うつ病・SSDには心理療法を第一選択に考慮
　小うつ病には薬物を含めて治療効果が明らかな介入は少ない．プラセボ効果が大きいためと説明されている[20]．うつ病の重症度毎に抗うつ薬の効果を検討したところ，抗うつ薬の効果がプラセボを上回ったのは最重症例のみであったとの報告[21]

と，軽症例でも有効であったとする報告[23]がある．いずれもメタ解析であり軽症・重症の定義が論文毎に異なること，介入後6週程度の急性期評価であり長期効果の評価ではないことに注意が必要である．

非薬物療法で有効性が示されているものには，認知行動療法[24)25)]，対人関係療法[26]支持的精神療法[27]などがある．

■抗うつ薬の効果と限界
　上述の通り重症度の低いうつ病では，抗うつ薬の利益は明確ではない[21)22)23]．

表2 大うつ病エピソード診断時に鑑別すべき疾患・物質使用など（文献17）を参考に作成）

＜精神疾患＞ 双極性障害，統合失調症，認知症 せん妄，発達障害
＜身体疾患＞ 【中枢神経疾患】脳卒中，Parkinson病，Huntington病，多発性硬化症 【内分泌疾患】甲状腺機能低下症／亢進症，副腎機能低下症／Cushing病 【悪性腫瘍】膵癌など 【自己免疫疾患】全身性エリテマトーデスなど 【慢性ウィルス感染症】HIV，C型肝炎ウィルス，サイトメガロウィルス，EBウィルスなど
＜薬物＞ 【降圧剤】β遮断薬，カルシウム拮抗薬など 【ホルモン製剤】副腎皮質ステロイド，経口避妊薬 【中枢神経作用薬】抗パーキンソン薬，ベンゾジアゼピン系薬，鎮痛剤など 【その他】H2受容体拮抗薬，抗ヒスタミン薬，インターフェロン，抗腫瘍薬など 【OTC】鼻粘膜血管収縮薬（プソイドエフェドリンなど）
＜物質＞ 【覚せい剤】コカイン，アンフェタミンなど 【麻薬】モルヒネ，ヘロイン，マリファナなど 【嗜好物】アルコール，カフェイン，煙草

また，抗うつ薬クラス別の効果の差は明らかでない．12種類の抗うつ薬を比較したメタアナリシスでescitalopramとsertralineが最も良好なプロファイルを示したとされた[28]が，薬剤同士の直接比較でないことなど解釈に慎重を要する[29]．

■双極性障害には気分安定薬を併用すべきである
双極性障害患者を気分安定薬（塩酸リチウムまたはヴァルプロ酸）と抗うつ薬を併用した群と気分安定薬単独群に割り付けて比較したところ，寛解維持率に差はなかったが，気分変動（mood swings）が併用群で多い傾向を認めた[30)31)]．開始時に躁症状があった患者を対象にしたサブ解析では，抗うつ薬併用により寛解導入は早まらず3か月後の躁症状がより重症であった[32]．最近更新された内外のガイドラインを参照されたい[31)33)]．

まとめ

1．うつ病はプライマリ・ケアで遭遇するコモン・ディジーズである．
2．プライマリ・ケア従事者は自殺予防のゲートキーパーである．
3．プライマリ・ケアを受診するうつ病患者は，重症例は少ないが予後は良好とは言えない．適切な診断と治療が必要である．
4．安易に薬物治療に飛びつかず，まず双極性障害と統合失調症の鑑別を！身体疾患の鑑別もしっかりと．

＊謝辞：本稿の単行本化に際して，加筆修正を行った．精神科専門医の立場からご指導をいただいた石川県金沢市・特定医療法人　十全会　岡　敬理事長に感謝を申し上げる．

文献

1) Donohue JM, Pincus HA：Reducing the societal burden of depression: a review of economic costs, quality of care and effects of treatment. Pharmacoeconomics. 2007；25：7-24

2) Sobocki P, et al：Cost of depression in Europe. J Ment Health Policy Econ. 2006；9:87-98

3) Andrade L, et al：The epidemiology of major depressive episodes: results from the International Consortium of Psychiatric Epidemiology (ICPE) Surveys. Int J Methods Psychiatr Res. 2003;12:3-21

4) 川上　憲人：平成14年厚生労働省厚生労働科学研究費補助金（厚生労働科学特別研究事業）心の健康問題と対策基盤の実態に関する研究分担研究報告書　地域住民における心の健康問題と対策基盤の実態に関する研究：3地区の総合解析結果．平成15年3月31日．http://mental.m.u-tokyo.ac.jp/h14tokubetsu/（参照2013年12月20日）

5) 警察庁統計：'生活安全の確保に関する統計等．'平成24年中における自殺の状況．警察庁　平成25年3月14日　http://www.npa.go.jp/toukei/index.htm#safetylife （参照2013年12月20日）

6) 三木　治：プライマリ・ケアにおけるうつ病の実態と治療．心身医学．2002；42：585-591

7) Luoma, JB, et al：Contact with mental health and primary care providers before suicide: a review of the evidence. Am J Psychiatry. 2002；159：909-916

8) Rutz W, et al：Long-term effects of an educational program for general practitioners given by the Swedish Committee for the Prevention and Treatment of Depression. Acta Psychiatrica Scandinavica. 1992；85(1)：83–88

9) Bruffaerts R, et al：Treatment of suicidal people around the world. Br J Psychiatry. 2011;199:64-70

10) Judd LL, et al：Subsyndromal symptomatic depression: a new mood disorder? J Clin Psychiatry. 1994; 55(Suppl): 18-28

11) Lyness JM, et al：The importance of subsyndromal depression in older primary care patients: prevalence and associated functional disability. J Am Geriatr Soc. 1999；47: 647-652

12) Lyness JM, et al：Outcomes of minor and subsyndromal depression among elderly patients in primary care settings. Ann Intern Med. 2006；144：496-504

13) Mark HE：Screening instruments for depression. Am Fam Physician. 2008；78: 244-246 http://www.aafp.org/afp/2008/0715/p244.html

14) Otsubo T et al：Reliability and validity of Japanese version of the Mini-International Neuropsychiatric Interview. Psychiatry and Clinical Neurosciences. 2005；59, 517–526

15) Thombs BD, et al：Rethinking recommendations for screening for depression in primary care. CMAJ. 2011 cmaj.111035 (published online; doi:10.1503/cmaj.111035)

16) Gilbody S, et al：Screening and case-finding instruments for depression: a meta-analysis. CMAJ. 2008 ;178 : 997-1003

17) U.S. Preventive Services Task Force：Screening for depression in adults: U.S. preventive services task force recommendation statement. Ann Intern Med. 2009；151(11):784. http://www.uspreventiveservicestaskforce.org/uspstf/uspsaddepr.htm

18) Schneider KS, Levenson JL：'3. Depression: Evaluation and Case-Finding Strategis.' Psychiatry Essentials for Primary Care. 1st ed., Schneider KS, Levenson JL. American College of Physicians, 2007, p.29-40

19) Benazzi, F, Akiskal HS : The modified SCID Hypomania Module (SCID-Hba): A detailed systematic phenomenologic probing. J Affect Disord. 2009 ; 117 : 131-136
20) Oxman TE, Sengupta A : Treatment of minor depression. Am J Geriatr Psychiatry. 2002 ; 10 : 256-264
21) Kirsch I, et al : Initial severity and antidepressant benefits: a meta-analysis of data submitted to the food and drug administration. PLoS Med. 5(2): e45.doi:10.1371/journal.pmed.0050045
22) Fournier JC, et al : Antidepressant drug effects and depression severity. -a patient-level meta-analysis. JAMA . 2010 ; 303 : 47-53
23) Gibbons RD, et al : Benefits from antidepressants: synthesis of 6-week patient-level outcomes from double-blind placebo-controlled randomized trials of fluoxetine and venlafaxine. Arch Gen Psychiatry. 2012 ; 69 : 572-579
24) Brent DA, et al : A clinical psychotherapy trial for adolescent depression comparing cognitive, family, and supportive therapy. Arch Gen Psychiatry. 1997 ; 54 : 877-885
25) March JS, et al : The Treatment for Adolescents With Depression Study (TADS): long-term effectiveness and safety outcomes. Arch Gen Psychiatry. 2007 ; 64 : 1132-1143
26) RossellóJ, Bernal G : The efficacy of cognitive-behavioral and interpersonal treatments for depression in Puerto Rican adolescents. J Consult Clin Psychol. 1999; 67: 734-745
27) de Maat S, et al : Short psychodynamic supportive psychotherapy, antidepressants, and their combination in the treatment of major depression: a mega-analysis based on three randomized clinical trials. Depress Anxiety. 2008 ; 25 : 565-574
28) Cipriani A, et al : Comparative efficacy and acceptability of 12 new-generation antidepressants: a multiple-treatments meta-analysis. Lancet. 2009 ; 373 : 746-758.
29) Katon W, et al : Unipolar major depression in adults: Choosing initial treatment. UpToDate C21.179.0 http://www.uptodate.com/index, （参照 2013 年 12 月 20 日）
30) Sachs GS, et al : Effectiveness of adjunctive antidepressant treatment for bipolar depression. N Engl J Med. 2007 ; 356 : 1711-1722
31) 日本うつ病学会治療ガイドライン：Ⅰ．双極性障害 2012 （平成 24 年 3 月 31 日　第 2 回改訂）http://www.secretariat.ne.jp/jsmd/mood_disorder/img/120331.pdf
32) Goldberg JF, et al : Adjunctive antidepressant use and symptomatic recovery among bipolar depressed patients with concomitant manic symptoms: findings from the STEP-BD. Am J Psychiatry. 2007 ; 164 : 1348-1355
33) Yatham LN, et al:Canadian Network for Mood and Anxiety Treatments (CANMAT) and International Society for Bipolar Disorders (ISBD) collaborative update of CANMAT guidelines for the management of patients with bipolar disorder: update 2013. Bipolar Disord. 2013 ; 15:1-44 http://onlinelibrary.wiley.com/doi/10.1111/bdi.12025/full
34) 野村総一朗：内科医のためのうつ病診療 第 2 版，医学書院，2008，137p

CASE
スポーツ障害

小林　裕幸

> 14歳男子中学生．野球部で投手をしている．球速が早かったため2年生になったばかりの頃から試合で先発をまかされるようになっていた．2年生の夏の大会が終わった頃から徐々に投球時に右肩の痛みが出現するようになり，春の大会を前に痛みでキャッチボールも難しくなってきたため学校医であるあなたに部活の顧問から整形外科を受診させるべきかどうか相談があった．投球練習は1日約120球，週に5日は投球練習を行っていた．

■整形外科だけに任せていてはダメ

小嶋　小林先生には上肢と下肢のスポーツ傷害について総説をお願いしました．まず冒頭に「成長期のスポーツ傷害は発展途上である骨，軟骨の障害が主であるため，将来の生活やスポーツ活動におけるハンディキャップにならぬよう予防や早期発見が重要である」と述べられ，結びで「スポーツ医学はプライマリ・ケア医師によってのみできるものではなく，整形外科の専門医と連携を密にし，患者本人のために適切なタイミングで紹介する事が極めて重要である．」とおっしゃっています．私はこれを逆に「スポーツ医学を適切に地域で提供しようと思ったら整形外科だけに任せていてはダメで，整形外科と密接に連携しチーム医療に精通したプライマリ・ケア医師が関わることがとても重要ですよ」と読みました．これについてはいかがでしょうか？

小林　全くその通りだと思います．日本の現状では，プライマリ・ケア医師の守備範囲は，医師の背景，地域の状況により一定しないため，スポーツ医学に関する整形外科医とプライマリ・ケア医師との連携は必ずしも確立されていません．症例のような成長期の中学生がまず，どこを最初に受診するかで，大きく結果が変わってくる可能性があります．いつもスポーツ医学に精通した整形外科医を受診するとは限りません．進行した肘・肩障害にならぬよう，プライマリ・ケア医師は生涯学習を通して，早期に投球を制限，中止すべき症例を信頼できる専門医に紹介する心がけが大事と考えます．また，プライマリ・ケア医師は，学校医に登録されていることも多く，病院受診前の予防の段階で介入できるという特徴もあります．

■青少年の約半数に関節の症状がある

小嶋　各論に移るにあたって，どのように多くのスポーツ外傷／障害を総説されるか興味深かったのですが，競技人口の多い野球に絞って肩と肘の障害について解説されており，非常に親しみやすかったです．なかでも「青少年の約半数に関節の症状がある」のは言われてみれば驚きの事実で，プライマリ・ケア医はここに関わらなくてはならないと思います．

小林　「common disease is common.」のプライマリ・ケアの原則から言っても，野球の競技人口は多く，遭遇する可能性の高い介入可能な疾患を選びました．最近では，米国メジャーリーグのヤンキースで活躍する田中将大投手が肘の靱帯の部分断裂の報道がなされました．米国では，甲子園を頂点とする，日本の高校野球での投球数の多さを強いる体制を問題視しています．もちろん，常にスポーツ現場に医師が関わることは難しいですが，地域の現場で，正しい医学的知識が共有されている必要があります．日本でもアスレチックトレーナーが活躍するようになりましたが，まだまだごく一部で，プロスポーツや体育大学の競技スポーツに限られています．早期発見，予防の観点から考えると，たとえば野球の肩や肘の障害を防ぐのは，指導者レベルまで周知することが重要となりますが，簡単なことではありません．

■肩の痛みの発症の仕方が重要です

小嶋 野球肩を疑う場合に「痛み」だけでなく「投球速度の低下」というのが勉強になりました．その他にも肩の障害を疑う所見として注目すべきものはありますか？

小林 肩の痛みの発症の仕方が重要です．ある投球をきっかけに，急に激痛が出現した場合には，外傷が原因で腱板損傷，関節唇損傷，骨端線離解，亜脱臼などを疑います．一方，いつから痛くなったがはっきりしないが，投球時や投球後に徐々に出現している場合は，overuse injury（使い過ぎ損傷）によるリトルリーグ肩などを考えます．もちろん，ベースに overuse があり，ある投球をきっかけに腱板損傷するということもよくみられます．肩の痛みの経過を詳しく問診することが重要です．

小嶋 肩関節の場合は上腕骨側，関節の下縁と SLAP，そして腱板損傷と続きます．個人的には SLAP や腱板損傷は成人にも若い頃のスポーツ障害の名残としてよく目にするように思います．基本的にはバレーボールや水泳などあらゆるオーバーヘッド動作を伴うスポーツに合併しうると考えてよいのでしょうか？

小林 その通りです．他にテニスのサーブなども原因となります．肩は，可動範囲が極端に広い球関節です．関節窩が浅いため，不安定と隣り合わせであり，オーバーヘッド動作に伴い，肩の不安定性が生じて損傷をおこしてしまうのです．

■具体的な予防策として重要な点は何でしょう？

小嶋 SLAP にしても腱板損傷にしても繰り返し動作，とくにコッキングなど「肩をグリッと」まわす動作にまつわる障害だと思いますが，具体的な予防策として重要な点は何でしょう？

小林 投球動作は，①ワインドアップ期，②アーリーコッキング期（ボールを持った手がグラブから離れて，挙げた足が着地するまで），③レイトコッキング期（足が着地してから，肩が最大に外旋するまで），④アクセラレーション期（肩の最大外旋からボールを離すまで），⑤フォロースルー期（ボールを離してから腕が振り下ろされるまで）の5つのフェーズに分けられます．このコッキングの最大外旋時に肘が下がっていると，肩の関節にあそびができ，障害を起こしやすくなります．予防には，正しい投球フォームが重要で，腕や肩で投げるというよりは，全身の体幹の動きにともなって，肘を両肩のレベルに保ち，受動的に腕を振るのが肩・肘に負担が少ない投げ方です．水戸協同病院のスポーツ外来では，専門医が実際に外来で投球動作を指導しています．

■整形外科専門医の受診をすすめるべき条件

小嶋 肘に関しては正直私はあまり青少年期のケアにあたった経験がありません．成人のテニス肘程度でしょうか．総説の中では「12歳から15歳で肘外側の痛みを訴える場合は専門医受診をすすめることが望ましい」とありますが，小林先生として上肢の疾患で「これはアウト」というか，あまり正確な診断や保存的治療にこだわらず速やかに整形外科専門医の受診をすすめるべき条件，というものを挙げていただけますか？

小林 肘の痛みは肩と異なり，初期の痛みが投球時のみで，すぐに症状が軽くなる事が多いので，見逃されがちです．早期に発見すると保存的によくなるものが，放置してしまい，軟骨が剥離し手術が必要になってしまうことがあります．成長期の肘の痛みで4週間以上の症状がある場合には，その後の投球フォームの修正も考えると，野球の得意なリハビリをもつ整形外科専門医に早めに紹介することが無難と思います．

小嶋 予防という観点からスポーツ医学会から出された「青少年の野球障害に対する提言」というものがガイドラインとしてありますが，ご指摘の通りあまり細かなデータ，特に前向きのエビデンスというものが少ない領域でもあると思います．その点をふまえてこのようなガイドラインの意味といいますが，医療者側と「強くなりたいならガイドラインなんて無視」という選手や指導者の想いとのギャップはどのように埋めていくべきなのでしょうか？唯一の答えは

ないと思いますが，小林先生のスタンスを教えていただけないでしょうか？

小林 スポーツ医学はまだまだエビデンスの少ない領域です．今後予防など，前向きのエビデンスを積み重ねていくことが重要だと考えますが，プロとは異なり，成長期の青少年は，指導者に自分の意志を伝えられません．高校野球をはじめ，野球会全体で取り組んでいかなければならない課題ではないかと思います．成功例として，サッカーのJリーグでは，協会が主体となりいち早く脳震盪やAEDの指導を行っています．

■頻度の高い足関節捻挫を上手に診るためにはどうしたらいいでしょう

小嶋 下肢については頻度の高い足関節捻挫について解説されています．オタワルール，リハビリの原則が図解付きで分かりやすかったです．個人的には普通の足関節捻挫といわゆるHigh Ankle Sprainを現場で見分けるのがとても難しく，「何となく治り方が長引く，でもred flagには今ひとつひっかからない」場合にHigh Ankle Sprainを疑って紹介することが多いです．squeeze testや正面からの負荷レントゲンでもなかなかしっかりと診断できていないことも実力不足だと思っています．ただ治療方法や経過，予後も普通の足関節捻挫とは異なりますし，しっかりと早めに診断したいと思っています．小林先生から上手に見分けるポイントをご教示いただけないでしょうか？

小林 まずは，疑うことが重要です．また身体所見で，通常の足関節捻挫の位置より高い位置に圧痛がないか，また先生がおっしゃったsqueeze test，膝を90度にして椅子に座り足を90度外旋させて痛みがないかみるexternal rotation test，足関節内側の三角靱帯の圧痛の有無，などが役に立つかと思われます．また，足関節捻挫の治療経過と異なる場合に，考える必要があります．

小嶋 次に膝ですが，最近のランニングブームで成人，特に中年以降の膝の痛みを診る機会が増えています．その中で単純なOAもあれば鵞足炎やシンスプリントもあり，それぞれの走力にあった練習が出来ていない現状がよく見えます．こういった生活習慣病におけるランニングブームというのは歓迎すべきかも知れませんが，小林先生はこうしたいわゆる「中年ランナー」にどのようなアドバイスを重視しているのでしょうか？

小林 私も中年ランナーの一人で，5年前に水戸に移動してからフルマラソンを始めました．男女いろいろな年代にわたって，多くの方が参加され，健康とあいまってブームになっています．確かに，自分にあった練習法や練習量をできていないため，overuse injuryになっている方が多く，種目を一時自転車や水泳などの有酸素運動に変更して，持久力を維持し，障害をリハビリなどで直してから，段階的に復帰するよう指導しています．

小嶋 さて，大変たくさんの質問，特に小嶋が普段困っていることにまで丁寧にご解説いただき本当にありがとうございました．

Primary Care Review
スポーツ傷害：上肢

小林　裕幸

【要旨】
　スポーツ傷害には，急性のスポーツ外傷とoveruseによるスポーツ障害に分けられる．頻度の高いスポーツ障害として，成長期の野球肘，野球肩は，上肢では見逃してはいけないプライマリ・ケア疾患の1つであり，青少年の診療や学校検診に関わる医師は，診断を頭にいれながら適切なタイミングで専門医に紹介する事が，後遺症の予防のために極めて重要である．

Keywords：
スポーツ障害，上肢，肘障害

　健康のためのスポーツが盛んになる一方で，スポーツ傷害が増加している．成長期のスポーツ傷害は発展途上にある骨，軟骨の障害が主であるため，将来の生活やスポーツ活動におけるハンディキャップにならぬよう予防や早期発見が重要である．プライマリ・ケアに関わる医師は，診療所や学校の検診で上記の問題を最初にケアすること多い事から，診断を見逃さず，適切なタイミングで専門医に紹介する事が，極めて重要である．

スポーツ傷害とは

　スポーツ傷害は，骨，靱帯，骨格筋，関節に急激な力が作用して起こる急性の骨折，断裂，脱臼などのスポーツ外傷と，Overuse Syndrome（過度使用症候群）つまり動作の繰り返しによって起きる骨，骨格筋，靱帯が損傷する"スポーツ障害"に分けられる．上肢，脊椎の部位別の主なスポーツ外傷とスポーツ障害を示す（表1）．

野球肘，野球肩の頻度

　日本での15年間の徳島での少年野球選手の野外検診調査では，約半数の46％が肘の疼痛を経験し，レントゲン検査で約18％に骨軟骨障害を認めた．成長期骨軟骨障害は内上顆障害が17.4％で最も多く，上腕骨小頭障害は1.7％であった．肘痛発生は，投手，捕手に多く，試合過多や投手不足等によるオーバーワークが主因であった．

表1　上肢，脊椎の主なスポーツ傷害

肩関節	外傷	肩関節脱臼，肩鎖関節脱臼，胸鎖関節脱臼，腱板断裂，上腕二頭筋断裂，大胸筋断裂
	障害	野球肩（リトルリーガー肩），インピンジメント症候群関節不安定症，絞扼性神経障害，SLAP病変，Bennett病変
肘関節	外傷	肘関節脱臼，内側側副靱帯損傷，内側上顆骨端線離開，投球骨折
	障害	離断性骨軟骨炎，テニス肘（上腕骨外上顆炎），ゴルフ肘（上腕骨内上顆炎），内側上顆骨端線離開，肘部管症候群，肘頭骨端炎
手関節	外傷	手関節捻挫，橈骨遠位端骨折，舟状骨骨折，有鈎骨骨折，槌指，PIP関節側副靱帯損傷，拇指節尺側靱帯損傷，Boxer's骨折
	障害	手関節不安定症，Kienbock病，末梢血管障害，腱鞘炎

　米国での9～14歳の476人の投手を対象とした1年のprospective cohort studyによると，約半分が上肢の痛みを経験し，28％が肘の痛み，34％が肩の痛みを訴えていた．1試合あたり，肘痛が7％，肩痛が9％みられ，試合やシーズン中の投球数の多さと，肘痛や肩痛の発生率と関連していた．スライダーは肘痛を86％，カーブは52％肩痛を増加させた．

野球肩（投球障害肩）とは

　投球動作の繰り返しにより生じるさまざまな肩障害の総称で以下を含む．痛みの他，投球能力の低下，痛みの期間と部位，増悪寛解因子，利き手，ポジション，1週当たりの投球数，球種，しびれ，

図2 上腕小頭離断性骨軟骨炎（14歳男子，野球肘外側型）

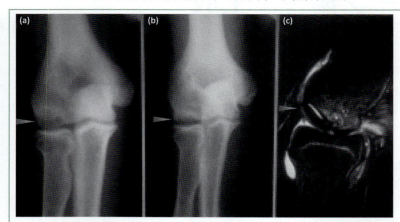

(a) 単純X線右肘関節正面像 (b) 単純X線右肘関節45度屈曲位正面像（Tangenital view）(c) MRI右肘関節T2強調画像 (a)，(b) ともに上腕骨小頭に透亮像を認める（▶）(c) 軟骨下骨に高輝度病変を認める

ロッキングの有無，以前の既往などを問診する．青少年期に投球時に肩の痛みが生じた場合，投球速度が低下した場合は，以下の可能性を考え専門医受診をすすめることが望ましい．

(1) リトルリーガー肩 Littleleaguer's shoulder（上腕骨近位骨端線離開）

骨端症の一種で，投球動作を繰り返し行う際，骨端線の閉じていない10歳から15歳の成長期におこる使い過ぎによる障害である．投球数の多い投手，捕手に多い．上腕骨近位部に圧痛を認め，単純X線にて，上腕骨近位骨端線の幅の拡大が特徴的な所見．健側と比較する．投球禁止で症状は改善するが，骨端線の修復が不十分な状態で投球を再開すると再発するため，リハビリを行い3ヶ月は復帰しない．

(2) Bennet病変

野球選手の肩甲骨関節窩後下縁に見られる骨棘で，フォロースルー時に痛みを訴える．単純X線にて，骨棘を認め，投球中止，ステロイド局注，手術治療があるが予後は良い．

(3) SLAP病変（上方関節唇損傷）

関節唇は肩甲骨関節窩に付着する線維軟骨で，肩関節を安定化させるが，この上方関節唇が，付着部より剝離または断裂したものである．SLAP（Superior Labrum Anterior Posterior）病変は，損傷部位により4タイプに分類される．投球時にコッキング相から加速相にかけて痛む．Clunk test, O'Brien testが陽性となる．MRI関節造影または関節鏡で診断確定し，投球中止，理学療法，NSAIDによる保存療法を行い，症状改善しない場合は鏡視下手術を行う．

(4) 腱板損傷

腱板は棘上筋，棘下筋，小円筋，肩甲下筋で構成され，繰り返しの投球動作で損傷される．投球時にコッキング相から加速相にかけて痛みを訴える．上腕骨大結節部に圧痛を認める．MRIでは，冠状断のT2強調画像で腱板の上腕骨付着部に high intensity を認める．投球中止，理学療法，NSAIDによる保存療法を行う．完全断裂で若年者や競技者では早めの手術を考慮する．

野球肘 Little leaguer's elbow とは

繰り返される投球動作による肘の有痛性疾患で，肘関節の骨，軟骨，靱帯に過負荷が加わって生じる障害の総称である．小中学生時の骨端線が閉鎖する前に発症する成長期型と，高校生以上の骨端線が閉鎖した後に発症する成人型があり，部位により内側型，外側型，後方型に分類される（図1）．内側型には上腕骨内上顆炎

図1 プライマリ・ケアでの肘傷害の鑑別フローチャート

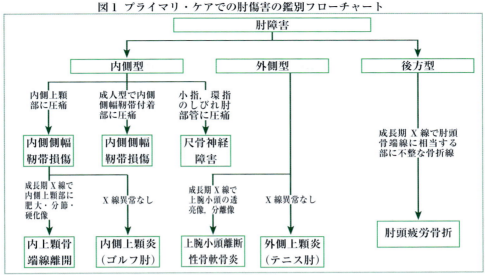

表2 青少年の野球障害に対する提言
1）野球肘の発生は11，12歳がピーク，野球肩の発生は15，16歳がピークであり，肩の痛みと投球フォームの変化に注意を払う
2）野球肘，野球肩の発生頻度は，投手と捕手に圧倒的に高い．従って，各チームには，投手と捕手をそれぞれ2名以上育成しておくのが望ましい
3）練習日数と時間については，個々の選手に応じた練習量と内容が望ましい 小学生：週3日以内，1日2時間をこえない 中学生・高校生：週1日以上の休養日をとる
4）全力投球数は 小学生：1日50球以内，試合を含めて週200球をこえない 中学生：1日70球以内，週350球をこえない 高校生：1日100球以内，週500球をこえない，1日2試合の登板は禁止すべき
5）練習前後には十分なウォームアップとクールダウンを行う
6）シーズンオフを設け，野球以外のスポーツを楽しむ機会を与えることが望ましい
7）野球における肘・肩の障害は，将来重度の後遺症を引き起こす可能性があるので，その防止のためには，指導者との密な連携のもとでの専門医による定期的検診が望ましい
（日本臨床スポーツ医学会誌：Vol.13Suppl., 2005 より改変）

（ゴルフ肘），上腕骨内上顆の剥離骨折や骨端線離開，尺側側副靱帯損傷，肘部管症候群，外側型には上腕骨小頭障害（離断性骨軟骨炎），上腕骨外上顆炎（テニス肘），後方型には上腕三頭筋炎，肘頭疲労骨折などがある．内側型が野球肘の約70％を，外側型が約30％占める．とくに上腕骨小頭の離断性骨軟骨炎は，初期には無症状であるものの，後遺症が大きいため，12歳から15歳で肘外側の痛みを訴える場合は，専門医受診をすすめることが望ましい．（1）内上顆障害（上腕骨内上顆剥離骨折，骨端線離開）

野球など成長期の肘内側への強い外反ストレスにより，内側上顆の骨化核の異常をきたすことが原因で起こる．内側上顆には6つの骨化核があり，骨端線の閉鎖していない10歳から15歳までに罹患しやすい．症状としては，投球時，投球後の肘痛で，内側上顆に圧痛を認める．単純X線では，健側と比較し，内側上顆の肥大，分節，硬化像を認める．治療では4～6週間投球中止，鎮痛剤とし，リハビリを経て徐々に再開させる．

（2）小頭障害（上腕骨小頭離断性骨軟骨炎）

骨端線の閉鎖前の成長期に，投球などの肘外側への繰り返す圧迫により生じる上腕骨小頭の骨軟骨障害で，12歳から15歳に多く，初期には無症状で，練習後の肘関節の違和感，可動域制限，運動時痛を訴える．進行すると遊離体によ

図3 アスリートに対するMultidisciplinaryな
　　チームアプローチ

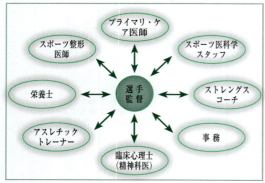

るクリックやロッキング症状を呈する．身体所見では上腕骨小頭部に圧痛と可動域制限を認める．病巣部が上腕骨小頭のやや後方にあるため，単純X線は肘関節45度屈曲位（Tangential view）で撮影し，健側と比較する．上腕骨小頭の透亮像や分離像がみられる（図2）．透亮期と分離期の初期には，投球を中止し，保存的治療にて経過をみるが，手術が必要になる事が多い．

予防

年齢別の投球数，投球内容制限について，米国，日本でガイドラインが出されているが，今のところ前向きのエビデンスはない（表2）．また，現場の指導者，父兄の疾患の認知，検診での早期発見などが重要である．

その他見逃されやすい疾患

疲労骨折，裂離骨折，不顕性骨折などの骨折の他，悪性腫瘍，炎症などがある．

おわりに

スポーツ医学は，プライマリ・ケア医師によってのみできるものではなく，整形外科の専門医と連携を密にし，患者本人のために適切なタイミングで紹介する事が，極めて重要である．

先のロンドンオリンピックでは，日本選手団は，過去最多のメダルを獲得し大きな成功をおさめたが，単に選手の努力だけではなく，監督，コーチを取り囲む，医師，アスレチックトレーナー，スポーツ栄養士，ストレングスコーチ，心理学者，スポーツ医科学スタッフが，有機的な連携をしてチームとして，支えていくmultidisciplinary approach（集学的アプローチ）が成功の要因の1つであったと思われる（図3）．

一般診療では，このような人的資源があるわけではないが，プライマリ・ケア医師が多様な役割を担うことが求められ，多岐にわたる関係者と連携力を発揮することが重要と思われる．

文献

1) Bracker M et al. The 5-Minute Sports Medicine Consult. 2nded., Lippincott Williams & Wilikins p.735 Brukner P, Khan K Clinical Sports Medicine. 3rded., Mc Graw HIll p.1032
2) Cassas KJ, Cassettari-Wayhs A. Childhood and adolescent sports-related overuse injuries. Am Fam Physician. 2006,Vol.73,no.6,p.1014-22.
3) Cain EL Jr. etal. Elbow injuries in throwing athletes : a current concepts review. Am J Sports Med.2003,Vol.31,no.4,p.621-35.
4) Klaus W, Simone W.MR imaging in sports-related glenohumeral instability. Eur Radiol. 2006,Vol.16,no.12,p.2622-2636.
5) Kocher MS et al. Upperextremity injuries in the paediatric athlete. Sports Med. 2000, Vol.30,no.2,p.117-35.
6) Lyman S et al. Effect of pitch type, pitch count, and pitching mechanics on risk of elbow and shoulder painin youth baseball pitchers. Am J Sports Med. 2002,Vol.30,no.4,p.463-8.
7) Sabick MB et al. Biomechanics of the shoulder in youth baseball pitchers : implications for the develop-ment of proximal humeral epiphysiolysis and humeral retrotorsion. Am J Sports Med.2005,Vol.33,no.11,p.1716-22.
8) Stephen FB et al. Outcomes After Arthroscopic Repair of Type- Ⅱ SLAP Lesions. J Bone Joint Surg Am. 2009, Vol. 91, no. 7, p.1595-1603.
9) The Little League Pitch Count Regulation Guide for Parents, Coaches and League Officials. Protecting Young Pitching Arms. Updated for 2008.http: //www. little league. org/Assets/old_assets/media/pitch_count_publication_2008.pdfp.22
10) 阿部宗昭他．スポーツ障害野球肩・野球肘．医学と薬学．2008．Vol.59, no.3, p.319-328.
11) 柏口新二．少年スポーツ選手の骨軟骨傷害—野球肘を中心に．小児科臨床．1998, Vol.51, no.9, p.2065-2067.
12) 日本臨床スポーツ医学会学術委員会整形外科部会．スポーツの安全管理ガイドライン：安全なスポーツ実施にあたって．青少年の野球障害に対する提言．日本臨床スポーツ医学会誌. 2005, Vol.13, Suppl. p.241-242.
13) 矢野浩明他．上肢における見過ごされやすいスポーツ外傷・障害．臨床スポーツ医学. 2009, Vol.26, no.8, p.975-983.

Primary Care Review
スポーツ傷害：下肢

小林　裕幸

【要旨】
　頻度の高い下肢のスポーツ傷害として，足関節捻挫は，プライマリ・ケアの現場で診療される事の多い疾患であるが，スポーツ復帰後の再発率が70％あり，重症度の判断，骨折や遠位性脛腓骨靱帯損傷の合併の有無の正確な診断に加え，早期スポーツ復帰及び再発防止を意識したリハビリテーションが重要である．下腿では，脛骨疲労骨折を考慮に入れる．膝関節では，前十字靱帯損傷，半月板損傷などの重大な損傷があり，早期からスポーツ整形外科専門医と連携して，診療にあたることが望ましい．

Keywords：
　スポーツ障害，下肢，足関節捻挫，膝痛

はじめに

　前回の上肢のスポーツ傷害に続き，今回は下肢についてのべる．競技では上肢の傷害で多かった野球，体操と比較し，サッカー，バスケットボール，陸上競技などで多くみられる．スポーツ傷害とは，骨，靱帯，骨格筋，関節に急激な力が作用して起こる急性の骨折，断裂，脱臼などのスポーツ外傷と，Overuse Syndrome（過度使用症候群）つまり動作の繰り返しによって起きる骨，骨格筋，靱帯が損傷する"スポーツ障害"に分けられるが，下肢の部位別の主なスポーツ外傷とスポーツ障害を示す（表1）

1．足関節

　足関節捻挫は，最も多いスポーツ外傷の1つで，過度な内外反，背底屈により引き起こされる．プライマリ・ケアの現場で遭遇する事が多く，第5中足骨骨折，腓骨遠位端骨折，内側（三角）靱帯損傷，遠位脛腓骨靱帯損傷，離断性骨軟骨炎を見逃さずに診断しながら，スポーツ復帰を意識しながら重症度に応じたリハビリテーションが重要である．

■ 足関節外側靱帯損傷

　過度の内反，底屈で起こり，外側靱帯は，①前距腓靱帯（ATFL, anterior talofibular ligament），②踵腓靱帯（CFL, calcaneofibular ligament），③後距腓靱帯（PTFL, posterior talofibular ligament）からなり，外側靱帯損傷ではATFL損傷が最も多く，ATFL＞CFL＞PTFLの順に，損傷を受ける．損傷の程度により重症度が分類され，靱帯が伸びる程度や部分断裂で動揺性がないものを第Ⅰ度，靱帯の部分断裂で動揺性があるものを第Ⅱ度，靱帯の完全断裂で動揺性のあるものを第Ⅲ度と定義される．診察では，外果の前部や下部に疼痛，腫脹，皮下出血，損傷靱帯部の圧痛を確認し，内果，外果，内側（三角）靱帯を圧迫して痛みがないことを確認する．また前方引き出しテス

表1　下肢の主なスポーツ傷害

骨盤・股関節・大腿部	外傷	大腿部肉ばなれ，腸骨棘裂離骨折，坐骨結節剥離骨折
	障害	鼠径部痛症候群，股関節唇損傷，大腿頸部疲労骨折，骨盤骨端炎
膝関節・下腿部	外傷	前十字靱帯損傷，後十字靱帯損傷，側副靱帯損傷，半月板損傷，膝蓋骨脱臼
	障害	Osgood-Schlatter病，Larsen-Johansson病，ジャンパー膝（膝蓋靱帯炎），膝蓋骨疲労骨折，膝離断性骨軟骨炎，腸脛靱帯炎，シンスプリント，脛骨疲労骨折，コンパートメント症候群
足関節・足部	外傷	足関節捻挫，遠位脛腓靱帯損傷，アキレス腱断裂，足関節果部骨折，後腓骨筋腱脱臼，ジョーンズ骨折
	障害	アキレス腱炎，アキレス腱周囲炎，有痛性三角骨（後突起）障害，中足骨疲労骨折，種子骨障害，足底筋膜炎

図1 足関節捻挫リハビリテーションの流れ

I期. 受傷後早期のリハビリテーション目標:「痛み・腫れの軽減」

早期に腫れをなくし、可動域を確保する

患部の安静とアイシング、物理療法により、腫れ・痛み（炎症）を緩和
装具やテーピングなどでの固定も有効

★注意事項　①痛みを我慢してまで動かさない
　　　　　　②患部外のトレーニングは積極的に行う

II期. リハビリテーションの目標:「可動域の回復」「足部の安定性の獲得」「荷重下で痛みなく動ける」

足関節可動域（背屈）の回復

痛みのない範囲でストレッチ・筋力強化を行い、可動域を回復する

ストレッチ　　　足指・足底の筋力訓練

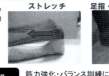

足部の安定性の獲得

筋力強化・バランス訓練により足部安定性を獲得

カーフレイズ　⇒　バランス訓練

荷重下での運動の獲得

体重をかけた運動が痛みなく行えることを目指す

ランジ

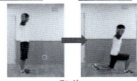

＜捻挫リハビのポイント＞
再発予防のためにも、疲れにくい筋肉と、疲労しても崩れにくいバランス能力を鍛えることが重要

★注意事項　トレーニングは原則痛みのない範囲まで

III期. リハビリテーションの目標:「スポーツ復帰」

足部の筋力・安定性が確保され疼痛なく動けるようになったら、以下のようなトレーニングを開始

ランニングで脚を鍛える

ジョギング（直線）
＜片足カーフレイズ20回
以上可能が開始目安＞
↓
ジョギング
（ジグザグ走、8の字走）
↓
徐々にスピードup
ダッシュへ

競技復帰へ向けて様々な動きを試す

足関節捻挫で最も不安な動作は、サイドステップなどの横からの外力
それに耐えうるパフォーマンス獲得を目指す

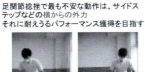

ト、内反ストレステストにより、足関節の動揺性を確認し、エンドポイントをみて、対側と比較する。レントゲン撮影が必要かの判断に関し、Ottawa ankle ruleでは、①55歳以下、②内果、外果を含め後方6cm以内に圧痛がない、③4歩以上の荷重が可能、を満たせば、レントゲン撮影は必要ないというものである。プライマリ・ケアの現場では、歩行できない程の足関節捻挫、また外側靱帯以外に圧痛を認める場合には、リハビリテーションも含めスポーツ整形外科専門医への紹介が望ましい。

■ 遠位脛腓骨靱帯損傷
(Syndesmodial injuries, high ankle sprain)

足関節捻挫の10～20％に起きているといわれ、疼痛や機能障害が長引く原因となる。High ankle sprainとも呼ばれ、外果前上方に限局した圧痛、外旋ストレスによる疼痛誘発（rotation test）、内外果同時圧迫時の疼痛誘発（Squeeze test）を認める。腫脹はそれ程認めないことが多い。X線正面像で脛腓間の開大を認める。初期には固定が必要であり、外側靱帯損傷と区別して管理することが必要である。

■ 足関節捻挫のリハビリテーション

足関節捻挫のリハビリテーションの流れを図1に示す。第一段階（1～2週）として、受傷後3～7日間、RICE（相対的安静、アイシング、圧迫、挙上）処置を行い、鎮痛剤（NSAID）を処方して「痛み・腫れの軽減」につとめる。ブレースの使用は、再損傷予防と、疼痛の軽減、早期復帰に効果がある。第2段階（2～4週）として、痛みのない範囲で可動域でのストレッチ・筋力強化を行い、足関節可動域を回復する。また、筋力強化、バランス訓練により足関節部の安定性を獲得し、体重をかけた運動を痛みなく行えることを目指す。第3段階（4～6週）では、ランニングを開始し、ジョギングから、ジグザグ走、ダッシュへと段階的に行い、競技復帰へ向け様々な動きを試し、必要な筋力とバランス（関節の固有感覚）を獲得する。足関節捻挫のリハビリ期間は、症状の程度により変わり、第1度では1～3週、第2度では4～6週かかるとされている。スポーツ活動復帰後のスポーツでの足関節捻挫再発率は70％以上といわれており、復帰後も再発予防の患部のトレーニングが必要である。

図2 プライマリ・ケアでの膝痛の鑑別フローチャート

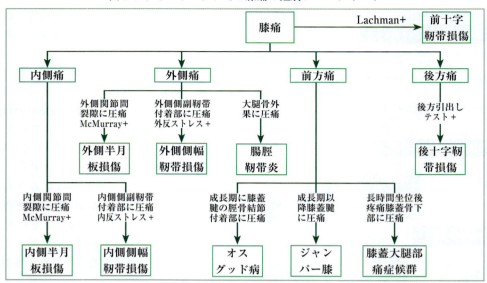

2. 下腿

下腿では，脛骨疲労骨折と脛骨疲労性骨膜炎の鑑別は難しく，長期に症状が続く場合はMRI撮影や専門医への紹介を考慮する．

■ シンスプリント（脛骨疲労性骨膜炎 Medial tibi-al stress syndrome）

オーバーユースで発生し，脛骨内後方側，中間から遠位3分の1のところに疼痛を生じる．原因は不明であるが，繰り返す脛骨面の骨に対する負荷によるものと考えられており，絶対的安静を要する脛骨疲労骨折と区別が必要である．疼痛部位に圧痛を認め，鎮痛剤，相対的安静にて保存的に治療する．

3. 膝関節

膝関節は4本の靱帯，すなわち前十字靱帯，後十字靱帯，内側側副靱帯，外側側副靱帯で支えられており，前十字靱帯，後十字靱帯は，前後方向の安定性に関与し，側副靱帯は内外側の横方向の安定性に寄与する．

更に，大腿骨と脛骨の間に，三日月状の軟骨である半月板が，外側，内側に存在して，膝のクッションと安定性に寄与している．

高校アスリートを対象にした米国の調査では，膝の損傷は練習より試合で多くみられ，アメリカンフットボール，女子サッカー，女子体操に起こりやすく，また男性より女性に多く認められた．内訳は，内側側副靱帯損傷（36.1%）が最も頻度が高く，続いて膝蓋骨・膝蓋腱損傷（29.5%），前十字靱帯（25.4%），半月板損傷（23.0%）の順であった．

膝痛の鑑別のフローチャートを図2に示す．

■ 前十字靱帯損傷（Anterior cruciate ligament injury, ACL）

近年，前十字靱帯損傷は，外傷だけでなく非外傷性に多く起きている事が知られている．女性のバスケットボールやサッカーに多く，同競技の男性の3倍のリスクがあると報告されている．受傷直後から数時間以内（半月板損傷ではそれ以上かかることが多い）に，膝関節内に血腫がたまり，歩行困難となって，伸展制限が生じる．ラックマン試験を行い，対側と不安定性を比較する．50%に内側および外側半月板損傷が合併する．他に合併する損傷として，内側側副靱帯損傷や骨軟骨障害がある．不安定性が続くと，二次的に半月板損傷や変形性膝関節症の誘因となり，年齢に応じた手術適応を含め，スポーツ整形外科専門医と相談する．

■ Osgood - Schlatter 病

　オーバーユースで発生し，膝蓋腱が脛骨付着部である脛骨結節を繰り返し索引することにより成長期に生じる．男性に多い．運動を止める必要はないが，疼痛がひどい場合は，制限する．骨端線が閉じるとともに軽快することが多い．

■ ジャンパー膝（膝蓋腱炎，大四頭筋腱炎，Jumper's knee)

　蓋腱，大腿四頭筋腱の病変であり，前方の膝痛の原因となり，ジャンプやランニングで増悪する．膝蓋腱部に圧痛を認め，大腿四頭筋とハムストリングの柔軟性に問題があることが多いので，保存的治療に加え，ストレッチングやリハビリを行う．

文献

1) Bleakley, C. M. et al. Cryotherapy for acute ankle sprains : a randomised controlled study of two differenticing protocols. Br J Sports Med. 2006, vol. 40, no. 8, p.700-705.

2) Bleakley, C. M. et al. Effect of accelerated rehabilita-tion on function after ankle sprain : randomised controlled trial. BMJ. 2010, vol. 340 : c1964. doi : 10.1136/bmj.c1964.

3) Bracker, M. et al. The 5-Minute Sports Medicine Consult. 2nded., Lippincott Williams & Wilikins, p.735.

4) Brukner, P. ; Khan. K. Clinical Sports Medicine. 3rded., Mc Graw HIll, p. 1032.

5) Dowling, S. et al. Accuracy of Ottawa ankle rules to exclude fractures of the ankle and midfoot inchildren : ameta-analysis. Acad Emerg Med. 2009, vol. 16, no. 4, p. 277-287.

6) Gholve, P. A. et al. Osgood Schlatter syndrome. Curr Opin Pediatr. 2007, vol. 19, no. 1, p. 44-50.

7) Hubbard, T. J. et al. Contributing factors to medial tibial stress syndrome : a prospective investigation. Med Sci Sports Exerc. 2009, vol. 41, no. 3, p. 490-496.

8) Kocher, M. S. et al. Upper extremity injuries in the paediatric athlete. Sports Med. 2000, vol., no., p. 117-135. LymanSetal. E

9) Maffulli, N. et al. Acute haemarthrosis of the knee in athletes. A prospective study of 106 cases. JBone Joint Surg Br. 1993, vol. 75, no. 6, p. 945-949.

10) Miyamoto, R. G. et al. Treatment of medial collateral ligament injuries. J Am Acad Orthop Surg. 2009, vol. 17, no. 3, p. 152-161.

11) Peers, K. H. et al. Patellar tendinopathy in athletes : current diagnostic and the rapeutic recommendations. Sports Med. 2005, vol. 35, no. 1, p. 71-87.

12) Prodromos, C. C. et al. Ameta-analysis of the incidence of anterior cruciate ligament tears as a function of gender, sport, and a knee injury-reduction regimen. Arthroscopy. 2007, vol. 23, no. 12, p. 1320-1325. e6.

13) Swenson, D. M. et al. Epidemiology of Knee Injuries Among US High School Athletes, 2005/06-2010/11. Med Sci Sports Exerc. 2012, Oct10.【Epubaheadofprint】

14) Tiemstra, J. D. Update on acute ankle sprains. Am Fam Physician. 2012, vol. 85, no. 12, p. 1170-1176.

15) Williams, G. N. et al. Syndesmotic ankle sprains in athletes. Am J Sports Med. 2007, vol. 35, no. 7, p. 1197-1207.

CASE
避妊と性器出血

井上 真智子

> 21歳女性，運輸会社で事務員として勤務している．つきあって2年になるパートナーがいるが，昨年予想外に妊娠し人工妊娠中絶をした経験がある．今後も当面は経済的にも妊娠を望んでおらず，パートナーと相談した上でかかりつけである当院に避妊相談目的で来院した．

小嶋 井上先生には2号にわたり避妊と性器出血についての総説を執筆いただきました．産婦人科領域の診療には力を入れているプライマリ・ケア医として今回の総説は非常に想い入れがありました．井上先生との対談を楽しみにしておりました．さて，早速ですが避妊の総説では冒頭から「人工妊娠中絶が選択されるのは予期していなかった妊娠，望まない妊娠であり，社会経済的身体的な理由が挙げられるが，背景には避妊法への知識やアクセス不良がある」と書かれています．妊娠は病気ではないため，避妊という明確な目的をもって産婦人科を受診するしか包括的な避妊の知識を得る機会がないわけです．インターネットの普及によって多くの人が避妊の知識を得る機会が増えたとはいえ，まだまだ経口避妊薬やIUD，卵管結紮などは敷居の高い避妊法と言える状態です．我々プライマリ・ケア医はどのような形でこのアクセスを改善することができるでしょうか？

■プライマリ・ケア医の側からどうアプローチしますか？

井上 たしかに，避妊の方法についてプライマリ・ケア医に相談することができるというのは，あまり知られていないですね．病気のことではないからという理由が大きいかもしれません．患者側から考えると，たとえば，ピル（経口避妊薬）を試してみたいと思った場合，どこで処方してもらえるかインターネットで調べたり，ピルを飲んでいる友人に尋ねたりすると思います．プライマリ・ケア医の側からどうアプローチするかですが，やはりまず，避妊のことについて相談してよいということを広く知ってもらう必要があるでしょう．女性患者さんが風邪やその他のコモン・プロブレムで受診した際，月経歴や妊娠歴をたずねると思いますが，最終月経だけでなく，「妊娠の可能性はありますか？」「避妊方法について心配はありませんか？」とさらに尋ねることで，避妊の話題を出しても構わないということが伝わります．

また，たとえば，クリニックのウェブサイトや掲示物，リーフレットなどで「避妊の心配はありませんか？ピルの処方など避妊方法についての相談もできます」と情報提供することもできるでしょう．ただ，この症例のように，避妊に関する相談が目的の受診は，自費診療となることを明確にしておく必要はあると思います．

小嶋 症例で挙げたような事例の場合，経口避妊薬が選択肢になることが多いのかと思います．今回のように総説である程度の知識を得ても，これまで一度も経口避妊薬を処方したことのない医師が適応を判断し，注意事項を説明し，きめ細やかな避妊にまつわる諸問題に対応することはなかなか難しいと思われます．井上先生ご自身が避妊に関わるようになったきっかけや，避妊に対する経験を積んでいったプロセスを教えていただけないでしょうか？

井上 私の場合，はじめに産婦人科を研修しました．必然的に人工妊娠中絶術を実施する側となり，多くの女性たちが中絶でつらい思いをしているのを見てきました．妊娠がわかったときのショック，産みたい気持ちがないわけではないが，状況的に産み育てることが難しい，そういうジレンマがあると思います．

やはりつらい思いをしないためには，挙児を望んでいない場合は，避妊方法について知識

をもつことは重要な問題と思うようになりました．

　診療所ではよく女性の患者さんから月経について相談されることがあります．その中で，避妊への考え方を聴き，その人の状況に合わせて適切な避妊法について一緒に考えるという経験を積んできました．

小嶋　私は井上先生とフィールドこそ違いますが，やはり同じように一定の訓練を積んできました．私の場合，米国で初めて経口避妊薬の処方を行いました．子宮頚癌検診と同時に婦人科にまつわる問題，避妊の問題や家族計画，乳がん検診の計画まで一緒に立てる経験を指導医の元で積みました．やはり一定期間は訓練を積む必要があるというのは自明ですね．しかし，現在の日本のプライマリ・ケアの現場ではまだまだ敷居が高いですね．特に既存の産婦人科専門医以外の開業医にとっては難しい課題です．うつ病や認知症は専門領域外でも手を出す開業医が増えてきている中で，なぜ産婦人科問題はなかなか手が出せないのでしょうか？

井上　プライマリ・ケア医が気軽に相談できる専門医が身近にいないということがあるかもしれません．患者さんに聞かれた些細なことでも，普段から専門医やウィメンズヘルスに強い総合診療医とディスカッションすることで，知識やスキルを身につけていくことができると思います．

■どの辺りまで産婦人科診療にプライマリ・ケア医が関われると良いですか？

小嶋　うちのクリニックでは妊婦検診もやりますし，IUDの挿入もやります．ただ，一般的に今後総合診療専門医としての研修を受ける方すべてに同じレベルを求めるのも酷なように思います．井上先生はどの辺りまで産婦人科診療にプライマリ・ケア医が関われると良いとお考えでしょうか？手技という面や，主訴・診断というレベルでご教示ください．

井上　そうですね．セッティングや地域のニーズにもよるのでなかなか一律に考えるのは難しいと思います．手技では最低限，腟鏡診や内診はできた方がよいですが，十分に習熟していない段階で実施し，あとでトラブルにならないためには指導体制が整っている必要があります．

　たとえば年単位で産婦人科研修をすれば，経腟超音波の手技は身につけられると思いますので，かなり診断に有力となります．産科医療（妊婦検診）はハードルが高いところだと思いますが，これも分娩のできる施設に出入りして十分なトレーニングをつみ，専門医と密な連携があることが前提だと思います．

　まず，プライマリ・ケア医の役割として重要なのは，産婦人科を受診するほどでもないが気になる症状や疑問・悩みがある場合に，気軽に相談にのって専門医受診の必要性を判断したり，原因を説明したりすることや，患者が知らないでいるヘルスメンテナンスなどにしっかりとりくむところから始まると思います．

　Minimum requirementとして，たとえば，思春期で相談された月経困難症について対処法を説明できる，性成熟期の女性で性行為感染症の予防・望まない妊娠の予防，子宮頚がん検診の重要性について教育できる，健診で貧血を指摘された女性に月経歴を聴き，子宮筋腫・子宮内膜ポリープなど器質的疾患の有無，治療の必要性について判断や説明ができる，更年期の女性が受診した際に，更年期障害について評価や説明ができる，閉経後骨粗鬆症や脂質異常症について予防も含めて対応できる，老年期の萎縮性腟炎や尿失禁の対応ができる，虚弱～要介護高齢者に多い不正出血や子宮留膿腫の対応ができる，などです．

■プライマリ・ケア医は何をどこまでできれば良いですか？

小嶋　出血の場合は特に婦人科の全身評価が必要になります．例えば第二次性徴の有無やTanner分類に始まり，外陰から子宮頚部，経腟エコーを使用した子宮内膜や筋層，卵巣などの付属器の評価も必要になります．性器出血患者のすべてを産婦人科に紹介するというのはいかがなものかと思う反面，一番数も多い「機能性出血」はいずれにしても「器質性出血の除外」

が前提ですからこれまた一般のプライマリ・ケア医には確実な診断が難しいのかもしれません．同じような話になりますが，出血に関して，プライマリ・ケア医は何をどこまでできれば良いとお考えでしょうか？

井上 すぐに丸投げ，となってしまうのはたしかに残念ですね．出血の量や性状，他の症状の有無を全身状態とともに評価し，ライフステージごとに考えられる重要な鑑別を挙げたうえで，できるところまでやってみるのは，トレーニングされたプライマリ・ケア医として必要だと思います．「できるところ」がセッティングによって異なりますが（たとえば，経腟超音波の有無などで），それを普段から認識して適切に紹介できることがプライマリ・ケア医の能力として重要な点だと思います．また，知識として，各疾患の頻度や特徴，緊急性については，把握しておく必要があると思います．

小嶋 私もその点は同感です．産婦人科に紹介する緊急度の判断としての妊娠の有無の判定や，凝固障害などの内科疾患はやはり鑑別できる必要があるかと思います．それでは最後になりますが，これから産婦人科領域の診療もしっかり学びたいと思っている総合診療専門医を目指す医学生や研修医にアドバイスをお願いします．

■「この方に女性特有の健康問題はないか」と考えることが大切です

井上 女性の患者を診るときは，「この方に女性特有の健康問題はないか」と思って，積極的に働きかけてみて，経験を積んでいくことが大切と思います．これから総合診療専門医をめざす人には，産婦人科研修を受ける機会が備えられていると思いますので，そこで知識や技術を身につけておき，総合診療専門医としての視点（予防やヘルスメンテナンス）を組み合わせることで，女性患者さんの健康を支える医師として成長していってほしいと思います．

Primary Care Review
避妊

井上　真智子

【要旨】
　避妊法の種類は日本ではやや限られるものの，低用量ピルや子宮内避妊用具（IUD／IUS）などの選択肢がある．避妊効果，コスト，侵襲や簡便さ，副作用，可逆性，医学的条件等をふまえた上で，女性（とそのパートナー）が条件に合った適切な方法を選択することができるよう，十分な情報提供と支援を行う．

Keywords：
　低用量ピル，IUD／IUS，バリア法，緊急避妊法

1. 背景

　日本における人工妊娠中絶件数は，2013年度には年間18万6253件であり，この10年で着実に減少傾向を示している（2001年は34万1588件）[1]．しかし，2013年の出生数は102万9816件であり，出生5.5に対し1の割合で人工妊娠中絶は行われている．また，年齢層別にみた場合，20歳未満では出産件数よりも中絶件数の方が上回る[2]．

　人工妊娠中絶術は侵襲と経済的負担を伴う．日本では，主に子宮内搔爬術（dilatation & curettage：D&C）が行われており，WHOで推奨されている吸引法を用いている医療機関は未だ一部である[3]．また，内服薬による中絶法は日本では認められていない．人工妊娠中絶が選択されるのは，予期していなかった妊娠，望まない妊娠であり，社会経済的，身体的な理由が挙げられるが，背景には避妊法への知識やアクセス不良がある．そこで，性的活動があり，妊娠を望んでいない女性すべてとそのパートナーに対して，各避妊法について十分情報提供を行い，情報に基づいた選択（informed choice）を行うことができるようプライマリ・ケアでの支援が必要である．

　避妊法の選択に際して提供される必要がある情報は，その避妊法における，1）避妊効果（他と比較して），2）正しい使用法，3）避妊作用のメカニズム，4）よくみられる副作用，5）健康上のリスクとベネフィット，6）受診が必要な症状や状態，7）中止した場合の妊孕性回復について，8）性行為感染症の予防について，である[4]．

2. 推奨項目とエビデンス

1）避妊法の種類と妊娠予防効果

　避妊法の分類には，ホルモン剤を使用の有無および可逆性によって表1のように分類される．また，各避妊法による妊娠率（避妊失敗率）を表2に示す．避妊効果は，その避妊法が適切に正しく使用されているかどうかにより異なる．また，継続使用に適しているかどうかも考慮する必要がある．2010年にWHOより各避妊法に関する医学的な適応に関する基準に関する文書[4]が発表され，それに続いて各国でガイドラインの作成が行われている．なお，本稿では，リズム法と殺精子剤については避妊効果が高くないため割愛した．

2）各避妊法の特色と使用法

（ア）経口避妊薬（oral contraceptives：OC）

　OC（ピル）とは，卵胞ホルモンと黄体ホルモンの合剤であり，製剤に含まれる卵胞ホルモン（エストロゲン）の量により，50μgのものを中用量ピル，35μg以下のものを低用量ピル，中でも30μg未満を超低用量ピルと呼ぶ．WHOにより避妊目的では，血栓症リスク低減のため低用量ピルを用いることが推奨されている．

　OCの避妊機序は，1）排卵の抑制（卵巣からのエストロゲン分泌と卵胞発育の抑制），2）子宮内膜への作用（内膜の増殖を抑制し，着床しにくい状態にする），3）頸管粘液への作用（精

表1　日本で使用可能な避妊法とその分類

	ホルモン使用	ホルモン不使用
可逆的	経口避妊薬（OC） 薬剤付加IUD	男性用コンドーム 銅付加IUD 殺精子剤 リズム法
不可逆的	—	避妊手術（卵管結紮，精管結紮）

表2　各避妊法と妊娠率（Pearl Index）

方法	1年間の妊娠率（％）		1年間の継続率（％）[3]
	一般的な使用[1]	理想的な使用[2]	
避妊なし	85	85	—
殺精子剤	29	18	42
リズム法[4]	25	5	51
男性用コンドーム	15	2	53
経口避妊薬（OC）	8	0.3	68
銅付加IUD	0.8	0.6	78
薬剤付加IUS	0.2	0.2	80
女性避妊手術	0.5	0.5	100
男性避妊手術	0.15	0.1	100

子の通過性を低下させる），4）卵管への作用（受精卵の輸送を妨げる）からなる[6]．血中のホルモン量をほぼ一定に保つために，毎日一定の時刻に飲み忘れることなく，服用を続ける必要がある．OCは1シート28錠の場合，21錠の実薬と7錠の偽薬からなり，偽薬服用中に消退出血（月経様の出血）を認める．月経開始1日目（遅くとも5日以内）より服用を開始し，初めの1ヶ月は別の避妊法を併用する．服用開始時にみられる悪心，胸焼け，破綻出血等のマイナーな副作用は3ヶ月ほど服用を続ける内にみられなくなることが多い．

OCの重篤な副作用には，静脈血栓塞栓症（VTE）や脳梗塞があり，35歳以上の喫煙者やその他血栓症リスクのある女性は使用できない[5]．添付文書に記載されている禁忌を抜粋して表3に示す（詳細は添付文書を参照）．また，これにあてはまらなくとも，肥満，喫煙者の場合は慎重投与となる．しかし，これらのリスクのない女性においては，非服用時のVTE発症絶対リスクは10万人あたり年間5件ほどで，

これがOC服用により数倍（1.1〜4.8倍）になったとしても，妊娠時のVTEリスクよりは低い（10万人あたり年間60件）．

2014年時点で日本で発売されており避妊目的に用いられる低用量ピルは後発品含め8種類あり，21錠のシート（実薬のみ）と，28錠のシート（偽薬7日を含む）がある（トリキュラー，アンジュ，オーソ777，シンフェーズT，オーソM，マーベロン，ラベルフィーユ，ファボワール）．これらは，黄体ホルモンの種類によって，第1世代，第2世代，第3世代があり，ホルモンの配合量が一定の一相性のものと，三段階に変化する三相性のものとがある．それぞれに生体内のホルモン活性に違いがあり，服用中の体調変化には個人差もあるため，ある製剤で自分に合わないと感じても他の製剤で継続できる場合もある．

また，OCには次のような副効用がある．OC服用中は子宮内膜が薄く保たれ，定期的に消退出血を起こすため，月経痛，過多月経とそれによる貧血が大きく軽減される．月経困難症や子宮内膜症の治療目的に保険適用となっている製剤

表3　経口避妊薬（OC）が禁忌となる場合（文献[5]より抜粋）

- エストロゲン依存性腫瘍（乳癌，子宮体癌）およびその疑いのある患者
- 血栓性静脈炎，肺塞栓症，脳血管障害，冠動脈疾患またはその既往歴のある患者
- 35歳以上で1日15本以上の喫煙者
- 前兆を伴う片頭痛のある患者
- 血管病変を伴う糖尿病患者
- 血栓性素因のある者
- 手術前4週以内，術後2週以内，産後4週以内および長期安静状態の患者
- 重篤な肝障害，肝腫瘍のある患者・高血圧のある患者

もある（ヤーズ配合錠：超低用量・エチニルエストラジオール（EE）20μg，ルナベル配合錠LD：低用量・EE35μg，ルナベル配合錠ULD：超低用量・EE20μg，プラノバール配合錠：中用量・EE50μg）。これらの中で，低用量・超低用量のものを「低用量エストロゲン・プロゲストーゲン配合剤（LEP剤）」と呼ぶ。また，排卵が抑制されるため，機能性卵巣嚢胞，良性卵巣腫瘍の発生リスクも有意に低下する。さらに，子宮体癌，卵巣癌のリスク低減作用があるが，これはOC服用中止後も10年にわたり持続する[5]。

OC処方時には，飲み方と飲み忘れ時の対応，併用薬の注意，VTEを疑う症状の出現時には速やかに服用を中止して受診すること等を説明し，定期的にフォローアップする。処方にあたっては日本産科婦人科学会編「低用量経口避妊薬の使用に関するガイドライン（改訂版）」（2005年）[5]を参照されたい。また，日本産科婦人科学会より低用量経口避妊薬（OC），低用量エストロゲン・プロゲストーゲン配合剤（LEP）の使用指針が近々発表される予定である（2015年現在）。

（イ）子宮内避妊用具（intrauterine contraceptive device：IUD）

従来用いられてきた何も添加されていないIUD以外に，銅付加IUD（1999年発売）と，薬剤付加IUDによる子宮内避妊システム（intrauterine system：IUS）（2007年発売）がある。いずれも従来のものより避妊効果に優れており，一度挿入すれば年単位の避妊が可能で，抜去により妊娠可能な状態に戻る。出産経験があれば挿入が容易であるが，出産経験がなくとも使用可能である。挿入は妊娠時期を避けるため，月経開始後7日以内に行う。合併症や副作用として，脱出，不正出血，子宮内感染のリスクがある。

(1) 銅付加IUD（製品名：マルチロード® CU250R：2年間，ノバT®380：5年間）

銅イオンがIUDから放出され，避妊効果を高めている。銅アレルギー，銅代謝異常（Wilson病）がある人は使用できない。

(2) 黄体ホルモン付加IUD（IUS）（製剤名：ミレーナ®52mg：5年間）

ミレーナ®には，合成黄体ホルモンであるレボノルゲストレル（LNG）が添加されており，子宮内で徐放性に作用する。LNGには子宮内膜の増殖抑制作用があり，月経量が減り，月経痛が軽くなるため，過多月経および月経困難症に対して2014年から保険適用となった。子宮内膜症や子宮腺筋症等の改善効果，子宮体癌予防効果がある。出血量が減り，約2割の人で月経が起こらなくなる。LNGは子宮内膜に直接作用するため，OCと比べて全身性の副作用は少ない。

（ウ）避妊手術（精管結紮，卵管結紮）

結紮手術による避妊効果は不可逆的であるため，今後の挙児希望について十分に考慮した上で決定する必要がある。卵管結紮は帝王切開時に同時に，あるいは腹腔鏡下または経腟的に行われる。いずれも自由診療となる。

（エ）バリア法

男性用コンドームの妊娠予防効果は，表1にあるように一般的な使用で85％と高くはなく，「妊娠したらそれでも構わない」という場合の選択となる。主に，男性用コンドームは性行為感染症予防を目的として使用を勧め，避妊のためには他の方法を併用することを勧める（二重防御：dual protection）。バリア法には他に，女性用コンドームやペッサリーがあるが，避妊

効果は男性コンドームより低い．

（オ）緊急避妊法（emergency contraception：EC）

避妊に失敗した場合，レイプ被害に遭った場合などに緊急的に用いる避妊法である．日本では，レボノルゲストレル（LNG）（商品名：ノルレボ錠0.75mg）が2011年にようやく発売となった．これを性行為後72時間以内（遅くとも120時間以内）に，1.5mg（2錠）1回のみ服用することで，緊急避妊を行わない場合と比べて妊娠を阻止する効果が84％（実際の妊娠率は1.4％）であったと報告されている[6]．これまでは中用量ピルを12時間間隔で2回服用する用いる方法（Yuzpe法）が用いられてきたが，エチニルエストラジオールを高用量含むため，悪心・嘔吐などの副作用の問題があった．LNG単剤ではそのような副作用は少なく，かつ，服用が簡便で，Yuzpe法より妊娠阻止効果も優れている．

また，銅付加IUDも緊急避妊目的で用いられる．5日（120時間）以内に装着することにより，99％の妊娠阻止効果がある[6]．

緊急避妊法は，やむを得ない場合にのみ使用するものであり，普段の避妊法として用いることは勧められない．緊急避妊を使用しなければならない状況があった場合，それ以降はOCやIUD／IUSなど，確実な避妊法を普段より用いることを強く勧める．

（カ）日本では未認可の避妊法

2015年現在，日本では未認可であるが，OCに代わる徐放剤として，卵胞ホルモン・黄体ホルモン合剤の貼付薬，腟リング，注射薬がある．貼付薬（OrthoEvra®）は1週ごとに3回貼り替え，リング（NuvaRing）は3週間装着し，いずれも1週間休薬する．避妊効果はOCと同様，完璧な使用で99.7％である．また，黄体ホルモン単剤では，3ヶ月ごとに投与する注射薬（Depo-Provera®）や，3年効果が持続する埋め込み型の徐放剤（インプラント：Implanon®）がある．ホルモンの変動による不正出血が見られる．また，この10年ほどの間に，卵管結紮手術に代わる卵管閉塞法が開発され，欧米での利用が増えている．2002年に米国食品医薬品局（FDA）で認可されたEssure™は，38mmのマイクロコイルを子宮腔内から両側の卵管開口部に挿入し，同部位に繊維性瘢痕による癒着を生じさせ，卵管を閉塞するものである．外来で子宮鏡下に実施することができるという簡便さと99.8％で永久的な避妊効果が得られることから，従来の手術に比べてメリットがあり，海外では今後使用が増える可能性がある．

3．診療のアルゴリズム

OCは，海外と比べて日本人女性の間ではまだあまり普及していない．背景には，避妊のために薬を飲む事への抵抗やホルモン剤に対するネガティブなイメージがある．若年者では毎日服薬を続けることができるかどうかも考慮する．簡便さでは，IUD／IUSが候補に挙がり，出産経験がある人で用いられやすい．この場合，一度にかかる費用負担（製剤により3〜8万円）が問題となる．年齢がある程度高くなり，今後一切妊娠を望まないという場合は，避妊手術も考慮されるが，万が一，将来子供がほしくなる可能性について十分な検討が必要である．どの避妊法であっても，選択するのはそれを用いる本人であり，本人の決断を尊重する必要がある．使用を開始した後は，適切に使用できているか，副作用等の問題がないかをフォローアップする．

文献

1）厚生労働省．平成25年度衛生行政報告例，母体保護関係．2014．
2）厚生労働省．平成25年（2013）人口動態統計（確定数）の概況．2014．
3）杵淵恵美子ほか．医師を対象とした人工妊娠中絶の医療実態調査．母性衛生．2011, 52巻3号 p.299．
4）World Health Organization. Medical eligibility criteria for contraceptive use, fourth edition. 2009, World Health Organization.
5）日本産科婦人科学会編．低用量経口避妊薬の使用に関するガイドライン（改訂版）．2005．
6）日本産科婦人科学会編．緊急避妊法の適正使用に関する指針．2011．

Primary Care Review
性器出血

井上　真智子

【要旨】
　性器出血の中で，月経や分娩に関連するもの以外は不正出血であり，原因の検索が必要である．約9割は機能性子宮出血であるが，腫瘍や炎症等の器質的疾患や出血性素因の除外が必要である．出血量が多い場合，QOL低下や鉄欠乏性貧血の原因となるため，薬物的あるいは外科的マネジメントを要する．思春期で最も多いのは無排卵周期による機能性出血で，高齢者で最も多いのは萎縮性腟炎による出血である．

Keywords：
　不正性器出血，過多月経，機能性子宮出血，無排卵月経，萎縮性腟炎

1. 背景

　性器出血には，月経，分娩，産褥期に見られる生理的出血と，それ以外の不正性器出血がある．性器出血は11～13％の女性にみられ，年齢とともに頻度が上昇する．36～40才の女性では24％にみられると報告される[1]．QOLに影響する不正性器出血がみられるのは，思春期で月経周期が確立するまでの時期と，閉経前の時期である．不正性器出血の原因は，大きく分けて，妊娠に関連するもの，腫瘍，炎症，外傷，機能性，薬剤性などがある．出血の原因の鑑別を行い，それに応じたマネジメントを行う．

■月経と月経異常について

　正常な月経の出血と，それ以外の出血を鑑別するため，まず月経について正しく知る必要がある．初経は，第二次性徴において，乳房の発育が始まった後，2,3年後にみられる．日本人の初経は小学校6年生にピークがあり，平均年齢は，12.2±1.3歳（大阪大学大学院人間科学研究科第12回全国初潮調査より）である．初経の後，2,3年は，視床下部—下垂体—卵巣系が未発達のため，無排卵周期となり，月経は不規則となる．次第に，排卵周期が確立し，規則的に月経がくるようになる．日本産科婦人科学会では，月経を「通常，約1ヶ月間隔で起こり，限られた日数で自然に止まる子宮内膜からの周期的出血」と定義し，これらの条件を満たさない場合は不正性器出血ととらえる．定義上は，月経周期は25～38日で，出血の持続日数は3～7日，経血量は20-140mlとされているが，最も頻度が高いのは，周期28～30日，持続日数は5日である．出血量は1,2日目に多く，始めは鮮やかな赤色であるのに対し，3日目以降は減少し始め，暗い赤から茶褐色へと変化する．凝血塊がみられることが多いのは2日目である．3日目以降になっても量が減少せずに1,2日目と同様の出血量であれば，月経量は過多と判断され，貧血の原因となる[2]．欧米では経血量は80mlを超えた場合に過多月経と定義されている[1,3]．

　日本では，これらに当てはまらない月経を，過多月経／過少月経，過長月経／過短月経，頻発月経／稀発月経と呼ぶ．ちなみに，英語では，月経周期は整だが，月経の量が多く，長引く場合を menorrhagia，月経でない時期に不定期に出血が起きる場合を metrorrhagia，不定期に多量の出血がある場合を menometrorrhagia と呼ぶ[3]．

　機能性子宮出血とは，子宮内膜の脱落による出血で，器質的疾患がなく，ホルモン系の調節異常による場合をさす．器質的な疾患があるのは不正出血の中でも10％以下であるが，機能性子宮出血と診断するためには，それらを除外する必要がある．

2. 推奨項目とエビデンス

　産婦人科診療ガイドライン—婦人科外来編

2014（日本産科婦人科学会，日本産婦人科医会）[4]の「不正性器出血で受診した性成熟期女性の診察上の留意点は？（CQ305）」によれば，以下 1)～4)のいずれも A(実施することを強く勧める)となっている．
1) 問診と診察による系統的な鑑別診断を行う．
2) 妊娠の可能性を念頭に問診・検査を行う．
3) 悪性腫瘍が疑われるときは，細胞診や組織検査を行う．
4) 妊娠と器質的疾患が除外された場合に，機能性子宮出血と診断する．

■不正性器出血の原因
不正性器出血の原因は大きく分けて，表1のように分類される[3]．以下，原因となりうる疾患，病態について記す．
　1) 妊娠
妊娠初期の不正出血は流産，奇胎以外に，異所性妊娠（子宮外妊娠）との鑑別が重要である．前置胎盤，低置胎盤，常位胎盤早期剥離などが，中期～後期の出血の原因となりうる．また産褥期の不正出血は，卵膜や胎盤遺残などが原因となる．
　2) 性器外からの出血（肛門，尿道）
出血の訴えがあった場合に，性器なのかその他の部位からなのかの鑑別が必要である．
　3) 生殖器の炎症，腫瘍，外傷：子宮体部，子宮頚部，腟・外陰のどの部位からの出血であるかを見極める．
　1．炎症
子宮体部であれば，子宮内膜炎，子宮留膿腫，子宮頚部は子宮頚管炎，腟や外陰には腟炎，外陰炎，異物による感染等で出血することがある．骨盤腹膜炎でも出血を伴うことがある．
　2．腫瘍
子宮体部では，子宮内膜ポリープ，子宮筋腫，子宮内膜増殖症，子宮体癌，絨毛癌，子宮肉腫などが，子宮頚部では子宮頚管ポリープ，子宮頚癌があり，腟・外陰からの出血には，腟癌，外陰癌，パジェット病などがありうる．
　3．外傷
子宮体部には IUD や子宮内容掻爬術後（人工妊娠中絶や流産手術）の出血がある．子宮頚部はびらんや円錐切除後の出血，腟や外陰では虐待や異物等による裂創，挫創などがある．
　4) 全身的な出血傾向をきたす状態
過多月経をおこす出血性素因のうち最も多いのは von Willebrand 病である．von Willebrand 病は，欧米では，一般人口の約1％にみられるのに対し，過多月経のある女性では約10～13％に存在する[1,5]と言われるが，日本では診断されていないケースが多く，過多月経の患者における有病率は不明である．
　5) 薬剤性
抗凝固薬，向精神薬，抗潰瘍薬，経口避妊薬などが不正出血の原因となりうる．向精神薬と抗潰瘍薬は，高プロラクチン血症を起こすことで月経不順にもつながりうる．経口避妊薬の，開始後2,3ヶ月の時期には少量の不正出血がみられることが多いが，服用を続けると次第にみられなくなる．
　6) 機能性子宮出血（内分泌性を含む），排卵にともなう中間期出血
正常な月経のようにみえても，正常な周期に起きる一連の変化（卵胞の発育，排卵，黄体の形成，子宮内膜の脱落）が起きていない場合があり，それらを非生理的月経周期と呼ぶ．非生理的月経周期には，無排卵月経周期と黄体機能不全がある．無排卵月経〔頻発月経〕の場合，ストレス等の要因以外に，多嚢胞卵巣症候群，高プロラクチン血症，甲状腺機能異常などがある．機能性出血の中で生理的によくみられるのは，排卵の時期に起こる中間期（排卵期）出血である．排卵に伴うホルモン変動により一過性に少量の出血が2,3日間あり，自然に止まる．
以下，鑑別診断のためのステップに沿って，概説する．

表1　不正出血の原因となる病態
1)妊娠
2)性器外からの出血（肛門，尿道）
3)生殖器の炎症，腫瘍，外傷
4)全身的な出血傾向をきたす状態
5)薬剤性
6)機能性子宮出血

■病歴聴取[3]

出血の部位，量，持続期間，下腹痛などの随伴症状，出血性素因の家族歴，薬剤服用歴，既往歴，その他以下について尋ねる．

・出血量

どっと血液が流れ出るような大量の出血がある，塊が出る，通常の生理用品で間に合わないなどがないか尋ねる．

・出血パターン

出血の持続日数，月経の前後や，月経周期のどの時期にみられるのか，性行為や腹圧をかける動作との関連を尋ねる．性行為後や腹圧による出血の場合，機能性出血は考えにくく，子宮頸部の炎症や腫瘍が考えられる．排卵時期に限定される少量の出血は，中間期（排卵期）出血が考えられる．

・他の全身性疾患，貧血の既往
・出血性素因の既往，家族歴
・これまでの子宮，附属器の疾患，人工妊娠中絶や子宮内搔爬術の既往
・薬剤服用歴（市販薬も含む），経口避妊薬の服用，飲み忘れがなかったか
・月経歴：初経，月経周期日数，持続日数，月経周期が整であった周期について

初経が遅かった場合，思春期の無排卵周期による不正出血がみられる時期が長く続く[3]．

・甲状腺機能低下症の症状や既往
・性行為歴，性行為感染症の罹患歴，性器の外傷
・食事，運動習慣

摂食障害や身体活動の負荷による月経異常がある．

・違法薬物や心理社会的ストレス

ストレスは無月経や機能性子宮出血と関連がある[2]．

■身体診察

バイタルサイン，貧血の有無，腹部の診察を行う．外陰，尿道，肛門周囲の視診，直腸診により，出血の部位が性器か性器外（尿道，肛門）なのかを確認する．性器の場合，子宮頸部・腟部の観察，骨盤内診察を行う（ただし，性行為歴のない女性は除く）．子宮頸管ポリープは視診にて確認できる．萎縮性腟炎では，腟粘膜の発赤・菲薄化とoozingがみられる．内診により，子宮頸部の可動痛がみられれば，子宮頸管炎，子宮や附属器の圧痛があれば骨盤腹膜炎（PID）や卵巣出血が考えられる．

■検査

月経や多量の出血が続く場合は，血算で鉄欠乏性貧血の有無や，血小板数をみる．出血性素因の家族歴や本人の既往から凝固系の異常が疑われ，性器出血が多量の場合には，出血時間，PT，APTT等も評価する[5,6]．von Willebrand病では，血小板数正常，出血時間延長，PT正常，APTT延長がみられる．

妊娠の可能性が完全に否定できない場合は，妊娠反応検査を行い，妊娠に伴う出血かそうでないのかを判断する．子宮頸癌，子宮体癌の除外のため，子宮頸部や内膜の細胞診，組織検査を行う．経腟超音波にて，子宮内膜の肥厚（子宮内膜増殖症，子宮内膜癌の兆候），子宮内膜ポリープ，粘膜下筋腫，その他の部位の子宮筋腫，子宮腺筋症，卵巣腫瘍，骨盤内の液体貯留（PIDや卵巣出血，異所性妊娠を考慮する）がないかを確認する．

子宮腟部びらんからの出血は，子宮頸癌以外に，子宮頸管炎やクラミジア等の感染症が考えられるため，腟分泌物の検鏡，培養，クラミジア・トラコマチス，淋菌のPCR検査を行う．

上記検査にて，器質的な疾患の存在が除外されたときに，機能性子宮出血と診断できる．

3．診療フローチャート

診療フローチャートを図1に示す．診断に応じて，出血の治療，マネジメントを行う．

■ライフステージごとに考慮すべき疾患[7]

思春期，性成熟期，更年期（閉経前）の時期にみられる不正性器出血については，上述のように月経や妊娠との関連をふまえて診断を行っていくが，月経のない幼児期と老年期では考慮すべき疾患が異なる（表2）．幼児期では，大腸菌による帯下と腟炎が多く，出血を伴う場合もある．異物や性的虐待の可能性も考慮する必要がある．老

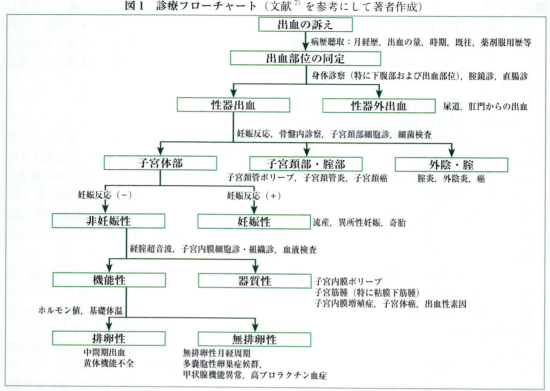

図1 診療フローチャート（文献7)を参考にして著者作成）

年期では，エストロゲン分泌の減少により，腟内の乳酸桿菌による自浄作用が低下し，腟分泌物の減少，腟粘膜の菲薄化，蒼白がみられ，出血しやすくなった萎縮性腟炎の状態となる．毛などの異物も炎症の原因となりうる．

■機能性子宮出血のマネジメント

周期的な不正出血がある場合は，NSAIDsやトラネキサム酸など非ホルモン剤により，出血量を減らすことが可能である．

避妊を希望する女性では，経口避妊薬（OC）や黄体ホルモン付加子宮内避妊システム（IUS）が，出血量を減少させるのに最も適しており[6]．50～85％の減少がみられる．特に，黄体ホルモン付加IUSは，過多月経に対して後述する子宮内膜焼灼術（アブレーション）と同等の効果があるため，外科的侵襲を加える前に検討する価値がある．

ダナゾールやGnRhアゴニストは，出血量を減少させる効果はあるが，副作用のため長期使用に適さない（GnRhアゴニストは6ヶ月以内）[6]．

薬物治療で効果が十分にみられない，あるいは，副作用や併存疾患などから薬物治療が適さない場合は，外科的治療として，子宮内膜焼灼術を考慮する[8]．ただし，これは異形子宮内膜増殖症，子宮体癌，妊孕性温存を望む女性には施行できない．閉経が近く，それまでの間は出血量をコントロールしたいが，子宮摘出は行いたくない場合に適している．2012年4月より日本でもマイクロ波による子宮内膜焼灼術（microwave endometrial ablation：MEA）が保険適用となり，低侵襲で高い効果が得られる手術が行われるようになった．これは子宮筋腫や子宮腺筋症がある場合も適応となる．子宮内膜焼灼を行っても，過多月経が再発する場合があり，6～20％で後に子宮摘出を行うことがあると報告されている[8]．この他，子宮粘膜下筋腫による過多月経は，子宮鏡下筋腫摘出術が行われる[6]．

これらいずれの手段でも出血のコントロールが難しい場合は，最終的に子宮摘出が行われることになる．

表2　ライフステージごとに考慮すべき原因・病態

時　期	原因・病態
幼児期	腟内の感染（大腸菌，異物など），外傷，性的虐待，思春期早発，ホルモン産生腫瘍
思春期	多くは機能性出血（無排卵性），多量出血であれば出血性素因を考慮
性成熟期	妊娠に関連するもの，機能性出血，子宮頚管・内膜ポリープ，子宮筋腫，子宮頚癌・体癌，性行為感染症，経口避妊薬，薬剤性，卵巣出血など
更年期	機能性出血（無排卵性），子宮筋腫（粘膜下筋腫），子宮頚癌・体癌，子宮頚管・内膜ポリープなど
老年期	萎縮性腟炎，子宮体癌，外陰癌など

文献

1) Marret, H., et al. Clinical practice guidelines on men-orrhagia : management of abnormal uterine bleeding before menopause. Eur J Obstet Gynecol Reprod Biol. 2010, 152 : 133-137.

2) 松本清一監修．月経らくらく講座，文光堂，2004.

3) Benjamins, L.J. Practice guideline : Evaluation and management of abnormal vaginal bleeding in adoles-cents. J Pediatr Health Care. 2009, 23 : 189-193.

4) 日本産科婦人科学会，日本産婦人科医会．産婦人科診療ガイドライン―婦人科外来編，2014, p. 121-122.
http://www.jsog.or.jp/activity/pdf/gl_fujinka_2014.pdf

5) Munro, M.G., et al. Abnormal uterine bleeding and underlying hemostatic disorders : report of a con-sensus process. Fertil Steril. 2005, 84 : 1335-1337.

6) Singh, S., et al. SOGC Clinical Practice Guideline. Ab-normal uterine bleeding in premenopausal women. J Obstet Gynaecol Can. 2013, 35 : 473-479.

7) 久布白兼行．第3章-1．不正性器出血．臨床医が知っておきたい女性の診かたのエッセンス，荒木葉子編集，医学書院，2007, p. 50-51.

8) Practice Committee of American Society for Repro-ductive Medicine. Indications and options for endo-metrial ablation. Fertil Steril. 2008, 90 : S236-240.

CASE
糖尿病

毛利 貴子

> 以前から健診のたびに高血糖が指摘されていた52歳男性．今年の健診でHbA1cが6.8%（昨年は6.0%）となったため受診．営業職だが，定期的な運動習慣はなく，夕食も週3回は外食となってしまう．喫煙も1日20本を30年以上続いている．体重も30代の頃から20kg以上増えて現在のBMIは29である．

小嶋 食事指導の実際ですが，うちは有床診療所で管理栄養士がいます．正直これができない診療所がほとんどでしょう．

井上 前の診療所では月に2回来てもらっていました．

小嶋 自分で実際医師として食事指導をすることはありましたか？

井上 はい，患者さんに，どういう食事をしているか具体的に内容や量を聞いて，どうしたらよいか一緒に考え，アドバイスすることは多いです．「朝はどんなものを食べますか，お昼は何を食べますか」などとできるだけ具体的に聞き，量や1日のバランスを把握します．できれば，携帯カメラで1週間の食事を撮ってきてもらったりすると，栄養の専門家でなくともポイントがわかります．

小嶋 写真を撮るのはいいですね．私は離島診療所勤務時代，栄養指導をやってくれる人がいないので，糖尿病の薬は出すけれども，食事指導は何もできず，学んだこともなかったことに自分自身愕然としました．本村先生はどのようにして食事指導を学んだのですか？

本村 私は作るのが好きですし，カロリー計算は自分で気にしながらします．

小嶋 なるほど！自分で料理をつくる人は攻めやすいですね．

本村 全部の単位数の話をするのは時間が足りないので，好きな食べ物を聞いて，それが何キロカロリーかを言って，それをこれだけ減らすとこうなると話します．たとえばはるさめは，カロリーは低いが糖質は高いとか．

小嶋 農村だと時期的に，冬だと芋，カボチャがたくさんあり，食べきらないといけないので，収穫時期と連動して炭水化物が一気に増える．これがHbA1cにも反映します．これは運動習慣とも連動します．どれほど言っても，もったいないから，食べないわけにはいかないと言われます．

本村 しかしファストフード全盛です．表示があるのでカロリーの話はしやすいですが．

小嶋 私が外来で困ったのは聾唖の人です．義務教育の部分の問題なのか，カロリーという概念を理解していなかったり，本を読んでも文字情報と手話の情報が別の認識系統になっていて，読ませただけでは理解してもらえないことがわかりました．聾唖の人以外にもカロリーという概念そのものが理解できない人がいるかもしれません．

井上 数字の計算はヘルス・リテラシーの関わる範囲ですが，数字が出ただけでもう理解できていないことがあります．薬をいつ何錠飲むかというのも実は高度なリテラシーを要するマネジメントなのです．炭水化物とタンパク質の違いも知らない，理解できないことがあります．タンパク質を含む食事とは何なのかも，具体的に説明する必要がありますね．教育格差によるリテラシーの格差は今後，増えるのではないでしょうか？

小嶋 家庭科の授業で習うはずですよね．栄養については教科書に出ています．糖質制限や，運動時に何g蛋白を摂れというのは，自分がやっているから詳しく患者さんに言うのです．

井上 食べ物に対して非常に知識がある人と，まったくない人とがいます．

本村 高齢独居だと，自分の健康のために料理を作るというのは難しいですね．また経済的な

理由があって，切り詰めた生活をしている人ほどインスタントラーメンを買い込んでいて，これだけで済むと言われたりします．

小嶋 米国人が貧乏でも太っているのを見て，どうしてだろうと不思議に思いましたが，「安いものしか買えないからだ」と言っていました．

井上 food ticket というのがありますね．

小嶋 米国の生活保護は保護費の代わりに，お金でなく現物給付なのです．そういう地域や親に育てられてしまうと，食べ物に関する概念として healthy diet という概念を持たずに成長してしまうこどもたちがいて，日本とは違います．

■運動療法のエビデンスが出ています

小嶋 このレビューでは運動療法の研究成果も紹介されています．運動習慣が身につくということは大きな人生の変化です．ランニングなど負荷の強い運動を取り入れる前の評価はですが，少し敷居を下げてトレッドミルなどを実施する良い機会ではないでしょうか．心拍数を指標にした運動強度の目安が示されていますが，ハートレートモニターなどの購入をお勧めするのもよいでしょう．

■血糖コントロールの目標

小嶋 低ければいいとは必ずしも言えません．この人は元気でいてほしいと思うと，治療が強まるし，高齢で悠々自適にしてほしいのであまり厳しい思いをさせたくないと思う人には治療も弱まる．そういうわれわれの感覚がデータでサポートされてきました．

井上 少なくとも高齢者ではどうすべきかが明確になってほしいですね．

小嶋 ガイドラインはあるとしても，詳しくデータを読み込むと個別性が大事だったり，あまり厳格にはできないとデータを知れば知るほど思います．熊本宣言でHbA1cが7％と言ってくれてわかりやすかったですね．

■薬物療法は正攻法を教えたい

小嶋 昔よりもメトホルミンを使うことが増えました．エビデンスに基づいて安全第一という意味で，好ましい流れだと思います．最近の処方例でよく診るのはDPP4阻害薬とメトホルミンの組み合わせです．

本村 基本的にはビグアナイド薬で，うまくいかなければインスリンという併用です．

小嶋 DPP-4阻害薬の難しいところは，最終アウトカムがどうかです．たしかに血糖は下がるし，低血糖リスクも少ないようで，BOT（経口薬との併用療法）の前に使える薬剤があるのは患者さんにとってもよいとは言うものの，どこまで積極的にいくかはまだ難しい．DPP-4にいくくらいなら，早めに基礎分泌を上げるのか．

井上 若い人なら長期予後を考えたいところです．

小嶋 私は実際にDPP-4阻害薬を緩和ケアの患者さんに使用しています．使い勝手はいいのですが，出番は限られているように思います．やはりメトホルミンを優先します．

本村 周囲を見渡すと今は残念ながらＤＰＰ-4 firstの現状ですね．

小嶋 知りたいのは，死亡率が減るなどの患者主体のアウトカムです．市場に出て副作用などがわかってくれば，DPP-4 firstでもいいと思いますが，教育面からは正攻法を教えたくなります．

本村 一時期，アクトスが入っているケースが目につきましたが，今は減っていますね．

小嶋 薬剤は少しでもネガティブなデータが出ると市場から撤退するのをみると，どれほどわれわれが踊らされているかがわかります．とくに薬物療法がテーマとなりやすい糖尿病では，敏感にならざるをえません．

井上 日本のガイドラインはどうですか？

小嶋 このレビューに書いてある通り，特徴を捕まえて早期にメトホルミンを開始するというのが最初言われましたが，2012年度ガイドラインでは個別化しようとなりました．

本村 個別にやっていくと，安価で，副作用が少なくて，低血糖リスクも少なくて，というのに流れます．個別化を考えてもメトホルミンはよい薬と思っています．

小嶋 ガイドラインも，難しいと思うのは，第

一人者の方々が作るものだし，ある程度ニュートラルと思う反面，市場の影響も反映されているものもあるようです．正論を言う人たちが，正論を振りかざすだけの人にならない世の中にしたいものです．少なくとも教育機関，研修機関では正論を教えるべきでしょう．
井上 日本の総合診療医が正しく利用できるガイドラインが必要になりますね．これだけ糖尿病患者がたくさんいて，それを診ている人たちの診療がばらばらであることが問題です．
小嶋 ガイドラインまでならなくても，学会誌のレビューおよびその書籍化である本書が，何らかの手引きになればいいと思います．

■健康へのチームアプローチが重要である
井上 インスリンですが，最近は外来で導入するようになってきて，患者さんもそれほど抵抗はありません．
小嶋 それより血糖自己測定で指先を刺すほうが痛かったとか．
井上 インスリンというのが怖いイメージだったが，実際やってみるとそうでもないと．ランタス1回など受け入れられやすい気がします．
小嶋 看護師中心の糖尿病サポートグループに参加しました．それは患者さん自身がエンパワーしていくグループで，そこではインスリンが痛くないとかが語られています．医師が言うよりも信用性が高いのです．これこそが糖尿病のいいネットワークです．
井上 そういう場はリテラシー教育にもなります．医師と患者が1対1でとりくむことの限界は大いにあります．
小嶋 自分が病気を持っていることが誰かのためになるというのは非常に大きな力となるのです．これこそ健康のチームアプローチです．毛利先生のこのレビューの末尾の文章は，それを示してくれていてよかったと思います．

Primary Care Review
2型糖尿病の治療

毛利　貴子
山本　壽一

【要旨】
　2型糖尿病の治療は，食事療法と運動療法が基本で，病態に応じた最適な薬剤の選択を推奨されている．合併症予防のための血糖コントロールの目標はHbA1c7.0％未満である．患者の自己管理行動を促進するため，患者の準備状態を確認し，チームでアプローチする方法もある．

Keywords：
　食事療法，運動療法，病態に応じた薬物療法，患者の準備状態の確認，チームアプローチ

はじめに

　インスリン作用不足による慢性の高血糖を主徴とする代謝症候群である糖尿病のうち，2型糖尿病は，インスリン分泌低下やインスリン抵抗性をきたす素因を含む複数の遺伝因子に，過食（特に高脂肪食），運動不足，肥満，ストレスなどの環境因子及び加齢が加わり発症するといわれている[1-a]．したがって，その治療の目標は，環境因子の調整を含めた良好な代謝状態の維持により，糖尿病細小血管合併症および動脈硬化性疾患の発症，進展の阻止により，健康な人と変わらない日常生活の質（QOL）の維持，健康な人と変わらない寿命の確保にある[1-b]．

エビデンスに基づく推奨項目

■治療の中心は食事療法，運動療法，患者教育

　インスリン非依存状態では，自覚症状が乏しいため通院が中断しがちで，病態の把握が検査値を中心に行われることの理解を含め，食事療法，運動療法，生活習慣改善に向けての患者教育が大変重要である[1-b]．
　インスリン抵抗性というのは，必要以上にグルコースが取り込まれることによって細胞自体が障害されるのを防いでいるということであり，2型糖尿病を発病する人たちは，その人の運動に見合った食の摂取ではないということである．したがって，糖尿病の予防や治療は，代謝と運動が見合うようにすることが大事であり，そのために2型糖尿病では食事療法や運動療法が基本となる[2]．

■食事療法

　治療の基本となるもので，食事療法の実践により血糖コントロール状態が改善する[3,4]．エネルギー摂取量は標準体重×身体活動量で算出される[1-c]．
　低炭水化物食の体重減少効果の報告もあるが，2013年3月に出された日本人の糖尿病の食事療法に関する日本糖尿病学会の提言[A]では，糖尿病における三大栄養素の推奨摂取比率は，一般的には，炭水化物50～60％エネルギー（150g／日以上），たんぱく質20％エネルギー以下を目安とし（標準体重1kgあたり成人の場合1.0～1.2g（1日約50～80g[1-c]），残りを脂質とすることを推奨[A]されていて，食物繊維が豊富な食物を選択することが望ましい[1-c]．

■運動療法

　有酸素運動とレジスタンス運動はともに血糖コントロールに有効であり，有酸素運動群では対象と比較し−0.73％のHbA1cの改善が見られている[5]．8週間以上の運動療法を行った研究のメタアナリシスでも，有意な体重減少がなくとも，HbA1cは有意に改善（約−0.6％）していて[6,7]，20か国対象に行われたADVANCE studyでも，適度な強さの運動で，心血管イベントや細小血管合併症，死亡のリスクが低下していた[8]．
　日本では，最大酸素摂取量の50％前後の運動が推奨され，運動時の心拍数によってその程度を判定する．50歳未満では100～120拍／分，50歳以降は100拍／分以内に留め，自覚的な運

図1 2型糖尿病；インスリン非依存状態の治療[1-b)]

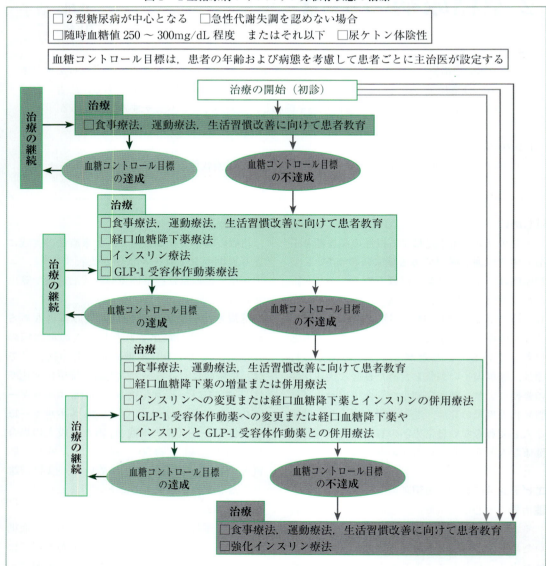

動強度は「楽である」または「ややきつい」程度とする．特に，運動療法を禁止あるいは，制限した方が良い場合があるので，指導前にメディカルチェックを要する（特に，無症候性心筋虚血には注意が必要）．必要時各専門医の意見を求めながら設定し，各種薬物療法使用時の運動誘発性の低血糖には十分な配慮が必要である[1-d)]．

■血糖コントロールの目標

細小血管予防や進展抑制のための基準とされており，わが国からは，KUMAMOTO study[9)] において，HbA1c（JDS）が6.5％未満，HbA1c（NGSP）6.9％未満であれば細小血管合併症の出現する可能性が少ないことが報告されているが，合併症予防のための血糖コントロールの目標は2013年5月熊本宣言より改定され（図2[1-b)]を参照），諸外国による目標値なども考慮してHbA1c（NGSP）7.0％未満となっている（注：2014年4月1日をもってHbA1cの表記をすべてNGSP値のみとし，JDSの併記は行わない．）．対応する血糖値としては，空腹時130mg/dl未満，食後2時間血糖値180mg/dl未満をおおよその目安としてある．

表1 経口血糖降下薬一覧

経口血糖降下薬(OHA)一覧 (妊婦には禁)	一般名	商品名 (主なもの)	含有量 (mg)	1日使用量mg (最大投与量)	体重 a)	低血糖 b)	注意点
インスリン分泌促進薬 スルホニル尿素(SU)薬	トルブタミド	ラスチノン	500	250～1500 (2000)	+	+	一次無効，二次無効に注意
	グリベンクラミド	オイグルコン ダオニール	1.25 2.5	1.25～7.5 (10)			肝・腎障害のある患者および高齢者の遷延性低血糖に注意
	グリクラジド	グリミクロン グリミクロンHA	40 20	20～120 (160)			
	グリメピリド	アマリール アマリールOD	0.5 1 3	0.5～4 (6)			
速効型インスリン分泌促進薬	ナテグリニド	スターシス ファスティック	30 90	180～270 (360)	−	+	肝・腎障害のある患者および高齢者の遷延性低血糖に注意 必ず食直前に投与 SU薬との併用禁 ナテグリニドは重篤な腎障害に禁
	ミチグリニドカルシウム水和物	グルファスト	5 10	15-30			
	レパグリニド	シュアポスト	0.25 0.5	0.75～1.5 (3)			
α-グルコシダーゼ阻害薬	アカルボース	グルコバイ グルコバイOD	50 100	150～300	−	−	低血糖の際(通常併用療法の場合のみ)は，ショ糖でなく，ブドウ糖を要する 鼓腸，腹痛，下痢あり，最初の6か月は月一回の肝機能検査要
	ボグリボース	ベイスン ベイスンOD	0.2 0.3	0.6～0.9			
	ミグリトール	セイブル	25 50 75	150～225			
ビグアナイド薬	メトホルミン塩酸塩	グリコラン メデット	250	500～750	−	−	肝・腎・心・肺機能・循環障害のある患者，脱水，大量飲酒者・栄養不良・下垂体・副腎機能不全者，手術前後，高齢者，インスリン絶対適応者には不可 発熱時・下痢など脱水の恐れのある時は休薬 血中Cr値男性1.3mg/dl，女性1.2mg/dl以上，75歳以上の新規投与は推奨されない ヨード造影剤使用前の2日前から2日後まで中止
		メトグルコ	250	500～1500 (2250)			
	ブホルミン塩酸塩	ジベトス ジベトンS	50	50～150			
チアゾリジン誘導体	ピオグリタゾン塩酸塩	アクトス アクトスOD	15 30	15～30 (45)	++	−	骨折・浮腫に注意 心不全患者，その既往者・膀胱癌患者には不可
選択的DPP-4阻害薬	シタグリプチンリン酸塩水和物	グラクティブ	12.5 25	50～100	−	−	SU薬に追加投与する場合はSU薬を減量 テネリグリプチン・リナグリプチン以外は腎機能悪化時用量に注意 ビルダグリプチンは重度の肝障害で禁
		ジャヌビア	50 100				
	ビルダグリプチン	エクア	50	50～100			
	アログリプチン安息香酸塩	ネシーナ	6.25 12.5 25	25			
	リナグリプチン	トラゼンタ	5	5			
	テネリグリプチン臭化水素塩酸水和物	テネリア	20	20～40			
	アナグリプチン	スイニー	100	200～400			
	サキサグリプチン	オングリザ	2.5 5	2.5～5			
SGLT2阻害薬	イプラグリフロジンL-プロリン	スーグラ	25 50	50	−	−	腎機能低下患者には効果減弱 尿路感染症・性器感染症(特に女性)に注意
	ダパグリフロジンプロピレングリコール水和物	フォシーガ	5 10	5～10			
	ルセオグリフロジン水和物	ルセフィ	2.5 5	2.5～5			
	トホグリフロジン水和物	アプルウェイ デベルザ	20	20			
配合錠	ピオグリタゾン塩酸塩/メトホルミン塩酸塩	メタクト配合錠LD メタクト配合錠HD	15・500 30・500	15・500 30・500			
	ピオグリタゾン塩酸塩/グリメピリド	ソニアス配合錠LD ソニアス配合錠HD	15・1 30・1	15・1 30・1			
	アログリプチン安息香酸塩/ピオグリタゾン塩酸塩	リオベル配合錠LD リオベル配合錠HD	25・15 25・30	25・15 25・30			
	ミチグリニドカルシウム水和物/ボグリボース	グルベス配合錠	10・0.2	10・0.2			

a)：増加：+，不変：−　　b) 単剤使用時に起こるもの：+，起こりにくいもの：−
日本糖尿病学会編　糖尿病治療ガイド2012−2013, 2014-2015, 文光堂，各薬剤添付文書，
日本糖尿病療養指導士認定機構編，糖尿病療養指導ガイドブック2013,
メディカルビュー社を参考に作成　2014年5月現在販売中のもの

図2 血糖コントロール目標[1-b]

目標	コントロール目標値[注4]		
	血糖正常化を目指す際の目標[注1]	合併症予防のための目標[注2]	治療強化が困難な際の目標[注3]
HbA1c（%）	6.0 未満	7.0 未満	8.0 未満

治療目標は年齢，罹病期間，臓器障害，低血糖の危険性，サポート体制などを考慮して個別に設定する．

注1）適切な食事療法や運動療法だけで達成可能な場合，または薬物療法中でも低血糖などの副作用なく達成可能な場合の目標とする．
注2）合併症予防の観点から HbA1c の目標値を 7% 未満とする．対応する血糖値としては，空腹時血糖値 130mg/dL 未満，食後2時間血糖値 180mg/dL 未満をおおよその目安とする．
注3）低血糖などの副作用，その他の理由で治療の強化が難しい場合の目標とする．
注4）いずれも成人に対しての目標値であり，また妊娠例は除くものとする．

■薬物療法

ADA/EASD のコンセンサスガイドラインでは，2009 年には，初期治療および追加治療に対するアルゴリズムが提唱され，2型糖尿病の診断と同時もしくは診断早期にメトホルミン開始を推奨したが，2012 年には「患者に合わせた治療の個別化」を提供することを柱とした Patient-Centered Approach が提唱された[10]．2014 年の改訂版でもその方針は継続されているが，メトホルミンによる一次治療で十分な HbA1c 低下が得られなかった場合の，インスリン以外の血糖降下薬2剤による2次治療の開始時期は3か月と変更された[11]．日本でも3か月間継続投与しても目標に達しない場合は，多剤との併用を含め，他の治療法を考慮することが推奨されている[1-e]．米国糖尿病患者の BMI の平均は約 30 であるのに対してわが国では約 24 で，日本人のインスリン抵抗性は，著明なものからほとんど見られないものまで幅広い分布を示し，膵β細胞からのインスリン分泌能は，欧米人と比べて2分の1以下であり[12]，可能な限り早期に膵機能回復を図ることが推奨される状況にあるため，2型糖尿病の病態やライフスタイルが異なる我が国では，病態に応じた最適な薬剤選択を推奨している[13-b]．（図1[1-b]）

肝糖新生を減少させ，インスリンの感受性を高める作用があり，糖尿病患者の死亡率を下げることを証明された唯一の薬剤である[14]メトホルミンには，最近のメタアナリシスによると，癌発症と癌死亡ともに 30% を超える有意なリスク低下を示した[15]という報告もある．ビグアナイド薬の他には，スルホニル尿素薬（SU）薬や，非 SU 薬の分泌促進薬（グリニド薬），α-グルコシダーゼ阻害薬，チアゾリジンなどがあり，DPP-4 阻害薬や GLP-1 受容体作動薬も出現し，併用可能な薬剤も異なるので十分注意が必要である．（表1・図3[1-b]）．Continuous glucose monitoring (持続血糖モニター：以下 CGM) 機器の登場により，ＳＵ薬使用時に予想外の夜間低血糖が確認されている．特に，DPP-4 阻害薬追加時や，高齢者へのＳＵ剤増量の際には，重症低血糖[17]に注意が必要である．ピオグリタゾン使用時には，他国の研究で膀胱癌の発症率が高いという結果から，日本でも膀胱癌治療中には投与を避けること，発症のリスクについての説明や，血尿，頻尿，排尿痛などの症状に注意し，定期的な尿検査などを実施するよう 2011 年に使用上の注意が改定された[16]．その他，複数の配合薬の登場によるアドヒアランスの向上も期待できそうである．また，近位尿細管でのブドウ糖再吸収を抑制する sodium-glucose co-transporter(SGLT) 2 阻害薬なども発売されている．

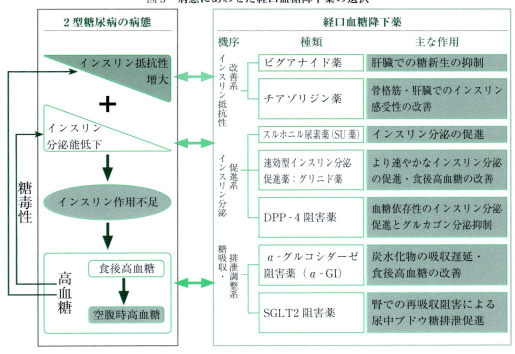

図3　病態にあわせた経口血糖降下薬の選択[1-b)]

■インスリン療法

　食事運動療法，経口血糖降下薬によって血糖コントロールの目標が達成されない場合，インスリン依存状態が疑われる場合（著しい高血糖，尿ケトン体陽性，脱水，意識障害の存在など）には速やかに行うことが望ましく，新規糖尿病患者の膵機能回復[18)]，高血糖による糖毒性の解除の目的でも使用される．持効型溶解製剤の導入によって実現した，経口薬との併用療法（BOT：basal supported oral therapy）は，インスリン基礎分泌を補充する薬剤として使用でき，夜間低血糖の軽減や血糖コントロールの改善効果が報告されている[19)]．持続時間が26時間を超える製剤（デグルデク）も登場した．2009年に発表されたグラルギンと癌との関連性については，いまだ結論付けることはできていない[13-c)]．血糖自己測定（SMBG）により，食事や運動に応じて自分でインスリン注射量を決められた範囲内で調節することも，より良い血糖コントロールを目指す一つの方法である（インスリン療法の実際については1-f参照）．妊娠を前提とする場合は専門医に相談する．

■インスリン以外の注射薬：GLP-1受容体作動薬

　DPP-4阻害薬と同様に血糖値に依存して食後のインスリン分泌を促進する．インスリン依存状態の症例には適さない．単独投与では低血糖のリスクは少ないが，単独投与可能であるのはリラグルチド（ビクトーザ）のみで，リキシセナチド（リスキミア）は，SU剤か，持効型溶解インスリンまたは，中間型インスリン製剤の使用で充分な効果が得られない場合に使用可能である．

　リラグルチド（ビクトーザ）は，2014年9月より，他の糖尿病薬（インスリンを含む）との併用も可能となった．エキセナチドはSU薬以外にビグアナイド，チアゾリジンとの併用も可能で，1日2回投与（バイエッタ）と週に1回（ビデュリオン）の投与が可能であるが，透析を含む重度腎障害の患者には禁忌である．SU薬との併用時には低血糖に注意し，SU薬の減量を検討する必要がある．胃腸障害発現の軽減のため，ビデュリオン以外は，低用量より投与開始し，用量の漸増を行う[1-f)]．急性膵炎の報告もあるので注意が必要である．

表2 血糖コントロール以外のコントロールの目標値[13-a]

BMI	22
血圧	130/80mmHg 未満（家庭血圧では 125/75mmHg）
血清脂質	
LDL コレステロール	冠動脈疾患（−）：120mg/dL 未満　　冠動脈疾患（＋）100mg/dL 未満
トリグリセライド	150mg/dL 未満
HDL コレステロール	40mg/dL 以上
non HDL コレステロール	冠動脈疾患（−）：150mg/dL 未満　　冠動脈疾患（＋）130mg/dL 未満

〔出典〕日本糖尿病学会編．科学的根拠に基づく糖尿病診療ガイドライン 2013．南江堂

■その他，心血管危険因子

　積極的なマネージメントも重要で，わが国での高血圧，高脂血症などのコントロール指標については，表2が推奨される．境界型でも食後高血糖は大血管症のリスクとなり，α-グルコシダーゼ阻害薬による食後高血糖の是正は，2型糖尿病患者の心血管イベントのリスクを下げる[20]．Mega Study[21] と JELIS(Japan EPA Lipid Intervention Study)[22] という日本人対象の心疾患予防試験からは，冠動脈疾患の一次予防にスタチンが有効であること，また，スタチンと EPA（eicosapentaenoic acid）製剤の併用は冠動脈疾患の2次予防に有用であるということが示唆されている．また，steno-2 study[23] によると，血糖コントロールが難しくても，行動科学による生活習慣の改善を図り，微量アルブミン尿に対して ACE 阻害薬の投与による血圧の管理や，薬物療法による脂質の厳格な管理が，細小血管合併症や心疾患の発症を半分に抑制できると言われている．

　アスピリン投与については，ハイリスク患者にアスピリンを投与することにより大血管イベント，心筋梗塞，脳卒中，心血管死は 20-30％減少し[24]，日本人対象の二次予防試験でも冠動脈疾患の発症抑制が認められている[25]．しかし，大血管合併症の一次予防試験 JPAD(Japanese Primary Prevention of Atherosclerosis with Aspirin for Diabetes)Trial では，アスピリン群は大血管イベントを20％抑制したが有意ではなく[26]，重篤な出血イベントがアスピリン群で多い傾向にあるため，現時点では，大血管症の既往のない2型糖尿病患者全例にアスピリンを投与することは推奨されない[13-d]．禁煙は推奨される[11]．

■細小血管合併症の評価と治療

　細小血管合併症の評価としては，網膜症の評価のための眼科受診は，診断確定後は少なくとも年に1回（病状や血糖コントロールにより頻回に行うこともある），腎症の早期発見のためには，厳格な血圧管理と，随時尿にて尿中アルブミン排泄量の測定を3〜6か月に1回，クレアチニンクレアランスも年1回，定期的に行うことが薦められる．微量アルブミン尿を呈する2型糖尿病患者に，降圧薬投与（特にACE阻害薬，アンギオテンシンⅡ受容体拮抗薬（ARB））による血圧コントロールは顕性腎症への進展を抑制し[27]，顕性腎症を呈している患者においても同剤の使用は腎機能の悪化を抑制する[28)29)]．神経障害のチェックのための足の診察は，足切断のリスクは白人に比してアジア人では約1/3と少ないが，足病変のリスクが高い患者（足切断や足潰瘍の既往，末梢神経障害合併，末梢動脈疾患合併，腎不全，透析，視力障害，コントロール不良）に対しては定期的に診察するべきである[30]．多発神経障害の自覚症状を改善し，神経機能悪化の抑制が報告されているのはアルドース還元酵素阻害薬（エパレルスタット）[31]である．有痛性神経障害には，急速な血糖改善により痛みを来たす「治療後神経障害」があり，長期間の血糖コントロール不良例では注意が必要である．有痛性神経障害には，プレガバリンやデュロキセチン塩酸塩，メキシレチン塩酸塩，カルバマゼピン，三環系抗うつ薬などを単独または併用使用する[1-g]．

図4 自己管理行動を促進する心理・行動学的方法

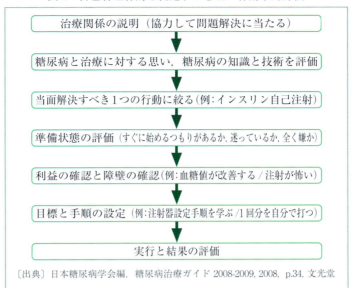

〔出典〕日本糖尿病学会編．糖尿病治療ガイド2008-2009, 2008, p.34, 文光堂

プライマリ・ケア医に求められる診療アプローチ

■患者アプローチのしかた

臨床的には，軽症で自覚症状がほとんどなく治療の必要性が自覚できない場合，もしくは，合併症発症にも関わらず治療行動を開始できない患者には，従来型の，医療従事者が治療を指示するタイプの方針では，患者自身の治療意欲をそぐことがある．糖尿病や糖尿病の治療に対して，燃えつきの状態である患者の存在を医療者側が認識することが大切である[32]．このような患者の自己管理を促進する心理，行動学的方法としては，図4が推奨される．準備状態の評価については，患者への介入の時期と方法を確認するために（多理論統合モデル[33] 図5参照），糖尿病変化ステージ分類表[34]を施行する方法もある．心理行動的介入法が有効であることが証明された試験は，DPP（Diabetes Prevention Program）[35]，Look AHEAD（Action for Health in Diabetes）[36]で，それぞれ強化生活習慣介入群で大きな成果を得ている[33]．患者を抱える環境を整えることは大変難しいが，患者自身の能力を最大限に引き出せるように職種間で連携のとれたチームによる対応が，教育の効果を増す[37]とされており，専門研修を受けた療養指導士の活用も有用[38][39]である．

また，長期間の自己管理が困難な患者に対し，エンパワーメントに基づくチームアプローチで，HbA1cのみならず，知識や健康観の改善をみた報告もある[40]が，実施の際には，医療者側の燃えつきにも十分な配慮を必要とする．

医療従事者の仕事は，患者にとって可能な選択肢とそれによる結果を理解でき，糖尿病とともにあることはどういうことかを考え，それをはっきり表現できるような，信頼と安心を感じられる関係を確保すること[41]である．また，医師自身の感情の問題により，患者への最大限の効果を発揮することがどのようなときに妨げられるかに気づき，それを理解することが必要である．人をケアするためには，人はまず自分自身をケアしなくてはならず，正しいバランスを見つけることは医療専門職の発達上の必要なタスクである[42]．

■糖尿病連携手帳の活用

具体的な外来でのフォローアップには，無料で配布される日本糖尿病協会の糖尿病連携手帳が改変され，大変有用である[43]．（表3）

図5 多理論統合モデル（変化ステージモデル）[33]

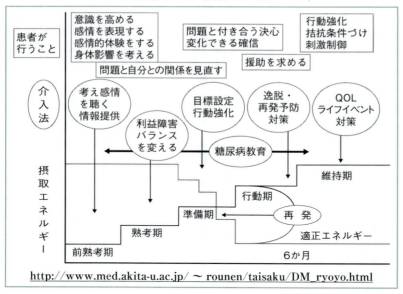

http://www.med.akita-u.ac.jp/~rounen/taisaku/DM_ryoyo.html

表3 糖尿病連携手帳[43]

文献

A) 日本糖尿病学会ホームページ http://www.jds.or.jp/ PRESS RELEASE

1) 日本糖尿病会編, 糖尿病治療ガイド 2014-2015, 文光堂, p8(1-a), p24-35 (1-b), p39-40 (1-c), p43-45(1-d), p46(1-e), p54-66(1-f), p82(1-g)

2) 聖瞳子, 高遠雅志, 九條静, 北条亮：医療における理論的実践とは何か―初期研修医に症例の見方, 考え方の筋道を説く―第1回2型糖尿病学城第9号, 現代社, 2012, p157-158

3) United Kingdom Prospective Diabetes Study (UKPDS) Group : UK prospective Diabetes Study 7. Response of fasting plasma glucose to diet therapy in newly presenting type II diabetic patients, UKPDS Group. Metabolism. 1990 ;39 : 905-912

4) Wing RR, Blair EH, et al : Caloric restriction per se is a significant factor in improvements in glycemic control and insulin sensitivity during weight loss in obese NIDDM patients. Diabetes Care. 1994 ; 17 : 30-36

5) Umpierre D,Ribeiro PA, et al : Physical activity advice only or structured exercise training and association with HbA1c levels in type 2 diabetes: a systematic review and meta-analysis. JAMA. 2011; 305:1790-1799

6) Boule NG, Haddad E, et al : Effects of exercise on glycemic control and body mass in type 2 diabetes mellitus : a meta-analysis of controlled clinical trials. JAMA. 2001 ; 286 : 1218-1227,

7) Thomas DE, Elliot Ej, et al : Exercise for type 2 diabetes mellitus. Cochran Data-base Syst Rev : CD 002968, 2006

8) Blomster JI,Chow CK,et al : The influence of physical activity on vascular complications and mortality in patients with type 2 diabetes mellitus. Diabetes, Obesity and Metabolism. 2013 ; 15:1008-1012

9) Ohkubo Y,Kishikawa H,et al : Intensive insulin therapy prevents the progession of diabetic microvascular complications in Japanese patients with non-insulin-dependent diabetes mellitus:Diabetes Res Clin Pract. 1995; 28:103-117

10) Inzucchi SE,Bergenstal RM,Bse JB, et al : Management of hyperglycemia in type 2 diabetes : a patient-centered approach. Diabetes Care. 2012;35 : 1364-1379

11) Standards of Medical Care in Diabetes -2014 Diabetes Care. 2014; 37:S14-S80

12) 福島光夫, 谷口中, 清野裕：膵頭機能の劣る日本人の民族的特徴を考えた糖尿病の薬の使い方. 糖尿病診療マスター. 2009;7(3) : 255-260

13) 日本糖尿病学会編：科学的根拠に基づく糖尿病診療ガイドライン 2013, 南江堂, 2013, p24-27 (13-a), p54(13-b), p75(13-c), p151-155(13-d),

14) Effect of intensive blood-glucose control with metformin on complication in overweight patients with type 2 diabetes(UKPDS 34) 〔published correction appears in Lancet.1998;352(9139):1558〕Lancet. 1998 ;352 (9131) :854-865

15) Noto H, et al: Cancer risk in diabetic patients treated with metformin : a systematic review and meta-analysis. PLoS One. 2012 ; 7 :e33411

16) 春日雅人：糖尿病治療と癌, 糖尿病最新の治療 2013-2015, 南江堂, 2013, p7-11

17) Seltzer HS: Drug-induces hypoglycemia : a review of 1418 cases. Endocrinol Metab Clin North Am18 : 163-183,1989

18) Ripsin, CM, et al : Management of blood glucose in type 2 diabetes mellitus. American Family Physician.2009 ; 79(1):29-36

19) Riddle MC,Rosenstock J,Gerich J : The insulin Glargine 4002 study Investigatoers : The treat-to-target trial. Diabetes Care. 2013 ; 26 :3080-3086

20) Ripsin CM, et al: Management of bood glucose in type 2 diabetes mellitus. American Family Physician. 2009 ; 79(1): 29-36

21) Nakamura H,Arakawa K,et al : MEGA Study Group:Primary prevention of cardiovascular disease with pravastatin in Japan(MEGA Study). Lancet . 2006; 368:1155-1163

22) Yokoyama M,Origasa H,et al：Japan

EPA lipid intervention study (JELIS) Investigators:Effects of eicosapentaenoic acid on major coronary events in hypercholesterolaemic patients(JELIS). Lancet. 2007; 369:1090-1098

23）Gaede P, Vedel P,et al: Multifactorial intervention and cardiovascular disease in patients with type 2 diabetes.N Engl J Med. 2003 ; 348:383-393

24）Antithrombotic Trialists' Collaboration : Collaborative meta-analysis of randomized trials of antiplatelet therapy for prevention of death, myocardial infarction, and stroke in high risk patients. BMJ. 2002；324：71-86

25）Yasue H,Ogawa H, et al: Effects of aspirin and trapidil on cardiovascular events after acute myocardial infarction. Japanese Antiplatelets Myocardial Infarction Study Investigators. Am J Cardiol. 1999；83：1308-1313

26）Ogawa H, Nakayama M, et al : Low-dose aspirin for primary prevention of atherosclerotic events in patients with type 2 diabetes: a randomized controlled trial. JAMA. 2008；300：2134-2141

27）Ruggenenti P,Fassi A,et al : Bergamo Nephrologic Diabetes Complications Trial(BENEDICT)Investigators:Preventing micrlalbiminuria in type2 diabetes.N Engl J Med. 2004；351:1941-1951

28）Lewis EJ, Hunsicker LG, et al : Renoprotective effect of the angiotensin-receptor antagonist irbesartan in patients with nephropathy due to type 2 diabetes. N Engl J Med. 2001；345：851-860

29）Bakris GL, Copley JB, et al : Calcium channel blockers versus other antihypertensive therapies on progression of NIDDM associated nephropathy. Kidney Int. 1996；50：1641-1650

30）Young BA,Maynard C,et al：Effects of ethnicity and nephropathy on Lower-extremity amputation risk among diabetic veterans. Dabetes Care . 2003; 26: 495-501

31）後藤由夫，繁田幸男ら：糖尿病性神経障害に対すエパレルスタットの臨床的研究プラセボ（微量治験薬含有）を対象とした二重盲検群間比較試験．医学のあゆみ．1990; 152：405-416

32）石井均監訳：糖尿病燃えつきまでの道のり，糖尿病バーンアウト，医歯薬出版，2003, p2-7

33）岩本安彦，羽田勝計，門脇孝 編，糖尿病最新の治療 2013-2015，南江堂，p326-328

34）石井均. 糖尿病医療学入門，医学書院,2011,p104

35）Knowler WC,Barrett-Connor E,Fowler SE,et al,for the Diabetes Prevention Program Research Group :Reduction in the incidence of type 2 diabetes with lifestyle intervention or metformin. N Engl J Med.2002;346(6):393-403

36）Look AHEAD Research Group, Wing RR : Long-term effects of a lifestyle intervention on weight and cardiovascular risk factors in individuals with type 2 diabetes mellitus : four-year results of the Look AHEAD trial. Arch Intern Med. 2010; 170 :1556-1575

37）Deakein T, McShane CE, Cade JE, et al : Group based training for self-management strategies in people with type 2 diabetes mellitus. Cochrane Database Syst Rev : CD003417,2005

38）Gouldwaard AN,Stolk RP, et al :Long-term effects of self-management education for patients with type 2 diabetes taking maximal oral hypoglycemic therapy. Diabet Med. 2004；21: 491-496

39）日本糖尿病療養指導士認定機構編，糖尿病療養指導ガイドブック，メディカルビュー社，2013

40）Keers JC,Blaauwwiekel EE,Hania M, et al : Diabetes rehabiritation : development and first results of a Multidiscriplinary Intensive education program for patients with prolonged self-management difficulties. Patient Educ Couns. 2004；52：151-157

41）石井均監訳：糖尿病エンパワーメント第2版，医歯薬出版株式会社，2008, p40-44

42）林野泰明監訳：実践行動医学，メディカル・サイエンス・インターナショナル，2010, 20p

43）公益社団法人　日本糖尿病協会編：糖尿病連携手帳,2013，p 14-15

CASE
予防接種　小児および成人

藤田　泰幸
森尾　真明

> 他県から引っ越してきた1歳女児．地域にかかりつけ医がおらず，今後の予防接種の相談に来院．これまでの定期接種で抜けていたものと合わせ，1歳を過ぎたのでMRワクチンの他にも水痘ワクチン，おたふくワクチンなど定期以外の予防接種について説明したところ「これまでの病院ではそのような説明を受けたことがなかった．それ以外にも受けておいた方が良いワクチンがあるのでしょうか？」とご両親から質問があった．

■小児の予防接種はこの10年で一変しました

小嶋　予防接種は特にこの10年大きな変化を遂げてきているように感じます．新しいワクチンの導入も増え，予防接種スケジュールの変更が母子手帳に反映されるのが追いつかないこともあるようです．成人肺炎球菌ワクチン（ニューモバックス）の2回目接種解禁や，ポリオ生ワクチンの廃止なども注目すべきです．一般市民はこの変化についてきているのでしょうか？ますます総合診療医の役割は大きいのではないでしょうか．

井上　日本はあまりに遅れていたということですね．急速に意識が高まってきました．

小嶋　負担が増えたという小児科医の先生もいますが，予防はプライマリ・ケア医の本文だと思います．予防接種の種類が増えたのが良いことだと思います．

井上　同時接種は今，もう受け入れられたと考えてよいですか？

小嶋　肺炎球菌とインフルエンザ桿菌ワクチンが定期に入り1回接種本数が増えたときは言われた時期がありました．

井上　多い時は4, 5本打つことになりますね．

小嶋　予防接種のスケジュール調整は医師であっても煩雑で分かりにくいですから，一般の親御さんにとってはさらに難しいものでしょう．接種推奨時期に役所などからリマインド（連絡）があればいいのですが．

井上　スケジューリングの相談に時間がかかる．

小嶋　私は札幌市と地域の農村で診療しますが，札幌だと費用面などの補助が手厚い反面，ひとりひとりに対する連絡はありません．農村だと保健師がひとりひとりが全ての乳幼児の予防接種状況を把握できています．予防医療は小さな農村でこそやらないと，急性期医療で医療機関がない地域では大変になります．都市は医療面では恵まれているような錯覚に陥りますが，予防接種のような問題は意外と都市の方がデメリットになりうる．

井上　総合診療医や保健師が担当している地域を把握しておくべきですね．

小嶋　小児の場合「かかりつけ医」という定義と責任の曖昧さがあります．学校健診でも予防接種に抜けがあっても積極的な勧奨に繋がっていないこともあります．総合診療医に責任の所在を落としてもいいし，「学校医」をそのように定義してもいいですね．どちらにしてもきちんと制度化すべきですね．

井上　個々の親の責任にしてはいけません．Public Healthの課題なのでpublic（公的）に対応すべきです．

小嶋　その通りです．本来は保健師の仕事ですが，大都市では人口あたりの保健師の数も少なく，とても全数把握しての対応はできません．妊娠しているときから予防接種の問題は始まります．初めての妊娠で，とくに親御さんが言ってくれない場合，妊婦は取り残されてしまいます．

井上　予防接種の難しさは，個人が受けるものとなっていますが，目的としては集団を守るという公の側面が強いですね．そこの認識が非常に微妙で，親御さんの中には，予防接種は受けさせないという方もいます．それは個の観点にとどまっているからです．自分のこどもに余計なことはしたくないとか．個と公のとらえ方を，予防接種は公のものだということが国民に十分に教育されていないのではないでしょうか．

小嶋 風疹で問題になりましたね．中年男性で抗体がない人がいて，風疹に罹患してしまったことで家族にうつしてしまった．自分がキャリアとして風疹が広がったので罪悪感を持って，意を決して予防接種に行く事例がﾒﾃﾞｨｱで取り上げられました．

井上 受けない人には，国が強制力を持たないと難しいですね．あとは予防接種の位置づけの教育ですね．

小嶋 おもしろいアプローチだと思ったのは，予防接種反対派の人に対して「あなたが予防接種をしたくないという気持ちはよくわかりました．ただあなたが本当にあなたのお子さんを予防接種をしないで守りたいのなら，必ずあなたの周囲の人たち全員に予防接種をさせてください．それがあなたのお子さんを予防接種をしないで守ることになるから，あなたが予防接種推進派にならなければなりません．」これはツボを得ています．もちろん現実的ではないですが（笑）

■ **総合診療医は予防接種の最前線にいます**

本村 私の現状は，お恥ずかしいのですが，地域の基幹病院にいて住民に対する予防接種のアプローチはほとんどできていません．離島診療所にいるときは保健師とのかかわりもあって予防接種に密接にかかわりました．高齢者に対するインフルエンザワクチンなどしてきましたが，居場所が変わると，できていません．

小嶋 予防接種の最前線は大病院というよりは地域や住民に直接接するかかりつけの現場です．役割分担ができることが非常に大事だと思います．基幹病院の小児科の先生方が予防接種をしているのですが，もったいないなと思います．そんな時間があれば，代謝疾患や重症疾患の診療時間をもっと長くとってほしいですね．

井上 大学病院の乳児健診などもそうですね．

小嶋 役割分担の重要性をもう少しメッセージとして出していっていい時代になってきたと思います．

本村 役割分担がお互い見えていないので，目の前のこどもを見たときに，予防接種をしなくては，という現状だと思います．基幹病院でもワクチン外来はありますし，研修医に対しては重要な教育です．乳児検診も後期研修医は，アルバイト的に外に出てやる機会を作ったり，教育目的に努力しています．

井上 米国はその辺は整備されているのですか？

小嶋 予防接種というワクではなく，check-upということで，健診がすべてプライマリ・ケア医に落とされているので，集団健診というのはありません．2か月，4か月，6か月，9か月，12か月，15か月，18か月，あと2歳，3歳，4歳と1年ごとにcheck-upをするものだと決まっているのです．おとなの共通認識としても1年に1回は健診のために主治医を受診するものだという意識が根付いています．そのときに成長，発達も相談し，当然予防注射，事故防止，チャイルドシート，自転車の選び方，誤嚥予防，薬の保管などの包括的な健康問題教育に時間を割いています．予防接種と健診は一体化した事業になっています．札幌市で集団健診をやめて個別健診にしようという流れがあって，小児科医会は大反対しました．小児科医は急性疾患を診るのに非常に忙しい．健診，健康増進，予防医療に関しては時間が割けないという理由でした．集団健診は栄養士，保健師が成長発達を多面的にみてくれるのを小児科医一人ではやれないということです．トレーニングや診療報酬制度の限界かもしれません．予防医療で得られる診療報酬は現在ほとんどありません．（→平成26年度から疾患は限定されていますが「地域包括診療料」が設定されました．これが予防も含めて包括的な健康管理に適応が拡大されれば画期的なことになるでしょう）

プライマリ・ケアの原則として，責任をだれがもつのか，ということがとても大事で，国が整備すべきではないでしょうか．ワクチンが完了しているかどうかは，地域で決まった医師を一人決める．または学校で必ずスクリーニングする．そういう制度を明確に定めるべきでしょう．学校医の診療内容としてありますが，それに絶対抜けがないようにする．制度化が徹底していないので，問題です．

本村 医学会としてなにかできないでしょうか．研修プログラムにcheck-upリストを標準化して，

小児科ローテーションの時には，到達目標に定めるなど．

小嶋 予防接種スケジューリングの指導，特に接種漏れがありcatch-upが必要となり，スケジュール調整が複雑になってしまったときに，「あなたは，次の接種はこれこれで，次はいつ来てください」と言えるのは必須です．冒頭に述べましたが，予防接種は10年前と今やっていることが全く異なります．このような激変期に，どれだけ正しい情報やスケジュールの大変さ研修医や地域住民に周知できるか，われわれには大きな義務があると思います．

井上 数が増えて複雑になり，親御さんも自分では把握できなくなっているので，丸投げしてこられることも増えました．アドバイスしやすくなった面はありますが．

小嶋 私は妊婦健診では，36週くらいに，予防接種の一覧表を渡します．予防接種に関しては産婦人科医とのコラボレーションは大事です．

　ちょっと細かなことですが，小児の予防接種で気になるのは，添付文書にはB型肝炎の筋注でなく皮下注となっていますが，本当は筋注でないと十分な抗体はつきません．米国は原則筋注です．

■ **予防接種についても各医学会との連携が必要です**

本村 総合診療専門医に関しては，各医学会と連携することになっていますので，この予防接種についても連携が必要になりますね．

小嶋 米国では内科学会，小児科学会，家庭医療学会が共同声明を出しているように，日本プライマリ・ケア連合学会と小児科学会が共同recommendationを出していくべきでしょう．連携を図る先生方が必要になってくるでしょうね．小児の予防接種をすべて小児科医がやったら，小児科医はパンクします．できることはなんでもやれる人たち，つまり総合診療医が積極的に関与できる仕組みづくりが必要ですね．

井上 なんでもやれる医師がどういう人たちかどういう機能を果たせるのか，専門医にはこれまでは見えていなかった．今，総合診療医という目に見えるものができようとしている．役割や機能，できることがはっきりすると連携しやすくなります．

小嶋 Top downの連携と地域での個別の連携が必要ですね．

　パピローマウイルスワクチンが無料化になった村で，その代わりにＰＡＰ（子宮頸がん健診）の頻度が，それまで2年1回無料クーポンが5年1回になってしまいました．本末転倒か，いや本質的なのか．ワクチンにはお金を使うから健診の費用は減らすという，行政的には論理的なのかもしれませんが．

井上 公衆衛生的観点からエビデンスにもとづいた方針決定をしてほしいですね．

小嶋 米国の研修医は麻疹をみたことはありません．水疱瘡はみています．また細菌性髄膜炎も診ていません．ですからLumbar punctureが下手です．疾患の分布や予防接種の普及度は国によってずいぶん変わります．

本村 困るのは破傷風です．

小嶋 破傷風トキソイドはそもそもプライマリシリーズが抜けている場合も多い．

　外傷でプライマリシリーズ不明な例が多いです．10年ごとの追加接種の実践はどうでしょうか．

　このレビューでは触れられていませんが，米国ではTdapが推奨されています．百日咳も地域特有になることから今後は狙うべきでは？

　予防接種の話題としておもしろいものがあります．イスラム教の聖地メッカの巡礼がありますが，米国人で行く人がいて，すこし湿気の多い環境で，人口密度が極端に高いところに留まるので，髄膜炎菌ワクチンを打ちなさいというＣＤＣの推奨があるのです．予防接種は奥が深いです．髄膜炎菌ワクチンは大学生で学生寮に入る人には打ちなさいという推奨もあります．

　この成人予防接種のレビューの表に出ていますが，普通やっているのは，肺炎球菌とインフルエンザ，B型肝炎くらいですね．最近帯状疱疹後疼痛の予防として水痘ワクチンを打ってくださいという人がいました．表にしてしまうとエビデンスの重さがわからず，優先順位が不明になります．私はB型肝炎を重視します．なぜこれを義務接種にしないのか疑問です．

Primary Care Review
小児の予防接種

藤田　泰幸

【要旨】
　予防接種には個人防衛だけでなく社会防衛としての側面もあり、そのためには社会全体として一定の接種率の確保が重要である。また、予防接種の実施においては極めてまれではあるが重篤な健康被害が発生することもあり得、そのことを心配する保護者も多い。この両面において、受診しやすく、ふだんから保護者に信頼されているプライマリ・ケア医は接種医として適任と考えられる。近年、小児の予防接種においては絶えず新しい話題が提供され、その実践は必ずしも容易ではないと思われるが、今後もプライマリ・ケア医の積極的な関わりが望まれる。

Keywords：
　小児の予防接種、接種率、健康被害、プライマリ・ケア医の役割

はじめに

　近年、小児の予防接種の領域においては新しいワクチンの導入や定期接種化が相次いでおり、絶えず新しい話題が提供されている。
　この論文の校正中にも不活化ポリオワクチンが導入され、それに伴い四種混合ワクチンが定期接種化された。
　また、インフルエンザ菌b型ワクチン及び小児用肺炎球菌ワクチンも定期接種化され、さらに最近（2014年10月）には新たに水痘ワクチンも定期接種化された。
　ほかにも任意接種として導入されたロタウイルスワクチン等により、以前と比べてワクチン接種の機会が飛躍的に増えている。
　このような状況ではあるが、まずは予防接種の意義とプライマリ・ケア医の役割を考え、それから本邦における個々の定期接種ワクチンの最近の動向について、米国の状況も織り交ぜながら論じたいと思う。

予防接種の意義とプライマリ・ケア医の役割

　予防接種の意義については、予防接種ガイドライン[1]でも冒頭にて痘そうの根絶、ポリオの流行の制圧等の歴史を挙げて社会防衛的な側面を述べている。さらに、そのためには社会全体として一定の接種率を確保することが重要であるとしており、受診しやすいプライマリ・ケア医に対する期待は大きい。

　また、予防接種の実施においては極めてまれではあるが重篤な健康被害が発生することもあり得、そのことを心配する保護者も多い。これは米国でも同様であり、心配の解消には保護者と医師の信頼関係が重要であるとしている[2]。
　本邦においても保護者に正確な情報を伝え、理解を得ることは重要であり、その点でもふだんから保護者に信頼されているプライマリ・ケア医は適任と考えられる。
　その際は、罹患率の低下や罹患した場合の軽症化といった予防接種のメリットとともに、一般的に予防接種による重篤な健康被害の発生率は、表1のように実際に疾患に罹患した際の合併率よりかなり低いことも伝えるとよいと思われる。

予防接種の実施

　国立感染症研究所感染症情報センターによる予防接種スケジュールを図1に示す。

定期接種ワクチン各論

①ジフテリア・百日咳・破傷風・不活化ポリオ混合ワクチン（DPT-IPVワクチン）
　以前使用されていた経口生ポリオワクチン（OPV）は非常に効果が高く、1980年以降、本邦では野性株ウイルスは見られていなかったが、極めてまれではあるがワクチン関連麻痺（VAPP）および2次感染のリスクは避けられず、

表1 重篤な合併症・副反応の発生率（予防接種ガイドラインより筆者作成）

	合併症・副反応	自然罹患	ワクチン
麻疹	脳炎	約1000人に2人	100万～150万人に1人以下
	亜急性硬化性全脳炎（SSPE）	100万人に21人（48000人に1人）	報告あるが否定的な報告もある
風疹	脳炎	6000人に1人	報告ほとんどなし
	血小板減少性紫斑病	3000人に1人	約100万人に1人
日本脳炎	脳炎	100～1000人に1人	※1
ポリオ	麻痺	1000～2000人に1人	※2

※1 2012年11月1日～2013年1月31日の重篤例の報告（脳炎以外も含む）は11例で頻度は0.0026%（死亡報告なし）
※2 現在使用されている不活化ポリオワクチンは接種開始後まもないが現時点で重篤な副反応の報告なし

ようやく本邦でも既述のように不活化ポリオワクチン（IPV）が導入され，それに伴いジフテリア・百日咳・破傷風ワクチン（DPTワクチン）との四種混合ワクチン（DPT-IPVワクチン）も定期接種化された．

② BCG

2005年に，望ましい早期接種を推進するため定期接種の期間が生後6ヶ月までに大幅に短縮されたのち，現在は1歳までに再度延長されている．

また始期については法令上は生下時からだが，大部分の自治体が生後3ヶ月以降としている．

③ 麻疹・風疹

2006年度より現在の混合ワクチンの2回接種が開始され，患者数は激減している．しかし世界保健機構（WHO）がめざしている麻疹ウイルス野性株の排除には2回接種のそれぞれにおいて95%以上の接種率が必要である．

④ 日本脳炎

マウス脳由来の旧ワクチン接種後に重症の急性散在性脳脊髄炎（ADEM）を発生した事例があったことから2005年に定期接種の積極的な勧奨を差し控えるよう勧告があったが，新しい乾燥細胞培養ワクチンの接種が2009年6月より第1期の定期接種として開始され，2010年度には3歳児への初回接種について積極的な勧奨が再開された．

現在は第2期の定期接種も行われており，また接種勧奨の差し控えにより接種機会を逸した人も，20歳未満まで残りの回数を定期接種として受けられるようになっている．

⑤ インフルエンザ菌b型ワクチン（Hibワクチン）

インフルエンザ菌は莢膜の有無によって莢膜型と無莢膜型に分類され，莢膜型はa～fの6種類の血清型に分類される．髄膜炎などの重症感染症をひきおこす菌はおもに莢膜型で，そのほとんどがb型（Hib）であり，それに対するワクチンである．

先に定期接種化されていた米国ではHibによる重症感染症は導入前に比べて99%も激減した．副反応も少ないとされている[2]．

⑥ 小児用肺炎球菌ワクチン（7価および13価肺炎球菌結合型ワクチン：PCV7, PCV13）

肺炎球菌莢膜由来サッカライドにキャリア蛋白を結合させて免疫原性を高めたワクチンで，従来からある肺炎球菌ポリサッカライドワクチン（PPV）と異なり，2歳以下の小児に対しても有効であるとされている．当初は，原因菌となる頻度の高い7種類の血清型をカバーする7価のワクチン（PCV7）が市販され，世界の国々で使用されていたが，現在では含有する血清型を13種類まで増やした13価のワクチン（PCV13）が開発され，PCV7に代わり使用されている．

本邦でもすでにPCV13への切り替えがされており，PCV7の4回接種完了者へのPCV13

図1

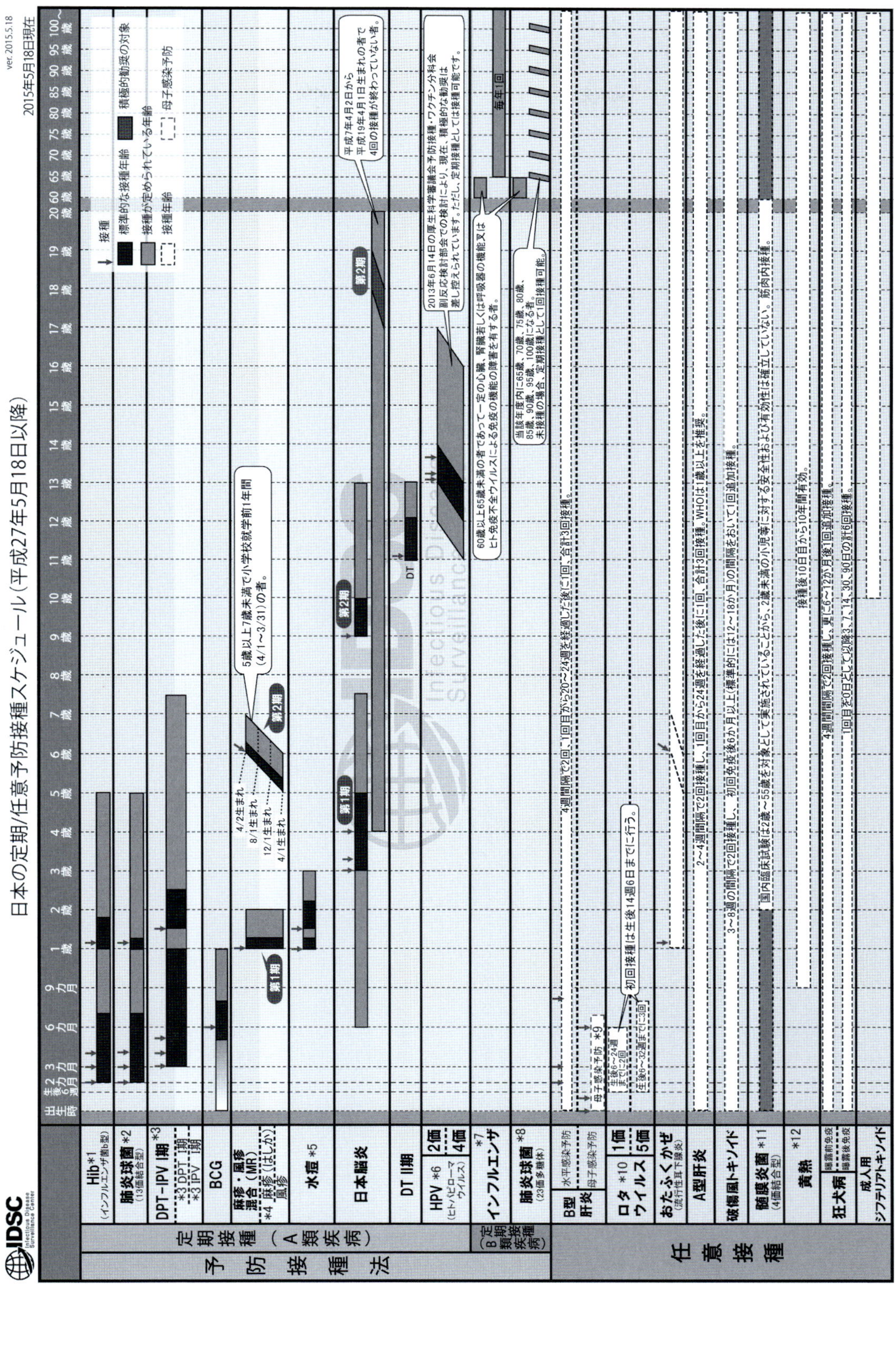

日本の定期/任意予防接種スケジュール（平成27年5月18日以降）

*1 2008年12月19日から国内での接種開始。生後2カ月以上5歳未満の間にある者に行うが、標準としては生後2カ月以上7カ月未満で接種を開始すること。接種方法は、通常、生後12カ月に至るまでの期間で3回以上27日以上の間隔で皮下接種（医師が必要と認めた場合には20日間隔で接種可能）。接種開始が生後12カ月以上7カ月未満の場合は、通常、生後12カ月に至るまでに2回以下の間隔で皮下接種（医師が必要と認めた場合には20日間隔で接種可能）。初回接種から7カ月以上あけて、1回皮下接種。

*2 2013年11月1日から7価結合型に変わって定期接種に導入。7価を1回受けている人は残り3回を13価で。7価を2回受けている人は残り2回を13価で。7価を3回受けている人は残り1回を13価で受ける。7価も1回も受けていない人は生後2カ月以上7カ月未満で開始し、27日以上の間隔で3回接種の合計4回接種。追加免疫は通常、生後12～15カ月に1回接種可能。生後7カ月以上12カ月未満の場合：27日以上の間隔で2回接種したのち、60日間以上あけて1歳以降に1回追加接種。1歳：60日間以上の間隔で2回接種。2歳以上6歳未満：1回接種。なお60月以上は、任意接種。

*3 D：ジフテリア、P：百日咳、T：破傷風、IPV：不活化ポリオを表す。IPVは2012年9月1日から、DPT-IPV混合ワクチンは2012年11月1日から定期接種に導入。回数は4回接種だが、OPV（生ポリオワクチン）を1回接種している場合は、IPVをあと3回接種。OPVは2012年9月1日以降定期接種としては使用できなくなった。IPVで接種を開始した場合は、それぞれ原則として同じワクチンで接種完了。DPT-IPVで接種を開始した場合、DPT-IPVで接種完了。

*4 原則としてMRワクチンを接種。なお、同じ時期に水痘ワクチンまたはおたふくかぜワクチンのいずれか一方を受けた者、あるいは特に単抗原ワクチンの接種を希望する者は単抗原ワクチンを接種。

*5 2014年10月1日から定期接種導入。

*6 互換性に関するデータがないため、同一のワクチンを3回続けて筋肉内に接種。接種間隔はワクチンによって異なる。

*7 6カ月～13歳未満：毎年2回（1～4週間隔）。13歳以上毎年1または2回（1～4週間隔）。定期接種は毎年1回。

*8 2014年10月1日から定期接種導入。脾臓摘出患者における肺炎球菌感染症予防には健康保険適用有。接種年齢は2歳以上。

*9 健康保険適用：【HBワクチン】通常、0.25mLを1回、生後12時間以内で皮下接種（被接種者の状況に応じ皮下接種を目安に皮下接種12時間以降に接種することも可能。その場合であっても生後できるだけ早期に行う）。更に、0.25mLずつを初回接種の1カ月後及び6カ月後の2回、皮下接種。ただし、能動的HBs抗体が獲得されていない場合は追加接種。【HBIG（原則としてHBワクチンとの併用）】初回注射は0.5～10mLを筋肉内注射、時期は生後5日以内（なお、生後12時間以内が望ましい）。1回目の接種は生後14週+6日までに行うことが推奨されている。追加注射には0.16～0.24mL/kgを投与。2013年10月18日から接種時期変更（厚労省課長通知）。

*10 ロタウイルスワクチンは初回接種を1価で始めた場合は「1価の2回接種」、5価で始めた場合は「5価の3回接種」。投与対象者は健康保険適用有。

*11 2015年5月18日から国内での接種開始。発作性夜間ヘモグロビン尿症に用いるエクリズマブ（製品名：ソリリス点滴静注）投与対象者は健康保険適用有。

*12 一般医療機関での接種は行われておらず、検疫所での接種。

の補助的追加接種も一部の自治体では公費による助成が行われている．

ワクチンの効果については，米国ではPCV7の導入後，5歳未満の小児において，ワクチンに含まれる血清型による侵襲的肺炎球菌感染症は99％減少し，侵襲的肺炎球菌感染症全体では77％減少したと報告されている．

さらに，高い年齢層の小児や高齢者を含む成人でも明らかに肺炎球菌感染症が減少しており，副反応も一般に軽症とされている[2]．

⑤⑥ともに小児にとって最重症感染症である細菌性髄膜炎の起因菌に対するワクチンであり，既述のように，最近本邦でも定期接種化されたが，それ以前の公費助成制度適用開始後にすでに罹患率の減少傾向が認められており[3]，今後さらなる発症抑制効果が期待される．

⑦水痘ワクチン

水痘ワクチンは1974年に日本で開発されたワクチンであり，現在も世界各国で用いられているが，本邦では長い間任意接種として扱われており，既述のように最近ようやく定期接種化された．

接種は1歳以上から可能で，3カ月以上あけて2回目を接種する2回接種を原則としており，今回の定期接種化においても1歳以上3歳未満の児では2回とも定期接種として認められたが，3歳以上の児では5歳未満の児に対してのみ今年度に限定し1回だけ定期接種として認められた．

1995年に定期接種化された米国では，導入後，すべての年齢群で水痘が減少し，ワクチン普及率の高い地域でのサーベイランスによれば，1995年から2004年の間に発症が約85％減少した．副反応も一般に軽度とされている[2]．

今回，定期接種化されたことで接種率が上昇し，それにより感染者の減少が期待されるが，1回の接種のみでは発症予防率は約85％とされており[2]，3歳以上の児に対しても2回接種が望ましいと思われる．

まとめ

限られた誌面ではあるが，小児の予防接種について，その意義及び最近の動向を中心に振り返ってみた．詳細はガイドライン等を参照していただきたいが，プライマリ・ケア医は予防接種の実践に適任であり，今後も積極的に関わっていくことが望まれる．

文献

1) 予防接種ガイドライン等検討委員会. 予防接種ガイドライン 2014年度版, 公益財団法人予防接種リサーチセンター, 2014
2) 米国小児科学会. 最新感染症ガイド R-Book 2009, 日本小児医事出版社, 2011
3) 庵原俊昭ほか. インフルエンザ菌b型(Hib)ワクチンおよび7価肺炎球菌結合型ワクチン(PCV7)導入が侵襲性細菌感染症に及ぼす効果について, 病原微生物検出情報(IASR), 2012；33：71-72

Primary Care Review
成人の予防接種

森尾　真明

【要旨】
　新しいワクチンの開発や，ワクチンに関するエビデンスの蓄積など，ワクチン診療をめぐっては，日進月歩で発展を遂げてきている．成人で推奨される各ワクチンのメリット，副作用などの情報をアップデートしながら，対象者の背景や状況に応じた個別の対応が必要である．

Keywords：
　インフルエンザワクチン，23価肺炎球菌ワクチン，B型肝炎ウイルスワクチン，破傷風の予防接種，予防接種時の注意，チームアプローチ

1．はじめに

　ワクチンの推奨に関しては，年齢，既往症，すでに受けている予防接種，職業，住んでいる場所，旅行の予定などの問診が重要となる．表1は，米国疾病予防管理センター（CDC）による成人の予防接種の推奨を示している．

　ここでは，プライマリ・ケア医が知っておくべき成人のワクチンとして，季節型インフルエンザ不活化ワクチン，23価肺炎球菌ワクチン，B型肝炎ワクチン，また破傷風トキソイドなど，を中心に述べる．

2．成人の予防接種

1）インフルエンザワクチン

　海外では，生ワクチンも市販されているが，ここでは，季節型インフルエンザ不活化ワクチン（インフルエンザワクチン）について述べる．インフルエンザワクチンの集団接種には，接種した者のみならず（直接効果），接種していない周囲のインフルエンザ罹患者を減少させる効果（集団免疫効果，間接効果）があり，学級閉鎖減少や高齢者死亡の減少にも効果的であるとの報告がある[1]．

　米国疾病予防管理センター（CDC）では，50歳以上のすべての人に，年1回の接種を推奨している．また49歳以下で基礎疾患（喘息，COPD，心疾患，血液疾患，内分泌疾患，腎疾患，肝疾患，免疫不全疾患，超肥満（BMI ≧ 40）など）を有するもの，また妊婦については，ハイリスク者として，接種が推奨されている．日本では「65歳以上，及び60歳以上65歳未満で，心臓，じん臓又は呼吸器の機能に自己の身辺の日常生活が極度に制限される程度の障害を有する者及びヒト免疫不全ウイルスにより免疫の機能に日常生活がほとんど不可能な程度の障害を有する者」[2]が定期接種の対象者となっている．なお日本でのインフルエンザワクチンは不活化ワクチンであり，卵アレルギー（鶏卵を原材料に含む食品類を日常的に避けているなど）の妊婦以外は，妊婦および胎児への有害事象との関連性は認められず，妊娠全期間および授乳中の接種が可能とされている．

　また医療従事者については，予防接種実施規則6条による接種不適当者を除き，妊婦も含むすべての医療従事者に対して，インフルエンザワクチンの接種が推奨されている[3]．

2）23価肺炎球菌ワクチン（PPV23）

　肺炎球菌による肺炎は，高齢者で多く，特に基礎疾患を有するものでは，重症になりやすい．肺炎球菌感染症は，2歳以下の小児においても，重要な感染症であるが，本ワクチンは，2歳以下に小児には免疫原性が低く適応外である．

　表2は，PPV23の接種対象者と再接種の条件を示している．

　短期間で再接種を行うと接種部位での強い副反応が増加する報告があり，以前は1回接種とされていたが，2009年10月からは，ハイリスク者（65歳以上の高齢者や基礎疾患を持つ患者で初回接種から5年以上経過している者）について再接種が可能になっている．

表1 成人の予防接種スケジュールと年齢グループ

ワクチン \ 年齢	19～49歳	50～64歳	≦65歳
破傷風・ジフテリア	10年ごとに1回追加接種		
インフルエンザ	毎年1回接種	毎年1回接種	
肺炎球菌	1～2回接種		1回接種
B型肝炎	3回接種（0, 1～2, 4～6ヶ月）		
A型肝炎	2回接種（0, 6～12ヶ月）		
麻疹・ムンプス・風疹	1～2回接種	1回接種	
水痘	2回接種（0, 4～8週）		
髄膜炎菌	1回または1回以上接種		

　　□ ワクチン接種記録・罹患記録のない人，対象年齢を満たす人すべて
　　■ リスクのある人々（医療・介護従事者，生活環境，医学的適応，流行地旅行など）

(CDC「成人予防接種推奨スケジュール」(2009) を参考に作成)

表2　23価肺炎球菌ワクチン接種推奨対象者と再接種の条件

(1) 23価肺炎球菌ワクチン接種を必要とする対象者
　1) 65歳以上の高齢者
　2) 2～64歳で下記の慢性疾患やリスクを有する人
　　①慢性心不全，②慢性呼吸器疾患，③糖尿病，④アルコール中毒，
　　⑤慢性肝疾患，⑥髄液漏
　3) 脾摘を受けた人，脾機能不全の人
　4) 養護老人ホームや長期療養施設などの居住者
　5) 易感染性患者HIV感染者や白血病，ホジキン病，多発性骨髄腫，全身性の悪性腫瘍，慢性腎不全，ネフローゼ症候群，移植など，長期免疫療法を受けている人
　　　　　　　　　　　　　　　　　　　　　　　（「成人市中肺炎診療ガイドライン」(2007) より）

(2) 再接種の条件
　初回接種から5年以上経過した次に示すような肺炎球菌による重篤疾患に罹患する危険性が極めて高い者及び肺炎球菌特異抗体濃度が急激に低下する可能性のある者を対象とする．
　1) 65歳以上の高齢者
　2) 機能的または解剖学的無脾症（例 鎌状赤血球症，脾摘出）の患者
　3) HIV感染，白血病，悪性リンパ腫，ホジキン病，多発性骨髄腫，全身性悪性腫瘍，慢性腎不全，またはネフローゼ症候群の患者，免疫抑制化学療法（副腎皮質ステロイドの長期全身投与を含む）を受けている患者，臓器移植または骨髄移植を受けたことのある者
　　　　　　　　　　　　（日本感染症学会「肺炎球菌ワクチン再接種に関するガイドライン」(2009) より）

抗体価は，接種1ヶ月後でピークとなり，5年後にはピーク時の80％にまで抗体価が落ち，以後徐々に抗体価は低下する[4]．しかし，抗体価と侵襲性肺炎の予防効果とは必ずしも連動しているわけではなく，抗体価の低下のみで再接種を推奨するのは限界がある．またワクチンの性質上，2回接種による「ブースター効果」は期待できない．今のところ，5年ごとといった定期的な再接種や，3回以上の接種についての効果・安全性については，エビデンスが確立されておらず，米国でも推奨はされていない[5]．

さてPPV23とインフルエンザ不活化ワクチ

ンについては、医師が必要と判断された場合、同時投与が可能である。この場合、副反応が増大したり、各々のワクチンに対する抗体反応が減弱することはない[6]。また川上らの研究[7]（65歳以上の高齢者786人を対象）によると、インフルエンザワクチン単独接種群と比較して、インフルエンザワクチンとPPV23併用接種群では、75歳以上の高齢者おいて、接種後2年間の肺炎による入院率の低下が認められた（41.5％減少、$P = 0.039$）。今後さらに長期的な効果や安全性の研究成果が待たれる。

3）B型肝炎ウイルス（HBV）ワクチン

HBVワクチンは、年齢に関係なく接種できる。接種対象として、①キャリアの家族（特に乳幼児）、②キャリアと性的接触あるもの、③頻回の血液製剤の投与が予測されるもの、④医療関係者、⑤海外長期滞在者などがあげられる。HBVワクチンは、通常、初回、1か月後、6か月後の3回投与を行う。その後、1か月目で、HBs抗体価で判定する。接種者の91～96％でHBs抗体の陽転化が認められる。ワクチン3回接種後の防御効果は20年以上続くと考えられているが、抗体持続期間は個人差が大きい。3回接種完了後の抗体価が高い方が持続期間も長いとの報告もある[8]。米国予防接種実施に関する諮問委員会（ACIP）の新ガイドライン（2011）[9]では、年齢19～59歳でHBVワクチンが未接種のすべての1型および2型糖尿病患者に対しても、ワクチン実施が推奨されるようになっている。そのまま日本に適応することはできないが、日本においてもHBVワクチンの接種対象者の再検討や、接種による効果等の検証が必要と思われる。

4）破傷風

現在、定期接種として、DPT（生後3か月以上90カ月未満に4回）と沈降ジフテリア・破傷風混合トキソイド（DT）（11歳以上13歳未満に1回）の接種が推奨されている。不顕性感染によって免疫となることは原則としてないため、予防接種を受けることが推奨される。定期予防接種の非対象者に対しては、沈降破傷風トキソイドを用いた初回接種（4～8週間隔で

表3 創傷処置と破傷風予防（RedBook,1997）

	汚染のない小さい傷	左記以外の外傷
破傷風予防接種3回以上接種	接種後10年以上経っていたら、破傷風トキソイド接種	接種後5年以上経っていたら破傷風トキソイド接種
不確実もしくは3回未満	基礎免疫接種を開始（1回目はその時点、2回目は1か月後、3回目は1年後）	破傷風gグロブリン（250単位筋注）かつ基礎免疫接種を開始（1回目はその時点、2回目は1か月後、3回目は1年後）

2回）と追加接種（初期接種後6～18カ月に1回接種）が推奨され、これらよりほぼ完全な免疫状態を獲得できる。その後、約10年ごとの接種により、十分な免疫を獲得可能であるが、事故などの特別な理由がなければ破傷風トキソイドワクチンを接種する機会はほとんどなく、成人の免疫効果は、低いと指摘もある。表3を参考に、外傷で医療機関を受診した際に、接種歴を確認し、個別の対応が必要である。

3. 予防接種時の注意

1）予防接種の情報

ワクチン診療の中では、ワクチン接種者、またその家族から、副作用に対して質問を受けることもあり、情報をアップデートしながら、説明・対応することが求められる。さらに海外への渡航・滞在のためのワクチン対象者については、滞在先の感染症や入国に必要なワクチンについての情報提供が必要となることもある。表4では、予防接種に関する主なインターネット情報をリストアップした。

2）ワクチン接種の間隔

トキソイドを含む不活化ワクチンの場合、6日以上の間隔をあければ、別種のワクチンを接種可能である。一方、生ワクチンの場合、免疫干渉の可能性を考慮して、27日以上の間隔をあけて、別種のワクチを接種することになる。なお、近々海外に渡航・滞在する場合、また接種を受ける側が基礎疾患を持ち、接種機会がな

表4　予防接種関係のインターネット情報

1) 予防接種間違い防止の手引き（「予防接種ガイドライン等検討委員会」）…個別接種，集団接種の準備・受付・実施する上での注意点がチェックリストになっている．
http://www.medsafe.net/contents/hot/52yobou.html
2) 国立感染症研究所・感染症情報センター…日本の予防接種について包括的な内容を掲載している．
http://idsc.nih.go.jp/vaccine/vaccine-j.html
3) 一般社団法人日本ワクチン産業協会のページ…「予防接種に関するQ&A」などのパンフレットの公開や各ワクチンと疾病について見やすい内容になっている．
http://www.wakutin.or.jp/
4) 日本ワクチン学会のページ…ワクチンに関する研究・開発の情報がわかる．
http://www.jsvac.jp/
5) 厚生労働省検疫所のページ…海外渡航者のための重要な情報が，周辺地図付きで掲載されている．
http://www.forth.go.jp/
6) 日本渡航医学会のページ…「海外渡航者のためのワクチンガイドライン2010」や渡航のためのワクチンを扱っているトラベルクリニックのリストが掲載されている．
http://www.travelmed.gr.jp/
7) 独立行政法人・医薬品医療機器総合機構のページ…健康被害救済制度のページに，ワクチンなどの副作用被害救済制度に関する情報や相談窓口の情報が掲載されている．
http://www.info.pmda.go.jp/index.html
8) 米国疾病管理予防センター（CDC）…Pink Book（Epidemiology and Prevention of Vaccine-Preventable Diseases）など，ワクチン学の総説．全文が無料で閲覧可能．
9) 米国予防接種諮問委員会の勧告集（Advisory Committee on Immunization Practices Recommendations；ACIP）…米国向けエビデンスに基づく予防接種の勧告集．
http://www.cdc.gov/vaccines/pubs/pinkbook/index.html

かなか得られない場合など，医師が必要と判断されれば，2種類以上のワクチンを同時接種することも可能である．

3) ワクチンの投与経路

不活化ワクチンは，弱毒生ワクチンに比べて，製剤そのものの特徴から，血流が豊富でない皮下では免疫応答が惹起されにくいこと，またアジュバント製剤は皮下投与すると局所反応が起きやすいこと，などの理由から，米国では「筋肉注射」が行われている．一方で，日本の不活化ワクチンの大半は，「皮下注（のみ）」もしくは「皮下注または筋注」と添付文書に記載されている．各ワクチン承認時の投与経路に従うべきではあるが，『予防接種ガイドライン（2008改定）』[10]では，ワクチン全般の副反応対策として，「前回の接種で局所反応が出現した場合，次回からの接種はなるべく皮下深く接種する」とも記載されており，個別の対応も必要である．

おわりに

プライマリ・ケアの現場では，小児から高齢者まで，健常者やハイリスク者など，広範囲にワクチンと関わる機会が多い．日々の診療では，その対象について「リスクを持った人の集団（population at risk）」[11]としてとらえ，予防医学を実践していくことが重要である．また，多職種を巻き込み，チームアプローチできれば，ワクチン診療の質改善につながる[12]．

文献

1) Charu, V.；Viboud, C.；Simonsen, L. et al. Influenza-Related Mortality Trends in Japanese and American Seniors：Evidence for the Indirect Mortality Benefits of Vaccinating School children. PLoS ONE 2011, 6（11），e26282.
2) 平成9-11年度厚生科学研究報告書「インフルエンザワクチンの効果に関する研究」（主任研究者：神谷斎）
3) 日本環境感染学会ワクチン接種プログラム委員会：日本環境感染学会「院内感染対策としてのワクチンガイドライン」環境感染誌 2009, 24 sippl, s1-11.
4) Musher, D. M.；Man off, S.B.；Liss, C. et al. Safety and antibody response, including antibody persistence for 5years, after primary vaccination or revaccination with pneumococcal polysaccharide vaccine in middle-aged and older adults. J Infect Dis. 2010, vol. 201, no. 4, p. 516-524.
5) Updated Recommendations for Prevention of Invasive Pneumococcal Disease Among Adults Using the 23-Valent Pneumococcal Polysaccharide Vaccine (PPSV23). Morbidity and Mortality Weekly Report (MMWR), 2010, Sep 3, vol. 59, no. 34), p. 1102-1106.

7) Kawakami, K. ; Ohkusa, Y. ; Kuroki, R. et al. Effec-tiveness of pneumococcal polysaccharide vaccine against pneumonia and cost analysis for the elderly who receive seasonal influenza vaccine in Japan. Vaccine. 2010, vol. 28, p. 7063-7069.

8) Nommensen, F. E. ; Go, S. T. ; Maclaren, D. M. Half-life of HBs antibody after hepatitis B vaccination : an aid to timing of booster vaccination. The Lancet. 1989, p. 847-849.

9) Use of Hepatitis B Vaccination for Adults with Diabetes Mellitus : Recommendations of the Adviso-ry Committee on Immunization Practices (ACIP). Morbidity and Mortality Weekly Report (MMWR), 2011, Dec23, vol. 60, no. 50, p.1709-1711.

10) 予防接種ガイドライン等検討委員会. 予防接種ガイドライン2008年度版. 財団法人予防接種ガイドラインリサーチセンター, 東京, 2008.

11) Mc Whinney, I. R. A Textbook of Family Medicine. 2nded, Oxford university Press, Newyork, 1997.

12) Gannon, M. ; Qaseem, A. ; Snooks, Q. ; Snow, V. Improving adult immunization practices using a team approach in the primary care setting. Am J Public Health. 2012, vol. 102, e46-52.

CASE
慢性閉塞性肺疾患（COPD）

柳　秀高

> 67歳女性，上気道炎を契機に始まった湿性咳嗽が2か月近く続くということで来院．初期は一日中咳が出ていたが，徐々に朝方の咳に変わっていった．これまで呼吸器系の既往はなく，喘息と言われたこともない．喫煙歴は1日20本を50年近く．胸部X線や採血でも肺炎や肺結核の所見はなく，呼吸機能検査で可逆性の要素がない閉塞性パターンとなり，COPDと診断された．症状は吸入ステロイドで改善し禁煙外来を受診することとなった．

■スクリーニングはどうしていますか？

小嶋　悪くなったときと比較的元気なときの2つの入口があります．肺炎かもしれないというので，入院させてみて結局COPD増悪だったというのがよくある症例です．

井上　このレビューでは，診断されていない人が多いということですが，咳き込むとか痰がよく出るという人たちに対して積極的に検査をおこない，早く診断をつけたほうがよいということですね．

本村　大きな病院の総合内科にいますので，検査がしやすいこともあり，長引く咳や息切れなどの慢性の呼吸器症状があれば，積極的にβ刺激薬を用いた気道可逆性試験とともに呼吸機能検査を行っています．また，無症状でも気管短縮や樽状肺など身体所見があれば，検査を行っています．自覚症状に乏しいとCOPDは見逃されている感がありますね．当然，喫煙歴が重要ですが．

小嶋　リスクや症状を見て，スクリーニングしたあとに結局よくなるのか疑問です．このレビューではその辺は触れられていません．診療所で呼吸機能検査はどうでしょうか？当院では簡易のスパイロメトリーがあるが，偽陰性になることもしばしばです．看護師が慣れないながら担当するのが問題かもしれません．

井上　スパイロメトリーを行い，その他の疾患の鑑別ができれば診断をしてよいということですね．

小嶋　診断がしっかりついてしまうcaseに関しては，特に禁煙指導を中心に長期的にフォローする必要があります．積極的にスクリーニングをして病気の診断をつけることは大きな意味があると思います．呼吸器症状が出たときとか悪くなったときの対処をあらかじめ指導しておくことは患者さんのアウトカムを変えてくれると思います．診断を患者さんの重荷ととるか，それとも早くリスクを指摘して病気というラベルを付けて，信頼関係を早めにつけて長期予防をよくしていくのを狙っていくのかが問題です．

基本的に呼吸機能で決まるものだと思いますので，閉塞があれば診断をつけてよいのかなと思います．

井上　β2刺激薬の吸入による気道可逆性の判定も行いますね．

小嶋　ただの喘息なのか．あまりコントロールされていない持続的な喘息がCOPDと間違えられていることあり得ます．問題なのは，病院で，特に急性期に正確にCOPDと診断できるかということです．安定した状態で治療した後に，本当に閉塞要素があるかどうかを調べているかどうかのデータは不明です．

■救急外来で診た後は，次の外来受診を勧める

井上　つい先日も，救急外来を肺炎で受診し，その担当医が家庭医にみてもらうように言って，フォローアップでCOPDのマネジメントにつなげました．その患者さんはほかの内科では高血圧や前立腺肥大症を診てもらっていたようですが，COPDと診断されたのは初めてでした．肺炎や何らかの感染がきっかけで診断につながりますね．本人が訴えないとわかりませんし，普段から咳とか痰は出るものだと思っ

ている人が多いです．

小嶋 臓器専門的な診療をされている医師は，循環器だと呼吸器はなかなか目が届かなかったり，消化器だと呼吸器に目が行かない．

井上 本人が訴えない症状には気が付かない．

小嶋 たばこを吸っているという情報から，きちんとCOPDのリスクだからCOPDまで探すか，というところが大きな分岐点になると思います．

井上 このレビューだと，診断されていない人が500万人以上というのは大きな数字です．総合診療医が積極的に診断していくことが大事ですね．

小嶋 COPDのようなcommon diseaseが，見逃されているというのは怖いですね．

井上 当然ですが，予防と診断，治療への意識が欠かせません．

■ 禁煙治療も大きく変わってきました

小嶋 COPDの治療は禁煙指導と切っても切り離せません．禁煙外来のできる診療所も増えてきましたが，施設内禁煙や呼気COモニターの導入などハードルも高いですね．「たばこはやめなさい」としか言えなかった，ニコチンパッチやガムしかなかった従来と，診療報酬上も整備されて薬剤が出せるようになった今では，禁煙指導の成功率も大きく上がってきています．現実的に系統的な禁煙指導が可能になってきています．

井上 現在，喫煙者はどのくらい禁煙に関するアドバイスや指導を受けることができているのでしょうか？

小嶋 最近禁煙指導が成果を挙げていることを他科の専門医があまり評価していないので，逆に禁煙外来を行っている医師のほうから，急性期という大きな窓口に向けて禁煙指導の有効性を発信するほうがよいと思います．私のクリニックの外来で禁煙外来を行っていますが，基幹病院の中にも別途禁煙外来があります．しかし禁煙の成功率が雲泥の差です．病院で急性期の診療医が行う成功率は非常に低い．うちは70〜80％成功します．このような成功率の差を見ると，継続的に診ることが予防の重要性から考えても全体のトータルヘルスを向上させるはずです．禁煙外来という窓口があればいいのではなく，全体的に診るということが肝要です．

本村 素晴らしい成功率ですね．禁煙外来のスキルは大きな問題と思います．

井上 行動変容が求められますが，その人の行動は生活スタイルに密着していますので，その人がどういう生活をして，どういう考えを持っているか，そこからアプローチしていく．禁煙治療のノウハウや行動変容の理論はたくさんありますので研修医も多く学ばなければなりませんね．

小嶋 禁煙のモチベーション自体は何なのかということは，他の診療の中にヒントがあります．いままで何十年もやめなかった人が，孫が生まれたらやめるということはわれわれにとってはなじみがあることなので，攻めどころはわかっています．

井上 呼吸器や循環器など専門の先生方は，禁煙を勧めてもしなかった人が多いと諦めがちになってしまうかもしれません．

小嶋 そこで専門医と連携ができて，専門医は難しい診療をやり，禁煙外来のように時間がかかるものを家庭医に振ってもらうというコースができるのがベストです．COPDは診断を専門医に任せたとしても，長期管理や禁煙指導のレベルではぜひとも総合診療医に送ってもらって，そこは総合診療医が得意であるとしていかないといけないはずです．呼吸器の先生はたくさんCOPDの患者を診ていますが，あまりすることもなく毎回の胸部X線を撮って処方を継続するだけ，という外来に時間を費やしているのがもったいないように思います．すべての専門医と，患者さんとのやり取りで良好な関係を築けるといいですね．実は研修医が研修ローテーションとして専門医の元で学び，そのような関係をつないでくれていて，禁煙外来の成功した話が専門医のほうに戻っていくとさらに信頼関係が強固になると思います．

■薬物療法の問題点

小嶋 禁煙以外の薬物療法では，間欠的なものと持続的な薬剤がありますが，抗コリン薬があるのがCOPDの特徴です．

井上 前立腺肥大症への抗コリン薬はどうしたらよいか迷います．どうしたらよいでしょう．

小嶋 使わないで済むばあいはβ中心に組んで行って，βだけでコントロールが難しい場合に抗コリンを試してみる．

井上 抗コリン薬の吸入による排尿症状の悪化はありうるのですね．

小嶋 ありえますが，それほど頻回には起こりません．ほかの内服薬，抗ヒスタミン薬などのほうが抗コリン作用はあります．

井上 吸入の回数を減らすとかすればよいですね．

小嶋 もしくは1回目を朝吸入してもらい，外来に来てもらい尿が出るか試してもらう．患者が近くにいるからこそできる小わざがあります．

　昔LABAが出始めたころ長時間作用型のβが出始めたころに，もうこれでCOPDの治療は終わると呼吸器の先生が言いました．でも実際はこの長時間作用型のβだけを服用すると，長期生命予後が悪くなるということで，この単剤はだめで，抗コリン薬も混ぜましょうということになりました．長期的には，抗コリン単剤でいくのか選択しなくてはなりません．

井上 第一選択がLABAで，第二選択が抗コリン薬かいずれか，とこのレビューには書いてあります．抗コリン薬がよければ抗コリン薬から始めてよいということですね．併用するとなると，費用や吸入の負担が大きいですね．

小嶋 なかなか症状がよくならないとか頻回に増悪を繰り返す場合に，吸入の評価をきちんとしているか．自分の患者で処方はしていても，増悪して臨時受診のときに初めてきちんと吸えていないことが分かった恥ずかしい経験もあります．

井上 薬剤師とチームでやれればいいですね．薬剤師が処方するときに吸入のしかたを指導すると，薬剤師のモチベーションにもなります．

小嶋 多職種連携の真骨頂です．吸入指導，インスリン指導，禁煙指導の役割もあっていいし，そこで看護師，薬剤師のいい関係が出来上がると思います．

本村 研修医が一度も吸入薬の吸い方を見たことがないということがあって，問題と思いました．医師も一度は，薬剤師について吸入指導の実際を知ったほうがよいと思います．

■急性増悪対策：例えば在宅患者や施設入居者に対する増悪時セット（抗生剤±ステロイド）は？

小嶋 これは実は悩ましいことで，頻回に増悪を起こす人に，抗菌薬を投与すべきかは個別性が高く地域要因も大きい．結構早くから抗菌薬が入っている人がいます．それはそれでいいのですが，私も昔病院で診療していた時はそういう人を診ると，なぜ血培もとらずに，と担当医を非難することもありましたが，1件でも入院を減らそうとすると抗菌薬が早めに入るのもやむを得ないと思います．このレビューでは，ガイドラインの中にグラム染色や培養しなくてもよいと書いてあるけれども，「筆者の施設では行っている」と書いているのは見習うべき誠実な態度だと思います．厳しい現場で早めに入れざるを得なくとも，菌名の鑑別とその時の抗菌薬のスペクトラムを絞ろうという姿勢はいいと思います．

井上 血液ガスはどうされていますか？

小嶋 CO_2がたまっていないかどうかは大きく治療の選択肢が変わる要因です．酸素量もどこまで上げていいのか判断できません．とくに急性増悪時は．

井上 ふだん在宅酸素で安定している人は時々検査するということでしょうか．

小嶋 理想的には在宅酸素を使用している人には時々は血液ガスを分析すべきということになっていますが，在宅患者の血液ガス分析は非常に困難です．外来通院できる方は実施できますが，在宅患者においては難しいです．家族は病院に行けないので検査はいいと言う人も少なからずいます．悪くなった時のことも考えてど

こまでやるのか．絶対病院には行かないという人もいます．

井上 事前指示書をCOPDに即したものにして書かなくてはいけないということですね．具体的な治療選択肢にたいし，それぞれどのような希望があるかをある程度の段階で相談する．

本村 COPDなど肺疾患の在宅看取りで難しいのは呼吸困難感のコントロールですよね．呼吸困難感に対するモルヒネの効果が得られないと，患者さん本人も，見ている家族も苦しい．症状緩和のための入院が必要になる場合があります．幸運と思うのは，CO_2ナルコーシスで意識障害が出てくると見た目の苦しさがないので，ご本人の希望通り在宅看取りがスムーズであった経験があります．

小嶋 肺気腫の人のようにそこまで末期になってもなかなか酸素が下がらない人が悪くなって酸素が必要になったときに，在宅酸素（HOT）の会社の人は早く動いてくれます．週末の夜にも器械を入れてくれます．東日本大震災の時も，誰の家に，どれだけの在宅酸素の器械があって，それぞれ流量がどれくらいなので早めにボンベを届けなくてはいけないというデータベースとそれを活用するネットワークがあって驚きました．COPDにまつわる医療ネットワークだけでもすごいことが起きているのだなと思いました．企業の社会的責任を果たそうとして，そこまでやるのは驚きです．

Primary Care Review
COPD（慢性閉塞性肺疾患）の診断と治療

柳　秀高

【要旨】

慢性閉塞性肺疾患（COPD：Chronic Obstructive Pulmonary Disease）は慢性の肺の炎症性疾患であり，タバコ煙を主な原因とする．禁煙による予防や，気管支拡張薬，ステロイド薬吸入，酸素療法，呼吸リハビリテーションなどによる治療が有効である[1]．喫煙率が減少傾向ではあるものの，依然として先進国の中では高率[2]であり続ける我が国において現在のみならず，将来にわたって注意が必要な疾患の1つである．我が国の大規模な疫学調査[3]によると，日本人の40歳以上のCOPD有病率は8.6%，患者数は530万人と推定されたが，厚生労働省の統計ではCOPD患者数は17万3000人と報告されている．つまり，診断されていない人が500万人以上存在すると推定されており，プライマリケア医が関与するべきフィールドが大きいと考えられる．

Keywords：

慢性閉塞性肺疾患（COPD），禁煙治療，BODE指数，COPD急性増悪

疾患の重要性

COPDは進行すると呼吸不全，肺高血圧，右心不全，頻回の急性増悪などを合併し，米国では死亡原因の4位（124,583人/年）を占め，日本では9位（16,293人/年）である．心疾患による死亡率は1970年から2002年の間で急速に改善したが，COPDによるものはむしろ倍程度に増加した．米国では女性の死亡数が男性のそれとほぼ同等になったが，日本では男性のほうが今のところ多い．しかしながら現在の日本では特に若い女性の喫煙者が減少しておらず，将来的に女性の有病率，死亡率が増加することが懸念されている[4]．

定義

COPDはタバコの煙を主とする有害物質を長期に吸入暴露することで生じた肺の炎症疾患である．呼吸機能検査で気流制限を示し，これは気管支拡張剤でも正常に復さない．気流閉塞は末梢気道病変と気腫性病変が様々な割合で複合的に作用することにより起こり，進行性である．臨床的には徐々に生じる労作時の息切れと慢性の咳嗽，痰を特徴とする[5]．

リスクファクター

最大のリスクファクターは喫煙であり，その他の要因はあまり研究されておらず，職業上の粉塵や化学物質の吸入，暴露，屋内外の空気汚染などの関与は喫煙よりかなり小さいと考えられている．喫煙歴の無いCOPD患者の割合は米国（25%），日本（15%），南アフリカ（48%）など，ばらつきが大きい[1]．遺伝的要因として最もよく研究されているのはα1-antitrypsin欠損症である．50歳以下でCOPDを発症した場合には，日本ではまれではあるが考慮すべきと思われる．

診断[1,5]

COPDを疑うのは，喫煙などの有害物質への暴露があり，咳，痰，呼吸困難，運動耐容能低下などの症状があるケースである．身体所見は正常のこともあるが，呼吸音の低下，横隔膜位置の低下，副呼吸筋肥大，胸郭前後径増大などが認められることもある．重要なのは呼吸機能検査である（表1）．閉塞性換気障害の存在とその他の原因の除外，鑑別が重要である．FEV1の予測値に対する割合（FEV1/FVCでなく）によって，軽症（>80%），中等症（50-80%），重症（30-50%），最重症（<30%）と分類することが出来る．重症度により治療を決める．酸素飽和度や血液ガス分析は長期酸素療法の適応を決めたり，その他の疾

表1 COPDの診断

- 診断基準
  - 気管支拡張剤投与後の呼吸機能検査でFEV1/FVC＜70％を満たす
  - 他の気流閉塞を来たしうる疾患の除外
    - 気管支喘息
    - びまん性細気管支炎
    - 先天性副鼻腔症候群
    - 閉塞性細気管支炎
    - 気管支拡張症
    - 肺結核
    - 塵肺症
    - 肺リンパ脈管筋腫症
    - うっ血性心不全
    - 肺がん
    - 間質性肺疾患

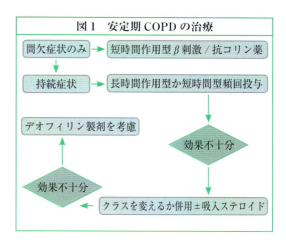

図1 安定期COPDの治療

表2 BODE指数

	0	1	2	3
FEV1	＞＝65	50-64	36-49	＝＜35
6分歩行(m)	＞＝350	250-349	150-249	＝＜149
呼吸苦指数	0-1	2	3	4
BMI	＞21	＝＜21		

＜呼吸苦指数＞	スコア	
呼吸苦なし	0	激しい運動以外では呼吸苦無し
軽度	1	平地を急いだり軽い坂道で呼吸苦
中等度	2	同じ年の人よりもゆっくり歩く
重症	3	100m歩いただけでも休む必要がある
最重症	4	服を着たり脱いだりするだけで呼吸苦あり．外出出来ない

患があるかどうかをチェックしたりするのに有用である．BODE指数（BMI, Obstruction, Dyspnea, Exerciseの頭文字から）（表2）は高値で入院率，予後が悪いことが前向き研究で示されている．他の検査で必須のものはないが，胸部レントゲン写真で横隔膜の平低化や肺野の透過性亢進，CTで肺実質の破壊，低級域の増大などを認める．心エコー検査で肺高血圧を認めることがある．労作時呼吸苦が心臓由来のこともあるので，虚血性心疾患の評価も必要かもしれない．

安定期の治療（図1）[1,5]

COPDと診断したら最初に，現喫煙者かどうかの確認，もしそうなら，禁煙を行えば，肺機能の保持と死亡率の低下が期待出来ることを患者と確認すべきである[6]．禁煙にあたって医師がカウンセリングを行うことで禁煙率は有意に高くなる．3分程度の短いカウンセリングであっても禁煙を説得することで5～10％は禁煙すると言われる（下記参照）．カウンセリングのみで不十分な場合には薬物治療が利用可能である．

＜禁煙の簡易戦略＞
- Ask：受診ごとに全ての喫煙者を把握する
- Advice：すべての喫煙者に強く禁煙を勧める
- Assess：禁煙に取り組む意志の強さを把握する
- Assist：禁煙を助ける
- Arrange：フォローアップの予定を組む

COPDの安定期の薬物治療の基本は吸入のβ刺激薬，抗コリン薬，ステロイド薬であり，治療全体（禁煙，教育，呼吸リハビリテーション，長期酸素療法，吸入薬物療法，ワクチン）のなかに位置付けるべきである．

状が間欠的な場合は短時間作用型のβ刺激薬（サルブタモール；サルタノール，プロカテロール；メプチン，など）もしくは抗コリン薬（イプラトロピウム；アトロベント）のいずれかで開始する．症状が持続的であれば短期間作用型の気管支拡張剤を頻回に使うか，長時間作用型のβ刺激薬（サルメテロール；セレベント）か抗コリン薬（チオトロピウム；スピリーバ）を用いる．これでダメならクラスをスイッチするか，併用する．経口のβ刺激薬は時に処方されているのを見るが，あまりCOPDでは研究さ

れておらず，副作用が多く，通常は投与しない．ステロイドの吸入（フルチカゾン；フルタイド，ブデソニド；パルミコート）はFEV1の予測値に対する割合が50％未満（重症，最重症のCOPD）群で併用することは適切と考えられている．ただし，長期の効果や安全性についてはまだ十分検討されていない．全身投与のステロイドは急性増悪の時にのみ適応があり，安定期には出番が無い．抗菌薬，喀痰調整剤，鎮咳剤，血管拡張薬などは安定期のCOPDには推奨されない．

長期在宅酸素療法の適応は低酸素血症のある患者であり，生存率が改善されることが分かっている．具体的には，1）ルームエアでPaO_2＝＜55か，PaO_2＝56－59で肺高血圧か組織低酸素症（例えば多血症）のエビデンスがある場合，2）夜間の酸素飽和度が＝＜88％の場合，3）運動時にPaO_2＜55かSaO_2＜88％の場合，などである．

急性増悪の治療[1,5]

急性増悪の単一の定義は存在しないが，通常，1）痰の増量，2）痰が黄色あるいは緑色に変色，3）呼吸苦増悪などのメジャークライテリア3つ，と1）過去5日で上気道感染あり，2）喘鳴，咳の増悪，3）原因不明の熱，4）呼吸数か心拍数がベースラインよりも20％以上上昇，などのマイナークライテリア4つを用いる．メジャー3つともで重症メジャー2つで，中等症，メジャー1つで＋マイナー1つ以上で軽症とする．治療は気管支拡張薬に加えて，ステロイドは全身投与が必要である．用量はプレドニンで

表3 呼吸器専門医へ紹介すべき場合
・40歳以前に発症
・十分に治療しているが1年に2回以上増悪
・急速に進行する場合
・十分に治療してもFEV1＜50％
・酸素療法が必要
・合併症がある（肺がん，心不全，気管支拡張症，）
・診断がはっきりしない（喘息）
・気流制限に比して症状が強すぎる
・A1アンチトリプシン欠損が証明された
・セカンドオピニオンが必要
・肺移植の候補
・肺機能を障害する手術を予定している患者

30－60mg/day×2週間程度投与する．中等症以上の発作で痰が緑色＞黄色であれば，抗菌薬を肺炎球菌，インフルエンザ菌，モラキセラなどに対してエンピリックに用いることが推奨されている．ガイドラインでは痰のグラム染色や培養を行わないでも良いとしているが，筆者の施設では行なっている．抗菌薬は軽症であればST合剤，テトラサイクリン単剤などが推奨され，中等症以上であればアンピシリン・スルバクタム，ニューマクロライド，第二第三世代セファロスポリン，フルオロキノロンなどが推奨されるとしているが，グラム染色などを参考にして抗菌薬を選択したほうが良いと筆者は考えている．

COPD急性増悪で呼吸性アシドーシスがあれば，非侵襲的人工換気（NPPV：non-invasive positive pres-sure ventilation）の有効率は高い．

呼吸器内科専門医に紹介するタイミングは表3の項目を参考にしても良いと思われる

文献

1) Littner MR, Cotton D, Taichman D, Williams S. In the clinic. Chronic Obstructive Pulmonary Disease. http://www.annals.org/content/154/7/ITC4-1.full.pdf

2) 厚生労働省の TOBACCO or HEALTH. http://www.health-net.or.jp/tobacco/product/pd090000.html

3) Fukuchi Y, Nishimura M, Ichinose M, et al. COPD in Japan：the Nippon COPD Epidemiology study. Re-spirology. 2004, vol.9, no.4, p.458-465

4) GOLD 日本委員会．COPD に関する統計資料. http://www.gold-jac.jp/copd_facts_in_japan/

5) 日本呼吸器学会 COPD 診断と治療のためのガイドライン, 第3版, 2009, 日本メディカルレビュー社

6) Anthonisen, N. R. ; Skeans, M. A. ; Wise, R. A. et al. The effects of a smoking cessation intervention on 14. 5 year mortality：arandomized clinical trial. Ann Intern Med. 2005, vol.142, p.233-239

CASE
肝機能障害

佐藤　健一

> 52歳男性，会社の健康診断で以前より肝機能障害を指摘されていた．この数年徐々に悪化し，今年は AST 66 IU/L，ALT 135 IU/L，γ-GTP 160 IU/L となったため来院．飲酒は週に3回ほど，体重がこの5年で10kgほど増加しとくに運動はしていない．

■このような患者さんはよく来ますね

小嶋　これは間違いないと言えるほど病歴だけで原発性胆汁性肝硬変（Primary biliary cirrhosis: PBC）を疑うとか，ウイルス性のものを疑うというのは実は少ないですね．肝機能障害の最終的な診断はだいたい同じようなカテゴリーに入るのが多いです．

井上　はい．明らかにアルコール性というのと，アルコールは飲まないが肝機能異常が持続している人がいます．両方ある人もいます．アルコールだけでなく，脂肪肝による非アルコール性脂肪性肝炎（NASH）*をどう診断するかで悩むことはあります．

本村　飲酒歴がないのに，ALP，γGTPなど胆道系酵素が高い女性では抗ミトコンドリア抗体M2を測定しています．PBCは，日本で患者総数は約5〜60,000人と推計されており　http://www.nanbyou.or.jp/entry/252 ，健診異常の患者さんから時に見つかります．

*注：NASHの病態や予後がわかってきてフォローアップの必要性も上がってきた（まだNASHのハイリスク要因というのは完全にはわかっていない）
→ http://www.aafp.org/afp/2013/0701/p35.html
→ 大規模コホートでは死亡率は上がらないとされている

Lazo M, Hernaez R, Bonekamp S, et al：Non-alcoholic fatty liver disease and mortality among US adults: prospective cohort study. BMJ. 2011;343:d6891.

■生検をするかどうか

小嶋　生検まではほとんど行きませんが，ほぼ全例エコーをやって確認はしています．悩ましいのは，アルコール飲酒歴の定量評価で，そのアルコールがどこまでになったら，これをnon-alcoholicというのか定義できなかったりします．割と少ないアルコールの量で，それ以外の要因がなくても，やはりアルコールと言わざるをえないのかという肝機能異常の人もいます．アルコール性か非アルコール性なのか難しいことをよく経験します．

井上　マネジメントとしては，同じようなことが必要になるので，必ずしも診断を明確にしなくても，節酒や生活習慣の改善で体重管理を勧めます．

■asymptomatic populationに対する肝機能評価は？

小嶋　私のところでは，職場健診やメタボ健診で要精検の人がとても多いですね．

井上　無症状でスクリーニングという人ではめったにしませんが，check-upとしての意味合いで実施することはあります．一応，何らかの薬物治療を行っている人では，年に1回くらいは検査するようにしています．

小嶋　その辺がどこまでかという推奨がいま一つ不明です．肝機能障害スクリーニングのエビデンスが米国予防医学専門委員会（USPSTF）にはありません．リスクをあらゆる薬剤に広げると，当然いろいろな人がリスクに引っかかってくるものの，健康な人に肝機能を診るということはあまりやりません．それがジレンマです．実際には健診という名目でたくさん検査されているだけにその

有用性がよくわからないまま検査が行われているという現状は悩ましいですね．

井上 健診を受けている人はいいのですが，健診を受ける機会のない人，慢性疾患を持つ人について，本文では言及していますか？

小嶋 どういう人をスクリーニングするかとかは書いてないのですが，異常があってというところから始まっています．このレビューを読んで思ったのは，海外のデータがある中でHBVやHCV発見のリスクが高い日本でのエビデンスが必要だということです．ただB型肝炎やC型肝炎はスクリーニングが容易なので，そこまで言わなくともいいのかもしれませんが，ウイルス活性化に伴う肝障害もほかの国よりも結構あるのだろうなと思います．

井上 それは認識しておく必要がありますね．

小嶋 このレビューでは，A型肝炎の血清検査について書いていますが，急性肝炎を疑わない時にA型までやるかというのは議論が分かれるところだと思います．検査項目も図4で採血による評価では，Step 1ではAがなくてBとCの確認という記載していますので，この程度であれば妥当ではないでしょうか．

井上 このHBc抗体の確認というのはわかりますか？

本村 免疫抑制・化学療法により発症するB型肝炎対策ガイドライン
http://www.ryumachi-jp.com/info/news110926_gl.pdf
では，HBs抗原陰性だとHBc抗体，HBs抗体を測定，どちらか陽性ならHBV-DNA定量の流れです．要は肝機能正常，HBs抗原陰性でもHBV-DNA陽性例があるということになります．免疫抑制・化学療法を行わない人に関してどこまでスクリーニングを行うのか難しい議論ですが，ASTが軽度高値，HBs抗原陰性でも，HBV-DNA陽性で治療適応となる方はごく少数存在する事実をどう考えるかと思います．

小嶋 私は測りません．

井上 私もHBs抗原，HBs抗体，HCV抗体は3点セットで出します．HBc抗体は次のステップでもよいのかなと思います．

小嶋 その通りだと思います．自治体によって医療保険査定の対応が少し異なりますので注意が必要ですね．

本村 HBs抗原，HBs抗体，HBc抗体を同時に測ると保険では確実に切られてしまいますね．

本論文と自分の違いは，私はフェリチンを結構とります．TIBCはあまりとらない．女性や中年では抗核抗体も最初にとります．

井上 見るからにメタボの男性では第2段階にします．

小嶋 体型やライフスタイルで，抗核抗体はStep 1にする．甲状腺疾患も頻度が高いからという理由で上位に挙げてしまいます．副腎皮質，セリアックをどこまで病歴を詰めるのかは難しく，事前確率はかなり低いです．これとWilson病は日本ではあまり見られません．本稿でも触れているように，セルロプラスミン*は米国でも測られ過ぎと言われています．これによると55歳以上では測る必要はないとのことです．

＊注:Tapper EB, Rahni DO, Arnaout R, Lai M. The overuse of serum ceruloplasmin measurement. Am J Med. 2013 Oct;126(10):926.e1-5.

井上 米国ではセットで入っているのですね？日本では，α1アンチトリプシン欠損症は，非常にまれですね．事前確率の違いですね．

小嶋 フォローしていく中で，安定していったり，生活習慣の改善でいくらかでもよくなっていく場合が多いので，除外されることがほとんどですね．

井上 軽度の肝機能異常の人すべてにこの検査をすることは医療費の観点から問題となります．やはりまず，問診と身体診察から必要な検査を見極めるべきでしょう．

小嶋 本稿では，基準値上限の2倍以内は経過観察でいいのではないかと書いています．米国消化器病学会のガイドラインでも基準値上限の2倍まで精査不要とされています．

肝生検ですが，肝機能は正常で，抗核抗体が少し上昇している人がいました．本人が精査にも積極的でしたので，消化器専門医に送ったら，いきなり肝生検をされたのです．

井上 中小病院ではやらないですね．
小嶋 肝生検については，施設によって敷居が異なると思います．紹介先での方針を把握することが大切です．

■妊娠中の肝機能障害はどうしますか？
井上 そういう患者さんはあまり来ないです．妊娠中にはそれほど採血はしません．
小嶋 離島にいたとき，体がだるいというので，抗けいれん薬なども飲んでいたので検査してみると結構な肝機能障害があり，原因は不明でしたが薬剤性なのかとも思っています．
井上 HELLP 症候群（Hemolytic anemia, Elevated Liver enzymes, Low Platelet count）を疑うときなどでしょうか．
本村 あと，まれでこわいのは妊娠後期で嘔吐などの消化器症状で発症する急性妊娠性脂肪肝ですよね．妊娠初期なら，妊娠悪阻に伴う軽度肝機能異常もありますね．

■総合診療医は腹部エコー，肝エコーに関しては高いスキルを求められる
小嶋 文献を見ますと，肝機能でエコーをどこまで行うか．日本では簡単に行いますが，それは良いことだと思いますが，医療費を押し上げるのかどうか．欧米と比べてコストが非常に違うと思います．欧米は何百ドルとかなり高いです．
井上 そうすると検査を行うかどうかの decision making は慎重に行われるのですね．
小嶋 はい，しかもその場で行わなくて，病院に送って，処方箋を書いて，技師が行い，放射線科医が読影をして，オーダーした医師に戻します．それだけ人手と手間と時間がかかります．日本ではコストが低い．
井上 日本ではエコーが気軽に聴診器代わりに使われることもありますね．
小嶋 エコーを積極的に採り入れることで出てくるエビデンス，日本だからこそこんなに見つかりましたというエビデンスのデータは，実はたくさんあるのだろうなと思います．
井上 時々，肝囊胞をみかけますが，肝機能異常の原因が肝囊胞であるのか，また本人にとっても心配のもととなってしまうのはどうしたらよいでしょうか？
小嶋 肝囊胞と肝機能障害の関係は，患者さんにとっては気になるところです．
井上 ほかに説明がつかない人がいますね．肝細胞の再生のプロセスの中で形成されたと考えられるわけですが，何らかの肝細胞を障害することが過去にあったわけですよね．以前，肝囊胞に感染して高熱がでた人がいました
小嶋 多発肝囊胞の人は，高熱が出て，血培も陽性となることがありますね．私の患者で，肝囊胞の感染症があって，感染管理に難渋したとがあります．
井上 やはり，そういった多発肝囊胞などは健診でひっかかるところから始まりますね，自覚症状がないですから．
小嶋 エコーの役割が大きいので，総合診療医は腹部エコー，肝エコーに関しては高いスキルを求められると思います．

Primary Care Review
健診で指摘された肝機能検査異常

佐藤　健一

【要旨】
　検診を受け異常を指摘された方への介入は，プライマリ・ケア医の外来ではよく遭遇することである．しかし，健康で本人に自覚症状がない状態では介入していくことも困難であり，軽度の肝機能検査異常を指摘されたときにその結果をどのように解釈していくと良いのかも悩む点である．採血結果の基準値をどのように決めているかを知ること，無症状の肝機能障害患者で見られやすい病態や頻度を知ることで，自信を持って介入していくことができるようになる．

Keywords：
　健康診断，肝機能検査，非対称性分布，AST/ALT比，生活習慣改善

肝機能異常の発見頻度とその解釈

　健康診断（健診）で行われる肝機能検査には一般的にaspartate aminotransferase (AST), alanine aminotransferase (ALT), γ-glutamyltranspeptidase(GGT) が含まれている[1]．そして，健診で指摘された有所見率の中では血中脂質異常について2番目に指摘されることが多い[2]（図1）．米国でも同様に，住民ベースの研究でALT上昇が8.9%で見られていたとの報告もある[3]．その一方で，診察する側は，健康成人が肝機能障害を指摘されて外来受診したときに，どのように検査を進め，どこまで介入すべきか悩む点でもある．

　第一に考慮に入れる点は採血の解釈についてである．肝機能検査を評価する項目の基準値はASTは10～40 IU/L，ALTは5～45 IU/L，GGTは男性80 IU/L以下，女性は30 IU/L以下となっている[4]が，各検査機関によってその基準値は異なるため，基準値の確認が必要である．そして，この基準値は，健康対象者の平均値より±2 S.D.に設定されているため，通常でも対象者のうち5%が異常と判断されることとなる．つまり検査結果の高い方と低い方から2.5%の方は肝疾患がなくても基準値を超えていると判断されることになる．

　更に，そのASTやALTなど肝機能検査の分布は非対称性で正規分布と異なる[5]（図2）ため，上限の1.5倍までの軽度上昇は必ずしも肝疾患の存在を示すわけではないと言われている[6]．また，これらの値が多少上昇していたとしても図2の右側（ロングテール部分）に相当することになる．それ以外にも年齢，性別などにも影響されることや，個人でも採血結果には変動や運動の影響があることも忘れてはいけない．逆に，検査結果が基準範囲内にあることから，本当に肝疾患があっても見逃されている可能性も頭の中に入れておく[7]．

実際の介入

　上記を踏まえた上で，受診後の介入をどのように進めると良いのか．ポイントは受診理由としての「異常や要精査などの結果」に加え，実際の採血結果や病歴，身体診察である（図3，4）．

■病歴と身体診察

　病歴は評価の中で最も重要な部分を占めており[8,9]，図3にあるような項目を確認していく．アルコールは重要な情報にも関わらず，多くの方は隠したり，少なく申告することが多いので注意が必要である．薬剤は，ハーブやサプリメント，漢方など，医療機関からの処方薬以外についても聴取することを忘れないようにする[6,10]．これは体に害がないと思っていて，服用していることを伝え忘れている可能性がある．

　身体診察は肝疾患の存在を示すような所見があるかに重点をおいて調べ，その上で採血結果

図1 肝機能異常の発見頻度

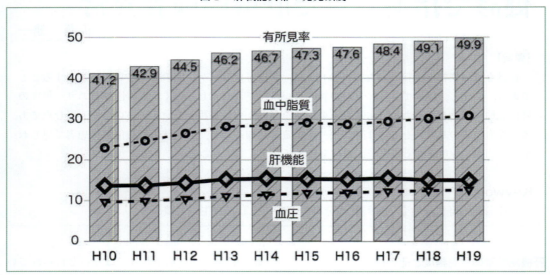

を確認していく．海外では超音波検査の頻度は少ないが，日本では簡便に実施できるので，身体診察と同時に実施することが多いと思われる．またBMI (Body Mass Index) はALTと関連があること，肥満や脂肪肝の関連もあるため，測定するのが望ましい[6,9]．

■採血による評価（図4）
・AST, ALT, GGTについて
1）AST, ALTの上昇
　まず，AST/ALT比を確認する．
① AST/ALT<1の場合
　脂肪変性や非アルコール性脂肪性肝炎（NASH）の可能性が高くなる．ある研究によるとAST/ALT<1.3の患者のうち87％はNASHと診断されている．
② AST/ALT>2の場合
　90％以上でアルコール性肝疾患が見つかるが，AST/ALT>3の患者になると96％以上に増加する[11]．しかしNASH患者，肝硬変に進んだC型肝炎患者でもAST/ALT>2に上昇することもあるので注意が必要である[7,10]．
　このように，AST/ALT比で特定の状態が示される一方，各疾患でoverlapが多く，単独で判断することは危険である[10]．

2）GGTの上昇
　肝胆汁性疾患には感度が高いが，特異度が低い．例えば膵疾患，心筋梗塞，腎不全，COPD，糖尿病，アルコールなど，肝疾患以外でも上昇する[9,12]．また抗てんかん薬として使用されるフェニトインやバルビタールなど芳香族の薬剤の内服でも上昇する[6]．このように，GGT単独上昇では無駄に肝疾患の検査を進めていく危険性が高くなるので注意が必要で，他の検査値上昇を評価する（AST/ALT>2でアルコール性を疑うなど）ために用いることが望ましい[9]．

■追加の検査[7,9,10,13]
　AST, ALT値の上昇がみられ，病歴聴取，身体診察が終了した後，図5のフローチャートに沿って追加の採血やフォローを行っていく．日本の場合，海外諸国よりフォロー間隔が短いことや手軽に超音波検査が実施可能なので，これらの点を考慮して身体診察時に超音波検査を実施したり，1〜3ヶ月程度でフォローをしていくこととなる．追加の検査項目としては
・フェリチン，TIBC，血清鉄トランスフェリン飽和度（TSAT）＝血清鉄/TIBC×100：ヘモクロマトーシスの鑑別
・A, B, C型肝炎血清検査：各肝炎の鑑別

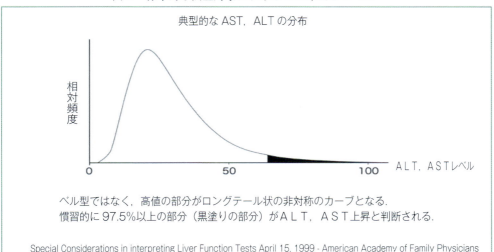

図2　標準的な調査対象における ALT, AST レベル

ベル型ではなく，高値の部分がロングテール状の非対称のカーブとなる．
慣習的に 97.5％以上の部分（黒塗りの部分）が ALT，AST 上昇と判断される．

Special Considerations in interpreting Liver Function Tests April 15, 1999 - American Academy of Family Physicians

図3　病歴と身体所見のチェック項目

病歴
- 家族歴，アルコール消費，薬剤（一般薬やハーブも），肝機能異常の期間
- 非経口的暴露：輸液・経静脈性・経鼻性の薬剤使用，刺青，性活動
- 最近の旅行歴，黄疸患者への暴露，
- 汚染された食物への暴露，肝臓毒への職業的な暴露など
- 随伴症状：黄疸，関節痛，筋肉痛，発疹，食欲不振，体重減少，
- 腹痛，発熱，搔痒，尿や便の変化など

身体所見
- 腹部触診：肝臓のサイズ・硬さ，脾臓の大きさ，腹水の有無
- 急性・慢性肝疾患の徴候：クモ状血管腫や手掌紅斑など
- 肝硬変時の徴候：Dupuytren 拘縮，耳下腺腫脹，精巣萎縮など
- 腹部悪性腫瘍時の徴候：左鎖骨上リンパ節腫脹，臍周囲結節
- 肝うっ血時の徴候：頸静脈怒張

・プロトロンビン時間 (PT)，血清アルブミン：蛋白合成や肝機能障害の同定
・CBC，血小板：感染症，好中球減少症，血小板減少症の除外，進行する肝疾患の鑑別
・TSH, fT4, fT3：甲状腺疾患の鑑別
・アルカリフォスファターゼ，ビリルビン：肝性胆汁うっ滞の鑑別
・クレアチンキナーゼ，LDH，アルドラーゼ：筋疾患の鑑別
等が挙げられる．
　超音波検査でも診断がはっきりしないときは，以下の疾患の可能性を考慮し検査を進めていく．その際は身体所見，罹患率，好発年齢，性差，診療報酬請求上の妥当な点を考慮して必要と思われる検査に限るようにする．

・α1-AT 量：α1アンチトリプシン欠損（1500〜7600 人に 1 人，すべての年代，性差の言及なし）[14]
・セルロプラスミン：Wilson 病（30000〜300000 人に 1 人，6〜20 歳位に多いがそれ以上の例もある，性差の言及なし）[15,16]

図4　採血による評価
Step1 ・アルコール乱用の評価（AST/ALT>2:1） ・脂肪肝の評価（AST/ALT は通常 <1, 腹部超音波） ・HBV, HCV の確認（HBsAg, HBsAb, HBcAb, HCVAb） ・ヘモクロマトーシスの評価（血清鉄 > 300mg/dL, TSAT>50%）
Step2 ・筋疾患の除外（クレアチンキナーゼ, アルドラーゼ） ・甲状腺機能の評価（TSH, fT4, fT3） ・セリアック病の考慮 ・副腎皮質不全の考慮
Step3：より一般的でない肝疾患を考慮 ・自己免疫性肝炎の考慮（抗核抗体, 抗平滑筋抗体） ・ウィルソン病の考慮（セルロプラスミン） ・α1アンチトリプシン欠損症の考慮（α1-AT）
Step4：肝生検をするか経過観察をするか ・ALT, AST の上昇が2倍以内の時は経過観察 ・それ以外は肝生検を考慮

・抗組織トランスグルタミナーゼ抗体, 抗筋内膜IgA抗体：セリアック病（300～500人に1人, すべての年代, 性差の言及なし）[17]

・抗核抗体, 抗平滑筋抗体：自己免疫性肝炎（罹患率6000～7000人に1人, ほぼすべての年代,

女性に多い）[7,18,19]

　以上の検査を実施しても診断がつかないこともある．その場合は肝生検を検討することになるが，AST, ALT ともに基準値上限の2倍以内で，慢性的な肝疾患がない場合は経過観察で良いとされている[9]．もし生活習慣の改善を継続しているにも関わらず，6～12ヶ月にわたってAST, ALT が継続的に上昇している場合は肝生検が推奨されるが[12]，大部分が脂肪変性や脂肪性肝炎（87%）で，正常例が10%程度あること[20]を考慮する必要がある．実際に肝生検を実施するかどうかは患者と相談することが望ましい．

生活習慣改善への介入

　肝機能障害は肝臓そのものだけではなく，糖尿病，高脂血症，肥満など生活習慣病との関連も考えられることより，生活習慣の改善を促すように継続的に指導していくことも外来では重要である．同時にアルコール摂取への介入や，肝毒性薬剤の中止や他剤への変更も検討していく．

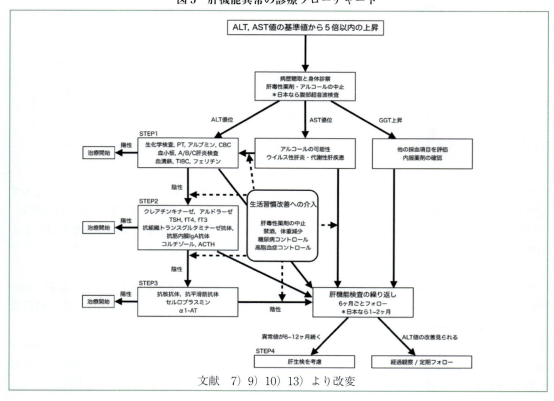

図5　肝機能異常の診療フローチャート

文献　7) 9) 10) 13) より改変

文献

1) 厚生労働省．"政策レポート（特定健康診査（いわゆるメタボ健診）・特定保健指導）．"http://www.mhlw.go.jp/seisaku/2009/09/02.html, (2010/09/26)

2) 厚生労働省．"政府統計の総合窓口 GL8020103．" 図4 採血による評価 http://www.e-stat.go.jp/SG1/estat/List.do?lid=000001029899．定期健康診断実施結果・項目別有所見率の年次推移（2010/09/26）

3) Ioannou, G.N; Boyko, E.J; Lee, S.P. The prevalence and predictors of elevated serum aminotransferase activity in the United States in 1999-2002. Am J Gast roenterol. 2006,vol.101,no.1,p.76-82.

4) 今日の臨床検査．南江堂,2003

5) Quinn, P.G.;Johnston, D.E. Detection of chronic liver disease: costs and benefits. Gastroenterologist. 1997 ,vol.5,p.58-77.

6) Johnston,D.E.Special considerations in interpreting liver function tests.Am Fam Physician.1999.< http://www.aafp.org/afp/990415ap/2223.html>

7) AGA Technical Review on the Evaluation of Liver Chemistry Tests. Gastroenterology. 2002,vol. 123,p.1367–1384.

8) 日本人間ドック学会人間ドック健診成績判定及び事後指導に関するガイドライン作成委員会．人間ドック健診成績判定及び事後指導に関するガイドライン．人間ドック．2008 vol.22,p.865-877.

9) Marshall,M. Approach to the patient with abnormal liver function tests. UpToDate www.uptodate.com

10) Paul, T. Mildly elevated liver transaminase levels in the asymptomatic patient. Am Fam Physician. 2005. Vol.15,no.71(6),p.1105-1110.

11) Cohen ,J.A. The SGOT/SGPT ratio--an indicator of alcoholic liver disease. Dig Dis Sci. 1979 ,vol.24,no.11, p.835-838.

12) Daniel, S. Prospective evaluation of unexplained chronic liver transaminase abnormalities in asymptomatic and symptomatic patients. Am J Gast roenterol. 1999,vol.94,p.3010-3014.

13) AGA Medical Position Statement: Evaluation of liver chemistry tests. Gastroenterology. 2002,vol.123, p.1364–1366.

14) Cox ,D.W. Prenatal diagnosis of 1-antitrypsin defi-ciency and estimates of fetal risk of disease. J Med Genet. 1987,vol.24,p.52–59.

15) Olsson C. Determination of the frequencies of ten allelic variants of the Wilson disease gene ATP7B, in pooled DNA samples. Eur J Genet. 2000,vol.12,vol. 933–938.

16) Ala, A.Wilson's disease Lancet. 2007,vol.369 no.9559,p.397–408.

17) Fasano, A. Where have all the American celiacs gone? Acta Paediatr Suppl. 1996, vol.412,p.20-24.

18) Boberg, K.M. Incidence and prevalence of pri mary biliary cirrhosis, primary sclerosing cholangitis, and autoimmune hepatitis in a Norwegian population.Scand J Gastroenterol. 1998,vol.33,p.99 –103.

19) Berdal, J.E. Incidence and prevalence of auto immune liver diseases. Tidsskr Nor Laegeforen. 1998, vol.118,p.4517– 4519.

20) Ghany,M. Approach to the patient with liver disease. Harrison's Internal Medicine, 16th Edition VolumeII, McGraw-Hill ,2004,p.1808-1812

CASE
顕微鏡的血尿

小松　康宏

> 51歳男性．顕微鏡的血尿が健診で指摘されたため尿検査や腹部エコーを受けたところ左腎皮膜近くに1cm大の腫瘍が見つかった．泌尿器科に紹介したところ悪性が疑われ外科的切除となった．

小嶋　研修医のときに泌尿器科のローテート中に顕微鏡的血尿の人が来て，やることはセットで決まっていて，腹部X線(KUB)と腎エコーをやって，尿管を追えるだけ追って，膀胱エコーやって，尿の細胞診をやって，なぜかそのとき尿の結核培養も出すように言われました．男性も女性もルーチンでひたすらやりました．1か月くらい週2回です．フォローしても1回も尿結核は出ませんでした．細胞診も全部陰性でした．たまに尿路結石みたいなものが見つかる．それ以外腎癌がみつかることもありませんでした．自分の少ない経験ですので母数が少ないですが，自分としてはほろ苦い経験です．

井上　女性は頻度が高いので全例にというわけではありませんが，男性ではしますね．

小嶋　自分で精査して，このレビューのfirst step，つまりエコー，尿細胞診とか非侵襲的検査をしますか？

井上　細胞診やエコーは実施します．

■いつ膀胱鏡が必要になりますか

小嶋　心配なのは細胞診の感度が非常に低いということです．どこまで膀胱癌を追うか．最近アクトスを飲んでいる人で，血尿が出るとどうしても関連を考えてしまう．あまり患者さんにそれを言いすぎるとそれはそれで心配をかけてしまいます．「ひととおり診て，なんでもないですが，こういう検査もありますから，受けてみますか」と押すことはしています．

井上　細胞診は，3回セットでしていますか？

小嶋　標準は1回でリスクが高ければ3回にしています．

井上　以前に研修した泌尿器科では3回セットがルーチンだったので，回数を増やして感度を上げるようにしています．喫煙者は明らかにハイリスクですね．閉経以後の女性では，毎回尿潜血陽性になることは多いです．尿道カルンクルや萎縮性膣炎によるものでないかをまず考えます．

小嶋　先生のところだと，その場で内診台に上げて，直接見えるメリットがありますからそれがあるべき姿だと思います．一般診療所だと看護師がたまたま見つけてくれたらいいですが，結構見逃されていることが多いと思います．

このレビューを読んで驚いたのですが，顕微鏡的血尿の頻度は日本人で3～5％と多い疫学的データです．

■prevalenceを知っていることが重要です

小嶋　このレビューに次のような記載がありますので紹介します．

「日本人の3～5％に血尿があるとすれば，日本全体で500万人に血尿が発見されることになる．全員を対象に詳細な検査をすすめれば治療が必要な泌尿器系悪性腫瘍がより多く発見される可能性がある半面，不要な検査による合併症，精神的不安，経済的負担が増すであろう」

全員に細胞診や補体測定するのか，再度リスクファクターの詳細な聴取の必要性が指摘されます．

本村　閉経後女性の繰り返す尿潜血に関しては，一度は検査しますが，問題がなければ，婦人科的診察なしに尿道カルンクルや萎縮性膣炎が原因と考えます．よい疫学データはないのですが，この患者層で尿潜血の原因は多くはvulvovaginal atrophyやurogenital atrophyといわれる膣萎縮が関与していると思っています（MacBride,MB et al： Vulvovaginal atrophy.

Mayo Clin Proc. Jan 2010; 85(1): 87-94）．

井上 Prevalence を知りつつ，リスクに応じてマネジメントしたいものですね．

小嶋 本稿にアルゴリズムもあります．

井上 そういうトレーニングを受けていないと，検査データだけを見て，これなら精査となってしまいます．せめてこのアルゴリズムを見ながら診療を進めたいものです．

小嶋 私の古い経験が「古いやり方」として笑い話になる世の中になって欲しいですね．

■検体の採り方は，女性の月経中はカテ尿？

小嶋 カテ尿をどうしていますか？月経前後に来ちゃった女性患者さん．

井上 カテ尿はほとんどやりません．家が近い人が多いので，月経が終わってから来てくださいと言います．

小嶋 自分も2,3週後に来てくださいと言います．精査をすべき状態ではないので．時々そのあと来なくなっちゃう人がいます．せっかく来たときが検査のタイミングだったのかもしれないということもあります．カテ尿を取られる苦痛がありますので，健康な人に行うのが悩ましいところです．

井上 健診の時が月経の終わりかけだったとか，微妙なタイミングということもあります．少なくとも2回検査をして血尿が連続していれば精査を行うようにすべきでしょう．

小嶋 月経の影響があれば中間尿で，普通の尿検をしてから進める．今先生は家が近い人が多いと言いましたが，患者の医療機関へのアクセスが精査依頼ではとても大事で，大病院ですべての人を診るよりは，身近な医師が診ることが重要だと思います．このリスクファクターというのは，皆さん正確に学んでいるのでしょうか．私は，リスクファクターより，やることありきで，学べませんでした．あとで勉強して，リスクファクターというのがあるんだと知りました．

あとは感染でしょうか．顕微鏡的血尿と尿路感染症状があって，膀胱炎の治療をして，治りが悪いとか，治療にもかかわらず顕微鏡的血尿が続いていたりとかして，膀胱鏡までいくと膀胱がんだったという経験があります．

井上 フォローアップするということですね．膀胱炎治療で良くならないのであれば，別の疾患を考える．

■スペクトラムを念頭に置いて，無症候性の顕微鏡的血尿を診ていく

井上 腎癌も時にありますし，日本ではエコーが簡便にできますので，一度はエコーをやったほうがよいでしょう．

小嶋 腎エコーと膀胱エコーは総合診療医の必須の技術です．

井上 総合診療医にとってリスクファクターによるリスクの層別化がkeyとなります．その観点が疾患中心のspecialistには不足しているかもしれません．専門医のところに来たら，徹底的に精査をする．リスクファクターの有無にかかわらず絶対見逃してはいけないという見方です．リスクに応じた対応というのは総合診療医にとっては必須の考え方として体得されているべきだと思います．

小嶋 医療費の観点からも，no harm（害にならない）という意味からも，また患者さんを守るためにも，リスクファクターによる層別化が大事です．

井上 専門医と総合診療医では事前確率が異なります．

小嶋 最近うれしかったのは，「先生のところから送られてくるのは本物が多くていやだ」（笑）と紹介先の専門医から言われたことです．よく選んで，これは怪しいというものをコンサルトするというは，ある意味誇らしいことです．何でも送ると言われるよりは，いい仕事をしている評価だと自分ではとらえています．そのように専門医からもよいフィードバックを返してもらえるのはありがたいですね．

井上 それが総合診療専門医の機能ですね．

Primary Care Review
顕微鏡的血尿

小松　康宏

【要旨】
　顕微鏡的血尿は健診や外来受診時に偶然発見されプライマリ・ケア医が対応を相談されることも多い．特別な治療を必要としない無症候性血尿であることが多いが，一部に尿路系の悪性腫瘍や腎臓病が潜んでいる．蛋白尿を伴っている場合には腎臓内科医に，単独の顕微鏡的血尿の精査は泌尿器科医に紹介し治療が必要な疾患を見落とさないようにする．顕微鏡的血尿に対する診断指針が提案されているので適切な診療に努めたい．

Keywords：
　顕微鏡的血尿，尿沈渣，リスクファクター

はじめに

　血尿とは尿に赤血球が混入した状態であり，腎・泌尿器系疾患の診断・治療につながる重要な症候である．患者自らが気づく肉眼的血尿とは異なり，顕微鏡的血尿は自覚症状がないので，大部分は健診や外来・入院時の検査で偶然発見される．大多数は治療の必要がない無症候性の血尿や一過性の血尿だが，一部に泌尿器系の悪性腫瘍が潜んでいる．治療が必要な疾患を見落とさないとともに，過剰な検査，治療，生活制限，不安などを課さないようにする．
　顕微鏡的血尿の評価ならびにフォローアップに関する臨床的エビデンスは少ない．英国のNIHRHTAは2006年に「エビデンスが不足しており血尿の診断アルゴリズムを作成することはできない」としているが[1]，診療の参考となる一定の指針が求められ，コンセンサスにもとづく診療指針が学会や専門家から提唱されている．本稿では日本腎臓学会，米国泌尿器科学会のガイドラインならびに専門家の提言[3-7]を参考に現時点でプライマリ・ケア医が知っておくべき要点をまとめたい．

顕微鏡的血尿の定義

　血尿とは尿に赤血球が混入した状態であり，尿色調の観察で気づかれる肉眼的血尿と，尿試験紙法による尿潜血反応で疑われ，顕微鏡的な尿沈渣で診断される顕微鏡的血尿がある．尿試験紙法は血尿のスクリーニング検査で，（1＋）（ヘモグロビン0.06mg/dL以上）を陽性とする．顕微鏡的血尿の確定診断は，尿沈渣検査で強拡大400倍で1視野に5個以上（5個/HPF）の赤血球が認めた場合，あるいは無遠心尿でのフローサイトメトリー法など自動分析装置を用いた場合には20個/mL以上のときとする[1]．

> 顕微鏡的血尿の定義：尿試験紙1＋，尿沈渣検鏡（400倍）5RBC/HPF，無遠心尿20RBC/mL

顕微鏡的血尿の頻度

　対象集団の年齢，性別，国などによって異なる．わが国の健診受診者を対象とした場合，血尿の頻度は男性で3.5％，女性で12.3％であり，加齢とともに頻度は増加している[9]．職場健診を対象とした血尿の頻度は20歳未満で0.65％，20歳代で0.94％，30歳代で1.68％，40歳代で3.95％，50歳代で3.64％，60歳以上で2.94％である[10]．欧米の50歳以上の健常男性を対象にしたものでは一度でも血尿が認められた者の頻度は10.0〜21.1％との報告がある[11-13]．

顕微鏡的血尿の原因と臨床的意義

　血尿は腎・尿路のすべての部位から生じうる．主な疾患には糸球体疾患，尿路上皮癌，腎癌，前立腺癌，尿路結石症，膀胱炎，前立腺肥大，腎動静脈奇形，腎嚢胞などがある（表1）．顕微鏡的血尿の患者で腎・尿路疾患を発見される率は年齢，性別，他の基礎疾患の合併などにより異なる．無症状の健常者で顕微鏡的血尿が

表1 血尿の主な原因

糸球体疾患	糸球体腎炎，IgA腎症，Alport症候群，菲薄基底膜病（thinbasementmembrane病）
間質性腎炎	薬物過敏症など
血液凝固異常	凝固線溶異常（DIC，血友病），抗凝固療法
尿路感染症	腎盂腎炎，膀胱炎，前立腺炎，尿道炎，尿路結核
尿路結石症	腎結石，尿管結石，膀胱結石
尿路性器腫瘍	腎細胞癌，腎盂腫瘍，尿管腫瘍，膀胱腫瘍，前立腺癌
尿路外傷	腎外傷，膀胱外傷
腎血管性病変	腎動静脈血栓，腎梗塞，腎動静脈瘻，腎動脈瘤，ナットクラッカー現象
憩室症	腎杯憩室，膀胱憩室
その他	壊死性血管炎，紫斑病，多発性囊胞腎，海綿腎，腎乳頭壊死，前立腺肥大症，放射線性膀胱炎，間質性膀胱炎

（血尿診断ガイドライン検討委員会[2]による）

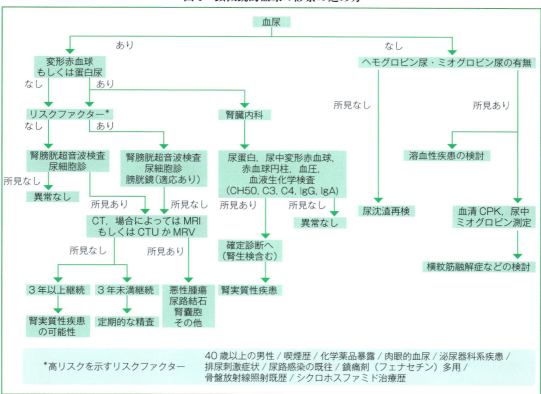

図1 顕微鏡的血尿の診察の進め方

表2 尿路上皮癌のリスクファクター

- 40歳以上の男性
- 喫煙歴
- 有害物質への曝露
- 肉眼的血尿
- 泌尿器科疾患の既往
- 排尿刺激症状
- 尿路感染鎮痛剤（フェナセチン）多用
- 骨盤放射線照射歴
- シクロフォスファミド治療歴

（血尿診断ガイドライン検討委員会[2]による）

あっても泌尿器悪性腫瘍などの重篤な疾患が発見されるのは1.5%〜2%未満なので、一般住民を対象とした検尿は一般的に推奨されない[4-6,8]。一方、顕微鏡的血尿の最大10%に泌尿器系悪性腫瘍が認められたとの報告もあるため、いったん顕微鏡的血尿が発見された場合には原因検索をすすめる必要がある。

健診における顕微鏡的血尿の頻度は男性3.5%、女性12.3%で加齢とともに増加する。泌尿器系悪性腫瘍などの頻度は低く無症状一般住民へのスクリーニングは推奨されていない。

顕微鏡的血尿に対する検査・治療方針

顕微鏡的血尿が発見された場合に、どの検査を実施するか、フォローアップ期間はどうするか、どの時点で専門医に紹介するかは、患者の年齢や背景因子によって異なる。日本人の3〜5%に血尿があるとすれば、日本全体で500万人に血尿が発見されることになる。全員を対象に詳細な検査をすすめれば治療が必要な泌尿器系悪性腫瘍がより多く発見される可能性がある半面、不要な検査による合併症、精神的不安、経済的負担が増すであろう。そこで日本腎臓学会の血尿ガイドラインでは、危険因子を考慮し、個人・集団に特異的、非特異的な疾患を念頭に置いた2次スクリーニング検査の選択と、それに続く医療行為が行われるべきとしている。図1に日本腎臓学会血尿ガイドラインによる顕微鏡的血尿の診察のすすめかたを示した。尿潜血反応が陽性ならば尿沈渣を行って血尿なのか、溶血による尿潜血陽性なのかを区別する。尿沈渣で赤血球が5個/HPF以上であれば腎超音波、尿細胞診を行うが、尿路上皮癌のリスクファクターがあれば泌尿器科専門医に紹介し、膀胱鏡を含む精査をおこなう。尿路上皮癌のリスクファクターを表2に示したが、40歳以上の男性や喫煙歴があればそれだけでリスクファクターがあることになる。異常所見があればCTなどの画像診断を行い悪性腫瘍を見落とさないようにする。米国放射線学会から血尿に対する各種画像診断の選択基準が提唱されているので参考にしたい[14]。腎超音波、尿細胞診、膀胱鏡（リスクファクターある患者）で異常所見がなければ尿蛋白、血圧、血清クレアチニン値（eGFR）などから糸球体腎炎の可能性を評価し、糸球体腎炎が疑われる場合には補体価、IgA、抗核抗体などを測定する。無症候性顕微鏡的血尿では多くの場合原因疾患はみつからない。しかし一部の患者で悪性腫瘍が発見されるので、一定期間の経過観察が推奨される。経過観察の方法は一定しないが、米国泌尿器科学会は3年間のあいだ4回（6, 12, 24, 36カ月後）血圧測定と検尿、尿細胞診をおこなうことを推奨している。これに対し、経過観察頻度はもっと少なくてもよいとの見解もある[15]。

顕微鏡的血尿がある場合、まず尿沈渣とリスクファクターの有無を評価する。リスクファクターがあれば膀胱鏡を含めた精査が必要なため専門医に紹介する。腎臓の超音波、尿細胞診、尿や血液の一般検査を行い定期的にフォローする。

文献

1) Rodgers M A, et al：Diagnostic tests used in the investigation of adult haematuria：A systematic review and economic evaluation. Health Technol Assess. 2006；10：1-276. http://www.hta.ac.uk/project/1363.asp

2) 血尿診断ガイドライン検討委員会．血尿診断ガイドライン（東原英二委員長）．2006．（日本腎臓学会のホームページからダウンロードできる．http://www.jsn.or.jp/guideline/）

3) American Urological Association (AUA) best practice policy on evaluation of asymptomatic microscopic hematuria in adults. part Ⅰ（definition, detection, prevalence and etiology）Urology. 2001 Apr；57, no.4：599, part Ⅱ（patient evaluation, cytology, voided markers, imaging, cystoscopy, nephrology evaluation and followup）Urology. 2001 Apr；57（4）：604

4) Tu W H, et al：Evaluation of asymptomatic, atraumat-ic hematuria in children and adults.Nat Rev Urol. 2010；7：189-194

5) Kelly, J D, et al：Assessment and management of non-visiblehaematuria in primary care. BMJ. 2009；338：227-232.

6) Mc Donald, M M, et al：Assessment of microscopic hematuria in Adults. Am Fam Physician. 2006；73：1748-1754.

7) Cohen, R et al：Microscopic hematuria. N Engl J Med. 2003；348：2330-2338.

8) Hiatt R A, et al：Dipstick urinalysis screening, asymptomatic microhematuria, and subsequent uro-logical cancers in apopulation-based sample. Cancer Epidemiol Biomarkers Prev. 1994；3：439-443.

9) Iseki K.；Iseki, C.；Ikemiya, Y.；Fujiyama, K. Risk of deveoping end-stage renal disease in a cohort of mass screening. Kidney Int. 1996；49：800-805

10) Yamagata K, Yamaoka Y, Kobayashi M, et al：Along-term follow-up study of asymptomatic hamaturia and/or proteinuria in adults. Clin Nephrol. 1996；45：281-288.

11) Messing E M, Young T B, Hunt V B, et al：Home screening for hematuria：results of amulticlinic study. J Urol. 1992 Aug；148（2Pt1）：289-292.

12) Messing E M, Young T B, Hunt V B, et al：Urinary tract cancers found by homescreening with hematuria dipsticks in healthy men over 50years of age. Cancer. 1989 Dec；64（11）：2361-2367.

13) Messing E M, Young T B, Hunt V. The significance of asymptomatic microhematuria in men 50 or more years old：findings of a home screening study using urinary dipsticks. J Urol. 1987 May；137（5）：919-922.

14) Choyke L, et al：Radiologic evaluation of hematu-ria：Guidelines from the American College of Radiolo-gy's Appropriateness Criteria. Am Fam Physician. 2008；78（3）：347-352.

15) Mishriki S F, et al：Diagnosis of urologic malignancies in patients with asymptomatic dipstick hematuria：prospective study with 13years' follow up. Urology. 2008；71：13-16

新・総合診療医学 Review

- 11 下痢
- 12 便秘
- 13 アトピー性皮膚炎の診断と治療
- 14 アレルギー性鼻炎
- 15 虚血性疾患病の二次予防
- 16 腰痛
- 17 頭痛
- 18 片頭痛
- 19 不眠症
- 20 喘息
- 21 帯下
- 22 脂質代謝異常
- 23 尿路感染症

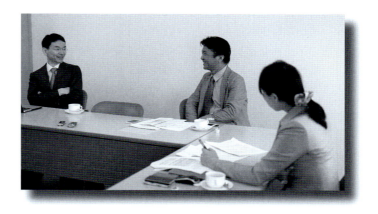

Primary Care Review
下痢

佐藤　健太

【要旨】
　下痢は「日に3回以上の軟便か水様便」と定義され，一般人口における有訴者数は2%前後[1]で，プライマリ・ケア診療所における新規健康問題の中でも1.9%を占めている[2]。一般的に5～7日間続き，ほとんどの例で2週間以内に自然治癒するが，QOLを損なう症状であり，脱水等を合併し入院することもある．医療経済的な影響(ロタウィルス性下痢症では年間直接医療費が100億円を超える)[3]も大きい．
　本稿では，プライマリ・ケア診療所で実施可能な診療フローチャートの紹介や治療法・予防法のレビューを行う．なお，紙面の都合上，旅行者下痢症[4]や院内発生下痢症[5]については割愛したため参考文献をご参照いただきたい．

Keywords：
　急性下痢症，慢性下痢症，経口補水液（ORS），ロタウィルスワクチン，便検査の適応

プライマリ・ケア従事者が下痢・便秘症診療に関わる意義

　個々人のQOL低下や休業に伴う損失を最小限にするために，危険な疾患の除外のみにとどまらず，適切な対症療法を行う．また感染性の強い疾患の第一発見者として適切な拡大予防策を取り，地域の社会・経済的損失を最小限にすることも重要な役割である．

プライマリ・ケアにおける下痢症の特徴と診療の流れ

　鑑別診断や診療上のポイントが大きく異なるため，急性（時間から日，長くて2週以内）と慢性（週から月の経過）に分けて考える．それぞれに含まれる鑑別診断を表1に，対応フローチャートを図1・2にまとめた．

表1　下痢の主な原因

経過	局在	病態		病型	鑑別診断	危険な合併症	重要な病歴や検査
急性	消化管	感染性		嘔吐下痢症	毒素（黄色ブドウ球菌，セレウス菌，ボツリヌス菌）※	脱水症	原因暴露から4時間以内に発症，48時間以内に軽快する急激な嘔吐．下痢は一般に軽い．
				小腸型下痢症	ウィルス（ロタウィルス，ノロウィルスなど），細菌（コレラ・ビブリオ・毒素原性大腸菌）※	脱水症	原因暴露から12時間から2日ほど経って発症し，2週以内に軽快する急性経過の水様・非血性下痢．悪心・嘔吐も強い．腹痛・発熱は様々
				大腸型下痢症	細菌（サルモネラ，赤痢，カンピロバクター，エルシニア，腸管出血性大腸菌，C.difficile）※	脱水症，溶血性尿毒症症候群，Toxic megacolon	原因暴露から1～3日以上経ってやや遅れて発症する粘血便・血便．下腹部痛や裏急後重を認め，発熱も伴いやすい．→便培養
		内因性		炎症性（消化管粘膜破綻・自己免疫）	腸重積・憩室炎・虫垂炎・消化性潰瘍☆・炎症性腸疾患（潰瘍性大腸炎・クローン病）☆	急性腹症（消化管穿孔，Toxic megacolon）	大腸型下痢症と類似（粘血便，腹痛，裏急後重，発熱）→造影CTや大腸内視鏡検査
				虚血性	虚血性腸炎，腸間膜動脈血栓症☆，非閉塞性腸間膜虚血（NOMI）☆	急性腹症（消化管壊死）	心血管リスク因子，腹部診察所見の軽い激痛．→造影CT．
	全身性	感染性	感染性		敗血症・髄膜炎，肺炎・尿路感染症・中耳炎，骨盤内感染症，胆道系感染症，トキシックショック症候群	敗血症，多臓器不全	各臓器の随伴症状・診察で絞込→グラム染色・培養
		内因性	免疫性		アレルギー・アナフィラキシー反応☆，SLE，GVHD.	アナフィラキシーショック，多臓器不全	抗原暴露歴，診断基準．
慢性	消化管	感染性		非定型下痢症	輸入感染症や性行為感染症（アメーバ赤痢，クラミジア，梅毒，淋菌，ヘルペスなど），HIV☆（急性経過を取り，下痢は一旦自然停止するため注意を要する）	水平感染の蔓延，AIDS発症	海外渡航歴，性活動歴
		外因性		食事性	乳糖不耐症（賦形剤として含まれる乳糖に注意）※，難消化性甘味料（糖アルコール類・キシリトール・マルチトール・エリスリトール），経管栄養（特に高浸透圧性のもの）	栄養障害	食事内容，内服歴
				医原性（薬剤，手術・放射線治療）	Collagenous colitis（NSIADs，ランソプラゾール，チクロピジン，カルバマゼピン），術後迷走神経切断・短腸症候群・放射線腸炎	栄養障害	治療歴（内服・手術・放射線）
	全身性	内因性		特発性	過敏性腸症候群※	QOL低下，精神心理的疾患の合併	診断基準確認（II．便秘，表5参照）
				腫瘍性	大腸癌☆，消化管内分泌腫瘍（カルチノイド腫瘍，甲状腺髄様癌等）	癌の進行	癌危険因子（大腸ポリープ，家族性ポリポーシス，大腸がん家族歴，喫煙歴）→大腸内視鏡．
				先天性・免疫性	Hirshsprung病，セリアック病，強皮症	栄養障害	発症時期，他．
				内分泌性	糖尿病性神経障害☆，甲状腺機能亢進症，副腎不全．	甲状腺クリーゼ，副腎不全性ショック	随伴症状，血清ホルモン値測定
		外因性		薬剤性	抗菌薬※，NSAIDs，抗癌剤，アルコール※，下剤乱用．マグネシウムやカルシウムの制酸剤，ラクツロース，マンニトール，コルヒチン，ACE-I.	栄養障害	内服歴

※高頻度疾患，☆重症疾患

「急性下痢症」の場合，ウィルス性下痢症が大半を占めるが，敗血症や急性腹症などを合併する予後の悪い疾患が含まれるため，迅速な原因推定と初期治療が求められる．図1のようにまず全身状態の評価・安定化を優先し，次に危険な疾患を示唆するRed flagsがないことを問診で速やかに確認する．その上で，毒素型・小腸型・大腸型の下痢症に病型を分けた上で，原因微生物の検討と対症療法の指導を行う．

一方で「慢性下痢症」では，癌死や栄養障害などを起こす重大な疾患が一定の割合で含まれるが，緊急性の高い疾患は稀なためまずは丁寧

図1 急性下痢症の診療フローチャート (参考文献1～4を元に筆者作成)

1. 全身状態(特に脱水・ショック)の評価と安定化
脱水の指標：体重減少，血圧・脈拍の姿勢変化，臥位での頸静脈虚脱，意識障害，乏尿．
小児ではCapillary refilling time＞2秒，皮膚ツルゴール低下

↓全身状態が安定　　　　　　　　　　　↓脱水あり，または全身状態が不安定
2へ進む　　　　　　　　　バイタルコントロールと重篤な基礎疾患(表1．全身感染性・免疫性など)の検索を同時並行で進める．
　　　　　　　　　　　　　→初期輸液(20ml/kg)に反応しない例では後方施設への紹介を検討

2. 危険な疾患・合併症の除外
危険な疾患：虚血性腸炎・炎症性腸疾患・大腸型下痢症(3つのI＝Ischemic・Inflammatory・Infectious)の重症型やその合併症(急性腹症，溶血性尿毒症症候群，トキシックショック症候群，Toxic megacolon)
Red flags：腹痛・腹部膨隆・腹膜刺激徴候．血性下痢，胆汁性嘔吐，繰り返す下痢発作．
最近の外傷・熱傷治療歴やタンポン使用歴と紅斑や筋痛の併存を確認する．
最近の抗生剤使用歴，院内発症例やアウトブレーク，栄養障害・免疫不全・65歳以上

↓Red flags陰性　　　　　　　　　　　↓Red flags陽性
3へ進む　　　　　　　　　危険な疾患である可能性を考え，精査・入院の可能な施設への紹介を検討する

3. 病型分類
嘔吐下痢症　(毒素)　　　　　　→嘔吐が主体，腹痛・下痢は軽度．暴露から数時間で発症
小腸型下痢症(ウィルス＞細菌)　→大量・水様便，初期に嘔吐を伴うが，腹痛は軽度．冬に多い
大腸型下痢症(細菌＞虚血・炎症)→少量・粘血便，嘔吐よりも腹痛が目立ち，しぶり腹を伴う．夏に多い．
※大腸型下痢症の大半は2のRed flag陽性となるため実際には2の段階で評価されるが，病歴から明らかに細菌感染症が疑われ全身状態も良い場合は外来治療の適応となることもある．
↓病型に合わせた治療の実施・教育(後述)を行いつつ，同時に4も行う

4. 起炎菌推定
食事歴：生か調理不十分な肉類，卵や魚介類，未滅菌の乳製品やジュースなど
接触歴：デイケアや高齢者施設在住，病弱な人との接触，性交渉歴(男性同性愛)
屋外の水や動物(爬虫類・両生類，牧場・動物園)との接触，途上国への旅行
※原因部生物ごとの臨床的特徴や特異的治療，感染予防策などは参考文献を参照

な原因検索を行う．図2のようにまずは大腸癌(便秘も下痢も起こしうる)の除外を行い，次に検査・治療の容易な疾患について検討する．以上に該当しない例では頻度の高い薬剤性・食事性下痢と過敏性腸症候群を念頭に治療を行い，治療反応性が見られない場合に初めて特殊検査や専門医紹介を検討する．

便検査は感度・特異度が十分ではなくコストもかかるため，下痢症でのルーチンでの実施は推奨されない．表2を参考に病歴・身体診察等で適応を絞って行う必要がある．

図2 慢性下痢症の診療フローチャート (参考文献4~6を元に筆者作成)

1. 大腸癌の除外
   危険因子：高齢(50歳以上)，男性，欧米食(赤身肉・高脂肪・低繊維)，肥満，喫煙・大量飲酒
   　　　　　大腸ポリープや大腸癌，炎症性腸疾患の既往
   Red flags：直腸出血（血便，便潜血反応陽性，貧血），腹痛，体重減少，直腸診での腫瘤触知
   　↓陰性　　　　　　　　　　　　　　　　↓陽性
   　　　　　　　　　　　　　　大腸内視鏡検査，専門医紹介

2. 検査・治療の容易な疾患の評価
   非定型下痢症 ：海外渡航歴，性交渉歴の詳細な聴取　→便検査(表2)
   内分泌性 　　：甲状腺・副腎ホルモンの随伴症状の聴取
   　　　　　　　　→採血(TSH, Glc/HbA1c, 電解質，疑わしい場合は副腎ホルモン採取)
   　↓陰性

3. よくある疾患の経験的治療
   薬剤性・食事性　→被疑薬や食物の中止（表1の鑑別診断欄のリストを参照）
   過敏性腸症候群　→診断基準(便秘編表5)の確認→ IBSに有効な治療 *6
   　↓治療に反応しない

4. 稀な疾患の精査
   最近報告の増えてきたCollagenous colitisを念頭に薬剤中止を行うか
   精査可能な医療機関への紹介を行う．

表2 下痢症に対する検査の特性 (参考文献4, 7を元に筆者作成)

図1の2（危険な疾患を疑った場合）に適応となりうる便検査

便培養　→血便，発熱，全身状態不良（重篤感・高度脱水）
　　　　　　免疫不全者，渡航歴，食品を扱う職業，医療関係者や集団感染疑いの場合も検討．
　　　　　　培養対象菌：サルモネラ，キャンピロバクター，赤痢菌，病原性大腸菌
便中毒素→血便を認める例では志賀毒素，抗生剤使用歴のある例ではCD毒素を追加する．
　　　　　（CD毒素検査は，感度を上げるためToxinAB両方を検出するものを用い，最大3回実施）

図2の2（非定型下痢症を疑った場合）に適応となりうる便検査

便中寄生虫卵　→7日以上続く下痢，免疫不全者での下痢．
　　　　　　　　流行地域への旅行歴，保育所に通う小児，男性同性愛，AIDS，
　　　　　　　　水由来の集団発生例では積極的に，複数回繰り返す．

※便中白血球，便中ラクトフェリン，便中グラム染色の有用性の報告は複数あるが，感度・特異度や利用しやすさなどの点からプライマリ・ケア現場では実用的ではない．

プライマリ・ケアにおける治療のポイント

ここでは頻度の高い，急性の小腸型下痢症の治療について解説する．その他の疾患に関しては原疾患の治療が優先されるため成書を参照されたい．

①脱水の補正

脱水の程度，経口摂取の可否などを目安に「食事指導」と「経口補水液（ORS：Oral Rehydration Solution）」，「点滴静注」，「皮下輸液」を使い分ける．

「食事指導」では，小腸型下痢症では絶食や制限食（BRAT など[7]）は不要であり，乳幼児の母乳栄養もそのまま継続させることが推奨されている．

「経口補水液（表3）」は嘔気・嘔吐が無いか軽度の症例で，脱水も軽度から中等度の症例において適応となる．「点滴静注」は経口摂取不能(強い嘔吐・意識障害)な患者で，かつ中等症以上の脱水(重度脱水やショックを含む)で適応になる．「皮下輸液」は末梢静脈が取れない高齢者・術後患者や，点滴管理が困難な在宅患者では，点滴静注と効果が同等という報告もあるため積極的に選択肢として検討してよい．

表3　様々なORSの作り方

1. WHO 推奨の配合
    水 1L に対して，ブドウ糖 20g，塩化ナトリウム 3.5g，炭酸水素ナトリウム 2.5g，塩化カリウム 1.5g
    →家庭で作る場合，水 1L に砂糖 40g，食塩 3g ＋果汁を絞る．
    処方可能なソリタT顆粒や，市販のORSもある．

2. Rice-based ORS
    「グルコース主体のORSに比べ，Rice-based ORSのほうが有意な罹病期間短縮が得られた」という報告もあり，ORSの味が悪くて飲めない患者に対しては，梅干しなどで塩分を加えた重湯などを勧めても良い[8]．

②抗生剤

合併症のない小腸型下痢症への抗生剤使用は，コスト・耐性菌などの問題から推奨されない．表4を参考に，適切に選択された症例のみに投与するよう務める．

表4　消化管感染性下痢症に対する，抗生剤投与の検討対象

症状　…発熱や血便があり，重篤感・高度脱水や敗血症合併を認める重症例．

宿主　…中等症以上の旅行者下痢症，免疫不全者・新生児(特に未熟児，栄養障害児)・高齢者

起炎菌…抗生剤の有用性が確認されている病原体が同定された場合
　赤痢，カンピロバクター→第3世代セフェムやキノロン
　サルモネラ　　→免疫抑制状態，人工物ありならレボフロキサシンで治療行う．
　　　　　　　　(リスク無しであれば，抗生剤で保菌期間が長引く可能性があり使わない)
　O−157　　　→国内ではホスミシンが使用される．
　　　　　　　　(抗生剤使用で溶血性尿毒症症候群を合併し予後悪化すると言われており
　　　　　　　　投与の判断は慎重に行う)．
　C. difficile　　→メトロニダゾール，重症例ではバンコマイシン内服
　その他　　　　→ジアルジア，アメーバ，コレラなども適応となる（詳細は成書参照）

③下痢止め

　基本的には使用しないが，小腸型下痢症で全身状態も良い症例であれば，下痢症状軽減効果が確認されているロペラミドを使用してもよい．ただし，Toxic megacolon などの合併症などには注意が必要であり，また血便・免疫不全・敗血症リスクのある状態・小児（特に低年齢のもの）では投与禁忌である点に注意が必要である．

④プロバイオティクス

　対象となった研究の質や菌種にばらつきは見られるものの，システマティックレビューによって成人の下痢期間を短くするとされている*9．使用する際には，採用している処方薬の菌種が文献で報告されているものに含まれるか確認したほうが良い．

⑤漢方薬

　五苓散が使用経験上は有用であり，小児や嘔気が強い患者では注腸投与も行われている．筆者が UpToDate や Pubmed で検索した範囲では信頼性の高い RCT での結論は得られていない印象であり，プライマリ・ケア医による研究が期待される．

予防

　急性の小腸・大腸型下痢症においては，目の前の患者が今後発症しないための「発症一次予防」と，患者から他者に感染させないための「二次感染拡大予防」の2つが重要である．

①発症の一次予防
・適切な手洗い（石鹸・流水，アルコール）
・食事（生か調理不十分な肉類，卵や魚介類，未滅菌の乳製品やジュースなどを割ける）
・ロタウィルスワクチン(ロタリックス®)の投与
　→ロタウィルス性下痢症だけでなく，全原因による下痢症発症や入院，下痢関連死を有意に減らすとされる[10]．集団免疫により非接種者の発症予防効果も認める*[11]．日本では任意接種で費用負担もあるため自治体等と連携し費用助成や幅広い啓蒙活動も合わせて必要である．

②二次感染の拡大予防．
・環境消毒（アルコール．ノロウィルスや芽胞産生菌では次亜塩素酸が必要）
・休業命令
・保健所への報告・届出（感染症法・食品衛生法，表5・6参照）

表5　感染症法に基づく届出疾病（2008年1月1日一部改正施行）（参考文献8にもとづき、下痢を起こしうる疾患のみ抜粋）
全数把握の対象
三類感染症（診断後直ちに届出） 　　コレラ，細菌性赤痢，腸管出血性大腸菌感染症，腸チフス
四類感染症（診断後直ちに届出） 　　E型肝炎，A型肝炎．
五類感染症（全数）（診断から7日以内に届出） 　　アメーバ赤痢，ウイルス性肝炎（E型肝炎及びA型肝炎を除く），クリプトスポリジウム症

表6　食品衛生法第58条に定める報告対象
食中毒患者等が50人以上発生したとき
死者又は重篤な患者が発生したとき
輸入された食品等に起因し，又は起因すると疑われるとき
以下に掲げる病因物質に起因し，又は起因すると疑われるとき サルモネラ属菌，ボツリヌス菌，腸管出血性大腸菌，エルシニア・エンテロコリチカO8，カンピロバクター・ジェジュニ／コリ，コレラ菌，赤痢菌，チフス菌，パラチフスA菌，化学物質（元素及び化合物をいう）
患者等の所在地が複数の都道府県にわたるとき
食中毒の発生の状況等からみて，中毒の原因の調査が困難であるとき
食中毒の発生の状況等からみて，法第54条から法第56条までの規定による処分を行うこと又はその内容の適否を判断することが困難であるとき

まとめ

　急性下痢症では全身状態や重篤な疾患に注意しながらも，無駄な便検査・抗生剤投与は行わない姿勢を持ち，ORSなどの簡便で効果的な対症療法に習熟して患者の損失を最小限に留める努力が求められる．

　慢性下痢症では適切な鑑別診断を行い，特に命に関わる大腸癌の除外や，頻度が高くQOLを損なうIBSの見逃しをしないよう意識したい．

　強い感染性やQOL・医療経済面の影響の大きい急性下痢症では，公衆衛生・予防医学的視点を持ち，日常的な予防活動や発症後の迅速な拡大予防対応を行うことが大切である．

文献

引用文献

1) 平成22年国民生活基礎調査
2) プライマリ・ケア診療所における症候および疾患の頻度順位の同定に関する研究．日本プライマリ・ケア学会誌．2007 ; 30(4)別冊
3) Nakagomi T, Nakagomi O, Takahashi Y et al : Incidence and burden of rotavirus gastroenteritis in japan, as estimated from a prospective sentinel hospital study. J Infect Dis. 2005 ; 192(Suppl 1):S106-110
4) 海外旅行と病気.org〜海外旅行や海外赴任に出る前に済ませておきたいe-learning〜
「旅行者下痢症に関するまとめ」
http://www.tra-dis.org/diarrhea/summary.html
5) 亀田1ページで読める感染症ガイドラインシリーズ13.「院内下痢症」
http://www.kameda.com/medi_personnel/infectious_disease/images/13.pdf
6) Dynamed. Irritable bowel syndrome. Treatment
7) The BRAT Diet for Acute Diarrhea in Children: Should It Be Used. Nutrition issues in gastroenterology, series #51 Carol Rees Parrish, R.D., M.S., Series Editor
8) Cochrane Database Syst Rev 2009 Apr 15;(2):CD006519. Polymer-based oral rehydration solution for treating acute watery diarrhoea.
9) Cochrane Database Syst Rev. 2010 Nov 10;(11):CD003048. Probiotics for treating. acute infectious diarrhoea.
10) Dynamed. Rotavirus Vaccine Live Oral.
11) Unexpected benefits of rotavirus vaccination in the United States. J Infect Dis. 2011; 204 : 975-977

参考文献

① Thielman NM, Gurrant RL : Acute infection diarrhea. New England Journal of Medicine 2004 ; 350 : 38-47
② Approach to the adult with acute diarrhea in developed countries(UpToDate 19.3)
③ Evaluation of diarrhea in children(UpToDate 19.3)
④ 青木眞：レジデントのための感染症診療マニュアル，第3版，医学書院, 2015
⑤ Approach to the adult with chronic diarrhea in developed countries. (UpToDate 19.3)
⑥ Chronic diarrhea. Dynamed
⑦ Practice Guidelines for the Management of Infectious Diarrhea. IDSA Guidelines. Clinical Infectious Diseases.2001,vol.32,p.331–350.
⑧ 厚生労働省．感染症法に基づく届出の基準等について．
http://www.mhlw.go.jp/bunya/kenkou/kekkaku-kansenshou11/01.html

Primary Care Review
便秘

佐藤　健太

【要旨】
　便秘は一般人口において10%以上の有病率[1]であり，女性や高齢者では20%以上と特に多い[2]．小児でも小児科受診者の3～5%[3]と比較的多く，プライマリケア医であれば日常的に接するコモンな訴えである．また，低収入者や僻地在住者で頻度が高いという報告[4]もある．
　本稿では，プライマリ・ケア現場で危険な疾患を除外しながら効率良く診療を行うために必要な知識をまとめる．なお，診断・治療法のエビデンスに関する詳細なデータの紹介は紙面の都合上割愛してあるため，適宜引用文献を参照していただきたい．

Keywords：
　過敏性腸症候群，薬剤性便秘，機能性便秘，経験的便秘治療

便秘症の特徴

便秘症は表1のように定義されている．

表1　Rome Ⅲによる便秘症の定義

以下の2つ以上を満たす
- いきみ
- 塊状便，または硬便
- 排出不十分な感覚（残便感）
- 直腸の閉塞した感じや詰まった感じ
- 4回に1回以上は用手的に摘便している状況
- 週に3回以下の排便

3か月以上続くものを「慢性」とする．

　重大な合併症として大腸癌があり，「便秘の自覚」があること自体が繊維摂取量などと独立した大腸癌発症の危険因子である[5]．また，過敏性腸症候群(IBS：Irritable Bowel Syndrome)では線維筋痛症・うつ・片頭痛を合併する率が倍以上に高まる[6]．さらに，便秘の訴えは健康関連QOLに悪影響を与え健康関連コストも大きい[7]ため，上記定義にこだわりすぎず本人が「便秘で困っている」と訴えていれば早期に対応しQOLを改善できるよう心がけたい．

プライマリ・ケア従事者が便秘症診療に関わる意義

　便秘を訴える患者がまず最初に相談するのがプライマリ・ケア医となるため，診断の遅れにより生命予後を脅かす二次性便秘症を適切に除外しつつ，効果的な治療を行う役割を担う．
　またライフサイクル移行期の諸課題[8]に直面しやすい小児や若年女性，高齢者で多く見られるため，便秘をきっかけに受診した際には心理社会的問題や老年医学的問題も含め健康増進的介入につなぐ役割も重要である．

プライマリ・ケアにおける便秘症の特徴と診療の流れ

便秘の原因の一覧を表2に示す．

表2 便秘の原因・病態 分類表 (参考文献1, 2を元に、筆者作成)

大分類	小分類	原因一覧	病歴 Red flags	検査	治療
A. 消化管器質疾患	結腸病変	大腸癌・炎症後・術後消化管狭窄・腸重積・腸膨大・炎症性腸疾患		大腸カメラ	特異的治療
	肛門・直腸病変	裂肛・痔、直腸脱・直腸瘤	強いいきみや排便時痛	視診・直腸診	特異的治療
B. 全身疾患	代謝内分泌	糖尿病 甲状腺機能低下症 副甲状腺機能亢進症 高Ca・低Ca・低K 尿毒症		スクリーニング採血	
	中毒性	鉛、ヒ素	丁寧な病歴聴取+身体診察	特異的検査	特異的治療
	膠原性疾患	アミロイドーシス、筋緊張性ジストロフィー、強皮症			
	神経疾患	脳血管障害 パーキンソン病、自律神経障害 Hirschsprung病、多発性硬化症、脊髄損傷・脊髄腫瘍			
	心理状態	不安障害・抑うつ障害・身体化障害 神経性食思不振症		不要（PHQ2やPIPCなどの簡易スクリーニング質問法は有用）	
	薬剤性	抗うつ薬 向精神薬 鎮痙薬 抗コリン薬 抗ヒスタミン薬 制酸剤(Al・Ca含有)、鉄剤、カルシウム拮抗薬 β阻害薬 利尿薬 オピオイド、NSAIDs L-DOPA、交感神経様作用薬	内服歴	不要（血中濃度測定は、正常濃度でも便秘を起こしうるので無意味）	被疑薬の中止か、減量、変更
C. 生活習慣	食事	繊維質摂取不足、水分摂取不足			高繊維食 (20g/day)
	運動	身体運動量低下	生活習慣の聴取	不要（排便日誌は参考になる）	週2回以上の運動
	排便習慣	起床時・食後などの排便反射出現時にトイレに行かない			水分補給 (2L/日)
D. 生理的変化	小児	習慣性（離乳食に繊維質がない・牛乳が多い、不適切なトイレトレーニング、就学後に学校で排便できない）	ライフイベント・育児状況変化との関連	不要	繊維質の多い離乳食、ソルビトール含有飲料、牛乳は避ける、適切なトイレトレーニング、就学後も排便習慣を気にかける
		二次性 (Hirschsprung病、鎖肛病、先天性脊髄脊椎異常、先天性消化管・肛門直腸奇形、甲状腺機能低下症・尿崩症など	周産期・乳児健診の情報	特異的検査	特異的治療
	妊娠	妊娠によるホルモンバランス変化 (AB) や子宮による圧迫など	妊娠可能性	尿中hCG抗原・エコー検査	Cの治療＋少量の刺激性下剤
	高齢者 (65才以上)	年齢そのものより併存 (AB) や生活習慣 (C) の割合が重くなった影響が大きい→丁寧な検索（原因を除去するようなケース）がある	既往歴・内服薬・生活習慣を中心に聴取	スクリーニング採血＋大腸カメラ	A～Cの影響除去＋経験的治療
E. その他	過敏性腸症候群	不明（急性胃腸炎後、50才以下、女性に頻度が多い）	診断基準	不要	患者教育、高分子重合体、セロトニン拮抗薬、抗うつ薬など
F. 原発性	機能性 (Normal transit)	不明	排便困難感・硬便、腹痛、腹部不快感	不要	経験的治療
	通過遅延性 (Slow transit)	不明（神経系の異常が推定されている）	便意がない・こない、腹鳴、腹部不快感	消化管通過時間検査（放射線不透過マーカーを内服し、120時間後に Xp 撮影）	蠕動促進薬：ミソプロストールとコルチン（いずれも適応外）、手術：全結腸切除術＋回腸直腸吻合（合併症が多い）
	排出障害 (Anorectal dysfunction)	直腸・肛門の器質の異常	強いいきみや残便感、閉塞感、用手排便を要することもある	直腸肛門能検査（直腸肛門圧測定、バルーン排出検査、排泄造影、骨盤dynamic MRI）	バイオフィードバック、骨盤底訓練、ボツリヌス毒素筋注（国内未承認）

プライマリ・ケア現場で比較的遭遇頻度の高いグループ

下線：器質的疾患 (A+B) の中で、プライマリ・ケア現場で比較的よく遭遇するもの

下線：覚えておくべきポイント

下線：プライマリ・ケア医が担う検査

下線：プライマリ・ケア医が担う治療

特異的検査：疑った疾患の診断に必要な検査で、状況に応じて専門医との連携を検討する必要がある。

特異的治療：原因疾患に対する治療

プライマリ・ケア現場で見かける便秘では機能性便秘や生活習慣, 生理的変化によるものがほとんどで予後も良好だが, 潜在的有病率が高く特別な対応を要する過敏性腸症候群（有病率10〜15％と高い[9]）が, そのうち6％しか診断されていない[10]）や薬剤性便秘症(便秘患者の40％に便秘を悪化させうる薬剤が投与されている[11]）, 糖尿病・甲状腺機能低下症に伴う便秘や精神心理的影響による強い訴えもしばしばみかける.

もちろん, 器質疾患による二次性便秘の一部では予後は悪くなるが, 米国家庭医療学会や米国胃腸学会は「病歴と身体診察で危険な二次性便秘を十分除外でき, 検査は必須ではない」と述べており[12], 以下のフローチャート（表3）に沿って効率良く診療をすすめていくこととなる.

表3 便秘診療のフローチャート

1. 診断基準の確認（表1）
   （必ずしも満たさなくても良い）
   ↓
2. 危険な原因の評価（大腸癌と代謝内分泌疾患の除外）
   a. Red flag 陽性（表4）
   →採血（CBC, glc, TSH, Ca, Cr を含める）
   b. Red flag 陽性 かつ 50歳以上
   →S状結腸鏡・全結腸鏡
   ↓ a・bとも（−）の場合, 3へ進む
3. 頻度の高い原因の評価
   a. 内服薬・精神状態の評価　　→内服中断や精神面介入
   b. 生活習慣・生理的変化の確認　→生活習慣の是正
   c. IBS の診断基準（表5）　　　→IBS として治療開始
   ↓該当しない場合
4. 機能性便秘として治療開始　　　→経験的便秘治療（表6）
   ↓治療不応性の場合
5. 稀だが治療法のある原因の評価
   丁寧な病歴聴取と身体診察を追加.
   →器質的疾患が疑われれば2の検査（採血・内視鏡検査）を行う
   →通過遷延型・肛門直腸機能障害などが疑われれば, 専門医紹介を検討する

表4　危険な兆候（Red flags）
臨床経過：急性発症（特に高齢者），排便習慣の変化，一般的な便秘治療に反応しない
随伴症状：発熱，嘔気・嘔吐，意図しない5kgの体重減少，
家族歴　：大腸癌，炎症性腸疾患
診察・検査：貧血（特に鉄欠乏性），消化管出血（血便・下血，便潜血陽性），
（参考文献4を元に筆者作成）

表5　IBS診断基準（Rome Ⅲ）
6ヶ月以上前から症状があり，最近3か月の間に月3回以上にわたって腹痛や腹部不快感が繰り返し起こり，次の項目の2つ以上を満たす． ①排便によって症状が軽減する ②発症時に排便頻度の変化がある ③発症時に便形状の変化がある

表6　経験的便秘治療
1．非薬物治療 　a. 食物繊維（>20g/日）と水分（>2L/日）の摂取，運動（>2回/週）は全例で勧められる 　b. 排便手帳（回数，硬さ，大きさ，いきみ）と排便訓練（起床後や食後にトイレに座る習慣の習得）は，特に高齢者で勧められる． 2．薬物療法（一般にa→b→cの順に使用する） 　a. 塩類下剤　　（水酸化マグネシウム：ミルマグ） 　b. 刺激性下剤（ビサコジル（元文献では経口腸溶錠）：テレミン） 　c. 浸透圧下剤（ラクツロースかポリエチレングリコール：ニフレック） 3．プロバイオティクス 　L. casei Shirota[14]（市販品ではジョア・プレティオなど）など特定の菌株で効果を認める

プライマリ・ケアにおける治療のポイント

・器質的便秘であれば原疾患の治療を，薬剤性が疑われれば被疑薬の中止・変更を行う．
・IBSの場合は，通常の下剤の他に，患者教育（疾患についての説明，生活指導），心理療法や抗うつ薬，セロトニン拮抗薬などが適応となりうる[13]ため成書を参照されたい．
・生活習慣による影響があれば，（他に便秘の原因があっても平行して）その習慣の是正を行う．
・誘引のはっきりしない生理的下痢や機能性便秘に対しては，表6に示す「経験的便秘治療」を行う．
・漢方では，経験的に麻子仁丸や潤腸湯を使用することが多いが，下痢症全般に対する特定の薬剤のエビデンスは乏しい．便秘以外の症状も意識した「証」に基づく製剤選択が有効な印象があり，関心のある方はぜひ成書で学んでいただきたい．
・その他の病型に対する治療は，要点のみ表2に記載した．

予防

繊維質・水分摂取指導を中心とした生活指導を行う．女性では週2回以上の運動によって便秘発症率を35％下げる[15] という報告もある．

小児はいったん排便に不快感を覚えると排便を避けるようになり，さらに悪化することで裂肛・排便拒否・遺糞症などの合併症も起こしやすい．育児支援の一貫として事前に予防教育を行い，発症してしまった場合も早期介入が重要である．離乳食への繊維質追加やソルビトールを含むジュース（りんご・プルーン・なしなど）の追加，牛乳を避ける，適切なトイレトレーニング，就学後も学校で排便することに困難を感じていないか気にかけるなどの対策が必要である．

まとめ

・頻度の多い便秘に対しては，対象を絞ったピンポイントの検査で無駄を省こう．
・機能性便秘やIBSの治療に習熟しよう．
・目の前の便秘だけでなく，便秘に関連する合併症や心理社会的問題，便秘を起こしやすい世代特有のライフサイクルに関連した諸問題への対応も視野に入れよう．

文献

引用文献

1) Suares NC, Ford AC : Prevalence of, and risk factors for, chronic idiopathic constipation in the community: systematic review and meta-analysis. Am J Gastroenterol. 2011 ; 106(9) ; 1582-1591

2) Dietary intake in relation to self-reported constipation among Japanese women aged 18-20 years. Eur J Clin Nutr. 2006 ; 60(5)：650-657

3) UpToDate：Constipation in children: Etiology and diagnosis

4) Johanson JF : Geographic distribution of constipation in the United States. Am J Gastro. 1998；93：188-191

5) Jacobs EJ, White E : Epidemiology. Constipation, laxative use, and colon cancer among middle-aged adults. Epidemiology. 1998；9(4):385-391

6) Cole JA, Rothman K J Cabral H J. Zhang Y. Farraye FA.:Migraine, fibromyalgia, and depression among people with IBS: a prevalence study. BMC Gastroenterology. 2006; 6: 26

7) Belsey J, Greenfield S, Candy D, Geraint M : Systematic review: impact of constipation on quality of life in adults and children. Aliment Pharmacol Ther. Epub 2010 Feb 20. 2010 ; 31(9): 938-949

8) マクダニエル ,S.H. 松下明 (翻訳)：家族志向のプライマリ・ケア . シュプリンガーフェアラーク , 2006

9) 福士審：IBS 診療 Q&A. 日本医事新報社 ,2011

10) 三輪洋人：新薬と臨牀 .2011；60(10):2130-2147

11) Abstracts of the 66th annual scientific meeting of the American College of Gastroenterology. October 22-24, 2001; Las Vegas, Nev. Am J. Gastroenterol.2001；96: (9 suppl):S1-376

12) Hsieh C : Treatment of constipation in older adults. Am Fam Physician. 2005；72：2277-2284, 2285.

13) Dynamed : Irritable bowel syndrome. Treatment

14) Koebnick C, Wagner I, Leitzmann P, Stern U, Zunft HJ : Probiotic beverage containing Lactobacillus casei Shirota improves gastrointestinal symptoms in patients with chronic constipation. Can J Gastroenterol. 2003 ;17:11655-11659

15) Dukas L, Willett WC,Giovannucci EL, Willett WC, Giovannucci EL : Association between physical activity, fiber intake, and other lifestyle variables and constipation in a study of women. Am J Gastroenterol. 2003;98:1790-1796

参考文献

① UpToDate.Etiology and evaluation of chronic constipation in adults.

② Am Fam Physician. Evaluation of Constipation. 2002;65:2283-2290,2293,2295-2296.

③ American Gastroenterological Association Medical Position Statement: Guidelines on Constipation. Gastroenterology. 2000 ;119:1761–1778

④ Ternent CA, Bastawrous AL, Morin NA, Ellis CN, Hyman NH, Buie WD : Standards practice task force of the American society of colon and rectal surgeons. Practice parameters for the evaluation and management of constipation. Dis colon rectum.2007; 50(12)：2013-2022

Primary Care Review
アトピー性皮膚炎の診断と治療

横林 ひとみ
秀　道広

【要旨】
　アトピー性皮膚炎の患者は多く，プライマリケア医がその治療を担う機会も多いであろう．治療ガイドラインに基づいて正確な診断を行い，適切なステロイド外用薬の選択，外用方法，ステロイド外用薬の副作用を理解し，治療を行う必要がある．基本的外用薬の使い方に習熟し，詳細な皮膚の観察を行いながら，治療の調整を行うことが副作用予防の観点からも求められる．また，必要に応じて悪化因子の検索を行うことも重要である．

Keywords：
　アトピー性皮膚炎，ステロイド外用薬

1. アトピー性皮膚炎と総合診療医

　我が国におけるアトピー性皮膚炎の有症率は，平成12〜14年(2000〜2002年)度の全国調査によると4ヵ月児12.8%，1歳6ヵ月児9.8%，3歳児13.2%，小学1年生11.8%，小学6年生10.6%，大学生8.2%[1]で，総合診療医にとって日常よく出会う疾患の一つであろう．特に皮膚は目に見える臓器のため患者の心配は強く，他疾患のための受診時に相談されることも多いと思われる．そこで総合医に必要なアトピー性皮膚炎の診断と治療についてまとめたい．

2. 病態

　アトピー性皮膚炎は皮膚の乾燥とバリアー機能異常を伴い，多彩な非特異的刺激反応および特異的アレルギー反応が関与して生じる，慢性に経過する炎症と瘙痒を症状とする湿疹・皮膚炎群の一つである．慢性に経過することが多いが，適切な治療により症状がコントロールされた状態を維持すると自然寛解も期待できる．

3. 定義・診断基準

　図1のような年齢に特徴的な分布をとる湿疹の患者を診たら，まず慢性に経過しているか，病歴，家族歴にアトピー素因があるかを確認し，表1の項目をチェックすることにより診断する．

4. 治療

　治療は外用による薬物療法やスキンケアを主体として，症状が無い，あるいはあっても軽微であり，支障なく日常生活を送れる状態を目指

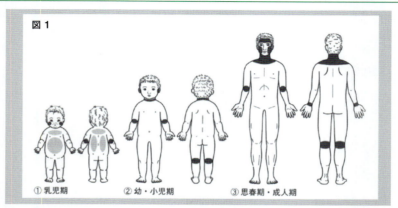

図1　①乳児期　②幼・小児期　③思春期・成人期

岡田正人，レジデントのためのアレルギー疾患診療マニュアル．医学書院，2006．p288より転載

表1 アトピー性皮膚炎の定義・診断基準（日本皮膚科学会）

アトピー性皮膚炎の定義（概念）
　アトピー性皮膚炎は，増悪・寛解を繰返す，そう痒のある湿疹を主病変とする疾患であり，患者の多くはアトピー素因を持つ．
アトピー素因：①家族歴・既往歴（気管支喘息，アレルギー性鼻炎・結膜炎，アトピー性皮膚炎のうちのいずれ，あるいは複数の疾患），または　②IgE抗体を産生し易い素因．

アトピー性皮膚炎の診断基準
1. 搔痒
2. 特徴的皮疹と分布
　①皮疹は湿疹病変
　　・急性病変：紅斑，浸潤性紅斑，丘疹，漿液性丘疹，鱗屑，痂皮
　　・慢性病変：浸潤性紅斑・苔癬化病変，痒疹，鱗屑，痂皮
　②分布
　　・左右対側性
　　好発部位：前額，眼囲，口囲・口唇，耳介周囲，頸部，四肢関節部，体幹
　　・参考となる年齢による特徴
　　乳児期：頭，顔にはじまりしばしば体幹，四肢に下降．
　　幼小児期：頸部，四肢屈曲部の病変．
　　思春期・成人期：上半身（顔，頸，胸，背）に皮疹が強い傾向．
3. 慢性・反復性経過（しばしば新旧の皮疹が混在する）
　：乳児では2ヵ月以上，その他では6ヵ月以上を慢性とする．
　上記1，2，および3の項目を満たすものを，症状の軽重を問わずアトピー性皮膚炎と診断する．
　そのほかは急性あるいは慢性の湿疹とし，年齢や経過を参考にして診断する．

除外すべき診断（合併することもある）
　・接触皮膚炎　　　・手湿疹（アトピー性皮膚炎以外の手湿疹を除外するため）
　・脂漏性皮膚炎　　・皮膚リンパ腫
　・単純性痒疹　　　・乾癬
　・疥癬　　　　　　・免疫不全による疾患
　・汗疹　　　　　　・膠原病（SLE，皮膚筋炎）
　・魚鱗癬　　　　　・ネザートン症候群
　・皮脂欠乏性湿疹

診断の参考項目
　・家族歴（気管支喘息，アレルギー性鼻炎・結膜炎，アトピー性皮膚炎）
　・合併症（気管支喘息，アレルギー性鼻炎・結膜炎）
　・毛孔一致性丘疹による鳥肌様皮膚
　・血清IgE値の上昇

臨床型（幼小児期以降）
　・四肢屈側型　　　・痒疹型
　・四肢伸側型　　　・全身型
　・小児乾燥型　　　・これらが混在する症例も多い
　・頭・頸・上胸・背型．

重要な合併症
　眼症状（白内障，網膜剥離など）：とくに顔面の重症例
　カポジー水痘様発疹症
　伝染性軟属腫
　伝染性膿痂疹

日本皮膚科学会アトピー性皮膚炎診療ガイドライン制作委員会，アトピー性皮膚炎診療ガイドライン，皮膚会誌，2009．Vol.119.no.8,p.1516より一部改変し引用

表2 皮疹の重症度とステロイド外用薬の選択

	皮疹の重症度	ステロイド外用薬の選択
重度	高度の腫脹/浮腫/浸潤ないし苔癬化を伴う紅斑，丘疹の多発，高度の鱗屑痂皮の付着，小水疱，びらん，多数の掻破痕，痒疹結節などを主体とする	ベリーストロングないしストロングクラスを第一選択．痒疹結節で上記で充分な効果を得られない時にその部位に限定してストロンゲストを使用する．
中等症	中程度までの紅斑，鱗屑，少数の丘疹，掻破痕などを主体とする	ストロングないしミディアムクラス
軽症	乾燥および軽度の紅斑，鱗屑を主体とする	ミディアムクラス以下
軽微	炎症症状に乏しく乾燥が主体	保湿剤

日本皮膚科学会アトピー性皮膚炎診療ガイドライン制作委員会，アトピー性皮膚炎診療ガイドライン，皮膚会誌，2009. Vol.119.no.8,p.1524 より一部改変し引用

す．アトピー性皮膚炎は適切な治療がなされ，良好な皮膚状態が維持できると自然寛解も望める疾患であることを初めに説明することが，継続治療を成功させるポイントである．

(a) 外用療法

ステロイドによる炎症の鎮静化と保湿剤によるスキンケアでバリアー機能を高めることを基本として治療を行う．非ステロイド系消炎外用薬は抗炎症作用が弱く，接触皮膚炎を起こすことがあるので使用しない．

(ⅰ) ステロイド外用薬

＜外用薬の選択＞

年齢，個々の皮疹の重症度，部位を考慮してステロイド外用薬の種類を選択する．皮疹の重症度とステロイド外用薬の選択については表2に示す．例えば背部に軽度の紅斑があり，四肢には多数の掻破痕を伴う高度の腫脹を伴う紅斑が多発していれば，背部にはストロングクラス，四肢にはベリーストロングを選ぶ．

すなわち個々の皮疹の重症度に合わせた選択が必要になってくる．適切なステロイドの強さを選ぶには皮疹の重症度を判断できる訓練が必要である．ステロイドの種類とランクの対応は表3に示す．乳幼児・小児は薬の吸収がよいため，原則として成人より1ランク低いステロイド外用薬を使用する．

また顔面は薬剤吸収率が高いため原則としてミディアムクラス以下のステロイド外用薬を使用する．その場合でも1日2回の外用は1週間程度にとどめ，間欠投与に移行し，さらに保湿剤のみの使用にしていくことが望ましい．

剤型は基本的に軟膏を選択し，夏場やべたつきが気になる部分は適宜クリームを使う．頭部は毛髪があるため原則としてローション基材のものを使用する．

＜塗布回数＞

急性増悪時は1日2回を基本とし，改善すれば，回数を1日1回，間欠投与と減じていくか，ステロイドのランクを下げる．ステロイドのランクを下げた際にも，中止時には徐々に外用間隔をあけていくプロアクティブ療法が近年推奨されている．

＜塗布量＞

fingertip unit(FTU) を参考にする．1FTU は第2指の先端から第1関節部までチューブから押し出した量(0.5g)で，成人の手掌2枚分，外用後皮表が軽く光る程度を目安とする．処方時にFTUを元にした概算で次回受診日までに必要な量分を処方するとよい．

＜副作用＞

全身的副作用についてはベリーストロングクラスのステロイド外用薬5～10g/日程度の使用を3カ月継続すると一過性で可逆性の副腎機能抑制は生じうるが，不可逆性の副腎機能抑制は生じないと言われている．

適切に外用すればこの量を使い続けることは無いので全身的副作用は起こりにくい．局所的

表3　ステロイド外用薬のランク
ストロンゲスト（1群） 　0.05％ クロベタゾールプロピオン酸エステル（デルモベート®） 　0.05％ ジフロラゾン酢酸エステル（ジフラール®，ダイアコート®）
ベリーストロング（2群） 　0.1％ モメタゾンフランカルボン酸エステル（フルメタ®） 　0.05％ 酪酸プロピオン酸ベタメタゾン（アンテベート®） 　0.05％ フルオシノニド（トプシム®） 　0.064％ ベタメタゾンジプロピオン酸エステル（リンデロンDP®） 　0.05％ ジフルプレドナート（マイザー®） 　0.1％ アムシノニド（ビスダーム®） 　0.1％ 吉草酸ジフルコルトロン（テクスメテン®，ネリゾナ®） 　0.1％ 酪酸プロピオン酸ヒドロコルチゾン（パンデル®）
ストロング（3群） 　0.3％ デプロドンプロピオン酸エステル（エクラー®） 　0.1％ プロピオン酸デキサメタゾン（メサデルム®） 　0.12％ デキサメタゾン吉草酸エステル（ボアラ®，ザルックス®） 　0.1％ ハルシノニド（アドコルチン®） 　0.12％ ベタメタゾン吉草酸エステル（ベトネベート®，リンデロンV®） 　0.025％ ベクロメタゾンプロピオン酸エステル（プロパデルム®） 　0.025％ フルオシノロンアセトニド（フルコート®）
ミディアム（4群） 　0.3％ 吉草酸酢酸プレドニゾロン（リドメックス®） 　0.1％ トリアムシノロンアセトニド（レダコート®，ケナコルトA®） 　0.1％ アルクロメタゾンプロピオン酸エステル（アルメタ®） 　0.05％ クロベタゾン酪酸エステル（キンダベート®） 　0.1％ ヒドロコルチゾン酪酸エステル（ロコイド®） 　0.1％ デキサメタゾン（グリメサゾン®，オイラゾン®）
ウィーク（5群） 　0.5％ プレドニゾロン（プレドニゾロン®）

日本皮膚科学会アトピー性皮膚炎診療ガイドライン制作委員会，アトピー性皮膚炎診療ガイドライン，皮膚会誌，2009．Vol.119.no.8,p.1524 より一部改変し引用

副作用としてはステロイド痤瘡，ステロイド潮紅，皮膚委縮，感染症などが時に生じうる．特に不適切に強いランクのステロイドを使用したり，逆に弱すぎるものを漫然と使用することによって生じやすい．痤瘡，感染症が生じたらいったん中止し，その治療を行うこと，潮紅や委縮は適切なランクのものを使い，副作用を生じさせないようにすることが大事である．

(ⅱ) タクロリムス軟膏

　タクロリムス軟膏はステロイド外用薬とはまったく違う機序でTリンパ球の機能を抑制することにより皮膚の炎症を鎮静化させる外用薬である．アトピー性皮膚炎に対して高い有効性を示すが塗布部位やバリア機能異常により吸収が違ってくるので，使い慣れた専門医が使用することが望ましい．

(ⅲ) 保湿剤

　乾燥の改善およびバリアー機能を回復させるために乾燥部位には保湿剤の外用を行う．しかし乾燥と判断している部位でも，保湿剤のみで改善がない場合は，炎症が続いている可能性があり，そのような際にはステロイド外用薬の使用を考慮することが望ましい．

(b) 全身療法

　炎症を鎮静化させるのは外用療法が基本だが，瘙痒を抑制するのに抗ヒスタミン薬の併用は有効である．非鎮静性か軽度鎮静性の第二世代抗ヒスタミン薬を第一選択とする．

　その他，近年本邦でも急性増悪時の治療とし

てシクロスポリンが導入されたが，これは本疾患での使用に慣れた皮膚科医のもとで行うことが望ましい．

(c) 悪化因子の検索

アトピー性皮膚炎の治療は上記の薬物療法が基本であるが，個々の患者によって食べ物や環境が悪化因子となり得る．中でも食べ物の影響が大きいのは乳児期であり，それ以降は食物の影響は減少し，ダニやハウスダストなどの環境アレルゲンが関与することが増える．これらの因子を明らかにするためには詳細な問診を行い，適宜皮膚テストや除去テストを行って判断することが重要であり，また，診断し得た場合も適切な薬物療法を行いながら除去することが大切である．

5. 紹介

適切な治療を一カ月ほど行っても改善が無い時や，重症な皮疹が広範囲にわたる時は皮膚科に紹介した方がよい．ただし薬剤の選択は適切でも，その外用量が足らないが故に効果が上がらないことは少なくない．患者に一日何回外用しているか，処方した薬がどれくらいなくなったかを確認するとよい．また合併症併発時も皮膚科医への紹介が必要である．アトピー性皮膚炎では特にカポジ水痘様発疹症と伝染性膿痂疹に注意する．急な発熱とともに顔面や上半身を中心に2,3mm大の比較的大きさの揃った丘疹，水疱が多発するときにはカポジ水痘様発疹症を，皮疹の掻破痕に大小の糜爛・水疱が生じ，それらが連続あるいは非連続性に拡大する場合には伝染性膿痂疹を疑う．

アトピー性皮膚炎の患者数は多く，プライマリケア医もその治療を担う必要がある．それ故多くのプライマリケア医に皮膚に興味を持っていただければと思う．しかし，アトピー性皮膚炎の治療には皮膚の炎症に精通することが必要で，その技能は一朝一夕には身につかないことも確かである．よってプライマリケア医がベリーストロング以上のステロイド外用薬を使用するのは短期に留め，概ね1ヵ月以上ベリーストロングクラスのステロイドを使用することが必要な場合は皮膚科医への紹介をお勧めしたい．

参考文献

1) 下条直樹．アトピー性皮膚炎の疫学．医薬ジャーナル．2010；46（3）：959-964.
2) 古江増隆．アトピー性皮膚炎診療ガイドライン．日皮会誌．2009；119：1515-1534.
3) 日本皮膚科学会．アトピー性皮膚炎の定義・診断基準．日皮会誌，1994；104：1210.
4) 川島眞．アトピー性皮膚炎治療ガイドライン．日皮会誌．2000；110：1099-1104.
5) 岡田正人．レジデントのためのアレルギー疾患診療マニュアル，医学書院，2006：279-314

Primary Care Review
アレルギー性鼻炎の診断と治療

須藤　敏

【要旨】

アレルギー性鼻炎は，反復するくしゃみ，水性鼻漏，鼻閉が3主徴であり，通年性アレルギー性鼻炎と，季節性アレルギー性鼻炎に大別される．本邦での有病率は，通年性アレルギー性鼻炎で10％以上，季節性アレルギー性鼻炎では15％以上と報告されている．

実際の治療としては，抗原の回避が理想であるが，主に内服薬，点鼻薬などを用いて，鼻炎症状を軽減する対症療法が中心となる．他に局所治療としては，生理食塩水による鼻洗浄や加湿などがあげられる．一方，難治例や，薬剤の使用を希望しない場合は，下鼻甲介レーザー焼灼術や，下鼻甲介切除術，後鼻神経切断術などの外科的治療が適応となる．保存的治療が奏功しない場合は，アレルギー性鼻炎に，鼻中隔弯曲症や，鼻腔ポリープ，慢性副鼻腔炎などを合併している場合がある．これらに対して手術治療を行うことにより，鼻炎症状が改善する場合も少なくない．さらに，新しい治療として，舌下投与による減感作療法が，2014年よりスギ花粉症に対して，最近ではダニ抗原によるアレルギー性鼻炎に対して開始されている．

Keywords：
アレルギー性鼻炎，通年性アレルギー性鼻炎，季節性アレルギー性鼻炎，局所治療，合併症，舌下投与による減感作療法

1. 診断のポイント

問診及び，鼻炎の鑑別について表1に挙げた．まずはアレルギー性鼻炎と非アレルギー性鼻炎を鑑別する．アレルギー性鼻炎は，反復発作性のくしゃみ，水様性鼻漏，鼻閉を3主徴とする鼻粘膜のI型アレルギーである．診断には，上記3主徴に加えて，鼻汁好酸球，皮膚テスト，血清特異的IgE抗体，誘発テストが陽性であれば確定できるとされるが，一般には症状，病歴，身体所見にて臨床的診断が可能である．

1）アレルギー性鼻炎

季節性アレルギー性鼻炎は通常，抗原暴露の増える春（樹木），秋（草）に鼻部掻痒感，くしゃみを伴う症状で発病し，病歴として他のアレルギー疾患，家族歴があることが多い．

通年性アレルギー性鼻炎では，抗原として，ハウスダスト，家ダニが代表的であるが，近年は真菌，ゴキブリなども増加している．したがって，通年性鼻炎の場合，これらの抗原検査も有用であり，抗原除去により薬物療法の単純化，減量に至る症例も少なくない．

2）非アレルギー性鼻炎

臨床的には鼻部掻痒感，反復性くしゃみがないことでアレルギー性鼻炎と鑑別される．本邦においての頻度は，血管運動性鼻炎，非アレルギー性好酸球増加型鼻炎ともに鼻炎の10％以下とされている．

2. 検査

1）身体所見

①鼻腔

鼻鏡を使用しなくても，耳鏡を鼻腔にやさしく挿入することで，鼻腔の観察は可能である．十分な光源のもとで，鼻腔を観察する．

鼻汁の有無，下鼻甲介粘膜の色調や，腫脹，萎縮の有無の観察を行う．通年性アレルギー性鼻炎では下鼻甲介粘膜の蒼白，腫脹を認めるが，季節性アレルギー性鼻炎では，下鼻甲介粘膜の発赤を認めることが多い．

②咽頭：後鼻漏の有無，性状．

③眼瞼：結膜炎の有無．

2）検査所見

①皮膚検査（スクラッチテスト）②血液検査（RAST：血清特異的IgE抗体検査）③鼻粘膜

表1a　鼻炎の病歴のとり方と診察

病歴	①症状（鼻漏，鼻閉，くしゃみ，眼症状など） ②発症からの期間 ③今までに鼻炎に使用した薬（市販薬も含む），それらの有効性と副作用 ④現在服用している他の薬剤と，過去の鼻炎発症時に服用していた薬剤 ⑤鼻炎症状の日常生活への影響度 ⑥季節性と症状発現の引き金となる因子 ⑦他の現疾患と既往歴 ⑧鼻炎により引き起こされる他疾患（中耳炎など）の疾患の有無 ⑨鼻炎と合併することの多い他の症状（喘息など）の有無
診察	①鼻粘膜の外観，閉塞度，鼻汁の程度 ②目，耳，喉の粘膜 ③肺聴診に重点をおいた全身の診察

表1b　鼻炎の識別診断

アレルギー性	季節性，通年性 季節的増悪を伴う通年性
慢性特発性 非アレルギー性	非アレルギー性非好酸球増加型（血管運動性） 非アレルギー性好酸球増加型（NARES）
急性コリン作動性	味覚性 スキーヤー，ジョガー鼻炎（寒冷刺激性鼻炎）
局所	αアドレナリン作動性鼻閉用血管収縮薬スプレー薬，コカイン，目薬
経口	避妊用ピル，降圧薬（β-ブロッカー，ACE阻害薬，メチルドーパなど），フェノチアジン系，非ステロイド系抗炎症薬（NSAID）
内分泌性	妊娠，甲状腺機能低下，末端肥大症
機械的・解剖学的閉塞	ポリープ，腫瘍，肉芽腫，サルコイドーシス，Wegener肉芽腫症，Sjögren症候群，鼻中隔彎曲，鼻中隔穿孔，異物
その他	脳脊髄漏，萎縮性，感染性

表1c　アレルギー性鼻炎と非アレルギー性鼻炎の鑑別[1]

		アレルギー性鼻炎	非アレルギー性鼻炎
発症		通常20歳以下	通常30歳以上
増悪因子		アレルゲン噴霧	刺激物，気候の変化
症状	瘙痒感	多い	稀
	くしゃみ	多い	稀
	眼症状	多い	稀
	鼻閉	多い	多い
	後鼻漏	多くない	多い
アレルギー疾患の既往歴，家族歴		多い	少ない
鼻粘膜		蒼白色腫脹	発赤
アレルゲン検査		陽性	陰性

（レジデントのためのアレルギー疾患診療マニュアル，医学書院，2006 p78，79，80より引用）

表2　抗原回避の実際

a 室内ダニの除去
① 掃除機がけは，吸引部をゆっくりと動かし，1畳当たり30秒以上の時間をかけ，週に2回以上行う．
② 布張りのソファー，カーペット，畳はできるだけやめる．
③ ベッドのマット，ふとん，枕にダニを通さないカバーをかける．
④ ふとんは週に2回以上干す．困難な時は室内干しやふとん乾燥機で，ふとんの湿気を減らす．週に1回以上，掃除機をかける．
⑤ 部屋の湿度を50％，室温を20〜25℃に保つよう努力する．
⑥ フローリングなどのホコリのたちやすい場所は，拭き掃除の後に掃除機をかける．
⑦ シーツ，ふとんカバーは週に1回以上洗濯する．

b スギ花粉の回避
① 花粉情報に注意する．
② 飛散の多い時の外出を控える．外出時にマスク，メガネを使う．
③ 表面がけばだった毛織物などのコートの使用は避ける．
④ 帰宅時，衣服や髪をよく払ってから入室する．洗顔，うがいをし，鼻をかむ．
⑤ 飛散の多い時は窓，戸を閉めておく．換気時の窓は小さく開け，短時間にとどめる．
⑥ 飛散の多い時のふとんや洗濯物の外干しは避ける．
⑦ 掃除を励行する．特に窓際を念入りに掃除する．

c ペット（特にネコ）抗原の減量
① できれば飼育をやめる．
② 屋外で飼い，寝室に入れない．
③ ペットと，ペットの飼育環境を清潔に保つ．
④ 床のカーペットをやめ，フローリングにする．
⑤ 通気をよくし，掃除を励行する．
⑥ フローリングなどのホコリのたちやすい場所は，掃き掃除をした後に掃除機をかける．

（鼻アレルギー診療ガイドライン 2009）
（抗原回避の実際，鼻アレルギー診療ガイドライン 2009，ライフ・サイエンス社，p38．）

誘発テストがある．実際は血液検査を行うことが多いが，高価であるため検査内容を吟味することと，偽陽性の可能性もあるため，常に病歴を参考にして判断することが重要である．

3. 治療

1）抗原回避

原因抗原が明らかな場合，その除去はまず優先されるべき方法である．具体的な内容を表2に挙げた．

2）薬物治療

可能ならば抗原の回避が理想であるが，現実的には完全な回避は困難であるため，内服薬，点鼻薬などを用い，鼻炎症状を軽減する対症療

表3a　アレルギー性鼻炎治療薬

①ケミカルメディエーター遊離抑制薬（肥満細胞安定薬）
　クロモグリク酸ナトリウム（インタール®），トラニラスト（リザベン®），アンレキノクス（ソルファ®），ペミロラストカリウム（アレギサール®，ペミラストン®）
②ケミカルメディエーター受容体拮抗薬
　a）ヒスタミンH1受容体拮抗薬（抗ヒスタミン薬）
　　第1世代：d-クロルフェニラミンマレイン酸塩（ポララミン®），クレマスチンフマル酸塩（タベジール®）など
　　第2世代：ケトチフェンフマル酸塩（ザジテン®），アゼラスチン塩酸塩（アゼプチン®），オキサトミド（セルテクト®），メキタジン（ゼスラン®，ニポラジン®），エメダスチンフマル酸塩（ダレン®，レミカット®），エピナスチン塩酸塩（アレジオン®），エバスチン（エバステル®），セチリジン塩酸塩（ジルテック®），レボカバスチン塩酸塩（リボスチン®），ベポタスチンベシル酸塩（タリオン®），フェキソフェナジン塩酸塩（アレグラ®），オロパタジン塩酸塩（アレロック®），ロラタジン（クラリチン®）
　b）ロイコトリエン受容体拮抗薬（抗ロイコトリエン薬）プランルカスト水和物（オノン®），モンテルカストナトリウム（シングレア®，キプレス®）
　c）プロスタグランジンD2・トロンボキサンA2受容体拮抗薬（抗プロスタグランジンD2・トロンボキサンA2薬）ラマトロバン（バイナス®）
③Th2サイトカイン阻害薬
　スプラタストトシル酸塩（アイピーディ®）
④ステロイド薬
　a）鼻噴霧用：ベクロメタゾンプロピオン酸エステル（アルデシン®AOネーサル，リノコール®），フルチカゾンプロピオン酸エステル（フルナーゼ®），モメタゾンフランカンカルボン酸エステル水和物（ナゾネックス®）
　b）経口用：ベタメタゾン，d-クロルフェニラミンマレイン酸塩配合剤（セレスタミン®）
⑤その他
　非特異的変調療法薬，生物製剤，漢方薬

（2008年11月1日現在）
（鼻アレルギー診療ガイドライン作成委員会. 鼻アレルギー診療ガイドライン2009 ライフ・サイエンス社，p39より引用）

表3b　鼻炎治療薬の特徴

	商品名と処方箋	鼻漏	鼻閉	くしゃみ	かゆみ	眼症状
経口抗ヒスタミン	アレグラ®（1日2回30mg）ジルテック®（1日1回10mg）アレロック®（1日2回5mg）	++	±	++	++	++
経口抗ロイコトリエン	オノン®（シングレア®，キプレス®就寝前10mg）注)	+	++	+	+	+
点鼻抗ヒスタミン	サジテン®（1スプレー1日4回まで）	+	±	+	+	−
点鼻ステロイド	フルナーゼ®（1スプレー1日2回）	++	++	++	++	+
点鼻血管収縮薬	ナーベル®（1スプレー1日3回まで）	−	++	−	−	−
点鼻抗コリン薬	フルブロン®（構成物質の問題で本邦においては使用不可）	++	−	−	−	−
点鼻抗肥満細胞薬	インタール®（1スプレー1日6回まで）	+	+	+	+	−

注）シングレア®，キプレス®：鼻炎に対して保険適用がないため，喘息を合併する患者にのみ使用可
（岡田正人．レジデントのためのアレルギー疾患診療マニュアル，医学書院，2006 p85より引用）

法が中心となる．まず，薬の大まかな特徴を抑えておくことが重要である．一般的にはくしゃみや鼻汁には抗ヒスタミン薬が，鼻閉には抗ロイコトリエン薬，抗トロンボキサン薬の効果が高い．点鼻薬では，鼻噴霧ステロイド薬は効果が大きく，副作用も少ないので奨励されている．抗ヒスタミン薬と鼻噴霧ステロイド薬の併用の場合も多い．アレルギー性鼻炎治療薬と，それぞれの薬物の特徴を表3に挙げた．

実際の薬物治療にあたっては，ガイドラインによる指針（表4-1，2）が参考になる．まず，症状から中等症，重症に分類し，病型をくしゃみ・鼻漏型，鼻閉型，両方を合併する充全型に分類する．とくに鼻閉が強い重症例では，7から10日に限って点鼻血管収縮薬を併用をする場合もある．さらに重症のときはステロイド内服も考慮する．

参考までに，海外のガイドライン（表4-3）を挙げた．

注意：副作用について
とくに通年性アレルギー性鼻炎患者では薬物

療法の期間が長くなるので注意が必要である．
①ステロイド：局所投与としての鼻噴霧薬は，副作用が極めて軽微で，長期使用も可能といわれている．しかし，ステロイドの全身投与では種々の副作用（糖尿病，胃潰瘍，易感染性など）があるので注意が必要である．
②血管収縮性点鼻薬：薬剤誘発性肥厚性鼻炎の可能性があるため，長期連用は避ける．
③抗ヒスタミン薬：眠気（頻度は少ないが皆無ではない）．前立腺肥大症，緑内障の合併に注意．

3）局所治療

生理食塩水による鼻洗浄や加湿などがある．とくに後鼻漏症状が強い場合に有効である．

4）減感作療法

アレルギーに対する根治的治療であるが，治療期間が長期に及ぶことと，治療効果も定かでないことから，本邦では一般的ではなかった．しかし，スギ花粉症に対する舌下投与による減感作療法 2014 年 10 月より開始された．さらに最近，ダニ抗原によるアレルギー性鼻炎に対する減感作療法として舌下製剤が使用可能となった．

5）手術治療

通年性アレルギー性鼻炎患者，及び複数の原因抗原をもつ季節性アレルギー性鼻炎患者で，薬剤の使用を望まない，あるいは減量を望む患

表 4-1　通年性鼻アレルギー診療ガイドライン

重症度	軽度	中等度		重度・最重症	
病型		くしゃみ・鼻漏型	鼻閉型または鼻閉を主とする充全型	くしゃみ・鼻漏型	鼻閉型または鼻閉を主とする充全型
治療	①第2世代抗ヒスタミン薬 ②遊離抑制薬 ③Th2サイトカイン阻害薬 ①，②，③のいずれか1つ．	①第2世代抗ヒスタミン薬 ②遊離抑制薬 ③Th2サイトカイン阻害薬 ④鼻噴霧用ステロイド薬 ①，②，③，④のいずれか1つ．必要に応じて①，②，③に④を併用する．	①抗LTs薬 ②抗PGD$_2$・TXA$_2$薬 ③鼻噴霧用ステロイド薬 ①，②，③のいずれか1つ．必要に応じて①または②に③を併用する．	鼻噴霧用ステロイド薬 ＋ 第2世代抗ヒスタミン薬	鼻噴霧用ステロイド薬 ＋ 抗LTs薬または抗PGD$_2$・TXA$_2$薬 必要に応じて点鼻用血管収縮薬を治療開始時の5～7日間に限って用いる．
					鼻閉型で鼻腔形態異常を伴う症例では手術
			特異的免疫療法		
			抗原除去・回避		

症状が改善してもすぐには投薬を中止せず，数か月後の安定を確かめて，ステップダウンしていく．
遊離抑制薬：ケミカルメディエーター遊離抑制薬．
抗LTs薬：抗ロイコトリエン薬．
抗PGD$_2$・TXA$_2$薬：抗プロスタグランジンD$_2$・トロンボキサンA$_2$薬．
（鼻アレルギー診療ガイドライン，2009，p60.）

表 4-2 花粉症に対する治療法の選択

重症度 病型	初期療法	軽度	中等度		重度・最重症	
			くしゃみ・鼻漏型	鼻閉型または鼻閉を主とする充全型	くしゃみ・鼻漏型	鼻閉型または鼻閉を主とする充全型
治療	①第2世代抗ヒスタミン薬 ②避難抑制薬 ③Th2サイトカイン阻害薬 ④抗LTs薬 ⑤抗PGD₂・TXA₂薬 ①,②,③,④,⑤のいずれか1つ.	①第2世代抗ヒスタミン薬 ②鼻噴霧用ステロイド薬 ①と点眼薬で治療を開始し,必要に応じて②を追加	第2世代抗ヒスタミン薬 ＋ 鼻噴霧用ステロイド薬	抗LTs薬 ＋ 鼻噴霧用ステロイド薬 ＋ 第2世代抗ヒスタミン薬	鼻噴霧用ステロイド薬 ＋ 第2世代抗ヒスタミン薬	鼻噴霧用ステロイド薬 ＋ 抗LTs薬 ＋ 第2世代抗ヒスタミン薬 必要に応じて点鼻用血管収縮薬を治療開始時の7〜10日間に限って用いる. 鼻閉が特に強い症例では経口ステロイド薬4〜7日間処方で治療開始することもある.
		点眼用抗ヒスタミン薬または避難抑制薬			点眼用抗ヒスタミン薬,避難抑制薬またはステロイド薬	
					鼻閉型で鼻腔形態異常を伴う症例では手術	
		特異的免疫療法				
		抗原除去・回避				

避難抑制薬:ケミカルメディエーター避難抑制薬.
抗LTs:抗ロイコトリエン薬. 抗PGD2・TXA2薬:抗プロスタグランジンD2・トロンボキサンA2薬.
(鼻アレルギー診療ガイドライン作成委員会. 鼻アレルギー診療ガイドライン2009, ライフ・サイエンス社, p59.)

表 4-3 アレルギー性鼻炎治療ガイドライン

	軽度[注3]	中等度・重症[注4]
間欠性[注1]	・経口または点鼻抗ヒスタミン薬 ・点鼻血管収縮薬(連続10日以内,月2回まで)	・経口または点鼻抗ヒスタミン薬 ・経口抗ヒスタミン薬と血管収縮薬 ・点鼻ステロイド (点鼻クロモグリク酸ナトリウム)
持続性[注2]	・経口または点鼻抗ヒスタミン薬 ・経口抗ヒスタミン薬と血管収縮薬 ・点鼻ステロイド (点鼻クロモグリク酸ナトリウム)	・点鼻ステロイドが第1選択 ・鼻閉が強度の場合は,短期の経口ステロイドか点鼻血管収縮薬を併用
	【2〜4週間後に再評価】 改善:治療継続,点鼻ステロイドを使用している場合は半量に減らしてみる. 症状持続:点鼻ステロイドを使用していなければ点鼻ステロイドを処方.それ以外は中等度・重症の治療へ.	【2〜4週間後に再評価】 改善:「軽度」にステップダウン 症状持続:症状がくしゃみ,瘙痒感,鼻漏の場合は抗ヒスタミン薬の使用.それ以外はコンプライアンスの評価,診断の再確認,抗原回避などの再評価.

Allergic rhinitis and impact on asthma workshop report より

注1) 週に4日以下,または4週間以下
注2) 週に4日以下,かつ4週間以上
注3) 次の事項が1つも存在しないとき,①睡眠障害,②日常生活,余暇,運動への支障,③学校・仕事への支障,
   ④その他のわずらわしい症状
注4) 軽度の事項が1つ以上存在するとき
(レジデントのためのアレルギー疾患診療マニュアル,医学書院,p91.)

者が対象となる．手術治療としては，鼻炎症状全般を抑えるための下鼻甲介レーザー焼灼術，主に鼻閉の改善を目指すための下鼻甲介切除術，さらに鼻漏の抑制のための後鼻神経切断術などがある．

4. 最後に

アレルギー性鼻炎患者は比較的多く，喘息，副鼻腔炎の合併も多く，総合診療医が診療する機会も少なくない．根治が困難であるため，実際は薬物を中心とした対症療法となることが多いが，患者のニーズに合わせて，QOLを下げずに治療効果を高める必要がある．具体的には原因抗原の検索，抗原回避の指導，コンプライアンスの評価を行うが，これこそ総合診療医の得意とする分野と考えられる．また，難治症例の中には，鼻中隔弯曲症や，鼻腔ポリープ，慢性副鼻腔炎などを合併している場合がある．これらの治療を行うことにより，鼻炎症状が劇的に改善する場合も少なくない．さらに，新たな治療法としてスギ花粉，ダニ抗原に対する舌下投与による減感作療法も開始されている．

参考文献

1) 岡田正人．レジデントのためのアレルギー疾患診療マニュアル，医学書院，2006，p.75-101
2) 鼻アレルギー診療ガイドライン作成委員会．鼻アレルギー診療ガイドライン―通年性鼻炎と花粉症―2009年版，ライフ・サイエンス，2008．
3) JOHNS特集ここが知りたいアレルギー性鼻炎Q&A，東京医学社，2009，vol.25No3
4) 本庄巌，市川銀一郎編．耳鼻咽喉科診療私のミニマム・エッセンシャル．P118-123，日本病院出版会，2011．
5) 永井良三編．耳鼻咽喉科・頭頸部外科研修ノート，診断と治療社，2011．

Primary Care Review
虚血性心疾患の二次予防

坂上　祐司

【要旨】

　日本人における虚血性心疾患のエビデンスは，まとまった大きさの臨床研究が少ないといわれており，虚血性心疾患の二次予防に関するガイドラインは存在しない(存在するのは心筋梗塞のみ)．しかし，その後少しずつエビデンスが増えてきており，現在日本循環器病学会のガイドラインが改訂の真っ最中である．よって，ここでは2006年に改訂された少し古い心筋梗塞二次予防ガイドライン1)を主に引用しながら，最近増加してきたエビデンスも少し付け加えて解説する．欧米に比し，虚血性心疾患の発症頻度が低いとされる日本人においても，最近の食の欧米化に伴い増加するメタボリックシンドロームや耐糖能障害・糖尿病により，その発症頻度増加は注目されており，二次予防に関して内科医は関心を持たなければならない時代である．

Keywords：
　虚血性心疾患，冠危険因子，メタボリックシンドローム，糖尿病，ガイドライン

はじめに

　代表的な日本の疫学研究である久山町研究の中に示されているデータにあるように，現時点で日本人の虚血性心疾患の特徴は，欧米に比しその発症頻度が低いことである（図1）．
　久山町における心筋梗塞発症率（対1,000人/年）は男性1.6，女性0.7，Framingham研究はそれぞれ7.1，4.2で，Framinghamの方が5～6倍高かった．一方，久山町の脳梗塞発症率（対1,000人/年）は男性10.8，女性6.4で，Framinghamの2.5，1.9に比べ3～4倍高かった．つまり，日本人は脳卒中のリスクが高い代わりに虚血性心疾患のリスクが低く欧米白人とは異なった動脈硬化のパターンを示している2)．ガイドラインを引用するあたり，勧告の分類（Classification of Recommendations；クラス分類）と証拠レベル（Level of Evidence；エビデンス分類）について表1に記載する．

1. 日本人における虚血性心疾患の危険因子

　日本循環器学会のガイドラインでは，以下の病態を日本人における虚血性心疾患の危険因子として定めている．
1）年齢要因としては，従来通り男性は45歳以上とし，女性は55歳以上とする．
2）冠動脈疾患の家族歴は両親，祖父母および兄弟・姉妹における突然死や若年発症の虚血性心疾患の既往とする．
3）喫煙．
4）高血圧は日本高血圧学会の定義に従い，140あるいは90 mmHg以上とする．
5）肥満は日本肥満学会の定義に従い，BMI 25以上かつウエスト周囲径が男性で85 cm，女性で90 cm以上とする．
6）耐糖能異常は日本糖尿病学会の定義に従い，境界型および糖尿病型を含む．
7）高脂血症に関しては日本動脈硬化学会の定義に従い，高コレステロール血症（総コレステロール220 mg/dL以上，あるいはLDLコレステロール140 mg/dL以上），高グリセライド血症（150 mg/dL以上）および低HDLコレステロール血症（40 mg/dL未満）を高脂血症と定義し，そのいずれをも危険因子とする．
8）メタボリックシンドロームは診断基準検討委員会に従い内臓肥満蓄積（ウエスト周囲径が男性で85 cm，女性で90 cm以上）を必須にして，高トリグリセリド血症150 mg/dL以上かつ/または低HDLコレステロール血症（40 mg/dL未満），収縮期血圧130mmHgかつ/または拡張期血圧85 mmHg以上，空腹時高血

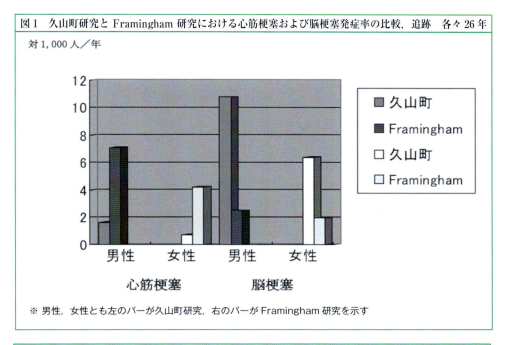

図1 久山町研究とFramingham研究における心筋梗塞および脳梗塞発症率の比較，追跡 各々26年

※ 男性，女性とも左のバーが久山町研究，右のバーがFramingham研究を示す

表1

勧告の分類
　クラスⅠ：手技・治療が有用・有効であることについて証明されているか，あるいは見解が広く一致している．
　クラスⅡ：主義・治療の有用性・有効性に関するエビデンスまたは見解が一致していない場合がある．
　　Ⅱa：エビデンス・見解から有用・有効である可能性が高い．
　　Ⅱb：エビデンス・見解により有用性・有効性がそれほど確立されていない．
　クラスⅢ：手技・治療が有用・有効ではなく，ときに有害となる可能性が証明されているか，あるいはその見解が広く一致している．

証拠レベル
　A 最高のレベル（エビデンスA）：数多くの大規模無作為割付臨床試験により得られたデータである．
　B 中間のレベル（エビデンスB）：少数の患者を対象とした無作為割付臨床試験あるいは無作為割付試験又は観察研究の綿密な分析から得られたデータである．
　C 低レベル（エビデンスC）：専門家の合意が勧告の主要な根拠となっている．

糖110 mg/dL 以上のうち2項目以上を持つものとする．
9）精神的，肉体的ストレスを危険因子とする．

2．虚血性心疾患の二次予防：一般療法（図2）

虚血性疾患の二次予防を実施するためには，上記の危険因子を管理していく必要があるが，方法としては一般療法，薬物療法及び侵襲的治療法に分類することができる．一般療法は，生活スタイルを是正して冠危険因子を除去すること及び高血圧や糖尿病など合併症を治療することである．この一般療法はすべての虚血性心疾患患者に励行すべきであり，心事故を予防するには最も大きな力をもつと考えられる．薬物療法や侵襲的治療法はその次に位置する[1]．

2－1：血圧管理
クラスⅠ：
1. 減塩1日6g未満とする．（エビデンスA）

2. 体重の管理として，Body Mass Index（BMI，kg/m^2）を 18.5-24.9 の範囲に保つ．（エビデンス A）
3. 1 日純アルコール摂取量を 30 mL 未満とする．（エビデンス A）
4. 最大酸素摂取量 50 % 程度の中等度の身体活動が，高血圧の治療と予防に有用である．（エビデンス A）クラス Ⅱa：K，Ca，その他ミネラルの摂取を適切に摂る．（エビデンス B）

2-2：脂質管理
クラス Ⅰ：
1. 脂肪の摂取量を総エネルギーの 25 % 以下に制限する．（エビデンス A）
2. 飽和脂肪酸の摂取量を総エネルギーの 7 % 以下に制限する．（エビデンス A）
3. 多価不飽和脂肪酸，特にω-3 系多価不飽和脂肪酸の摂取量を増やす．（エビデンス A）
4. コレステロール量の摂取を 1 日 300 mg 以下に制限する．（エビデンス A）
5. 体重の管理として，Body Mass Index（BMI，kg/m^2）を 18.5-24.9 の範囲に保つ．（エビデンス A）

2-3：体重管理
クラス Ⅰ：
体重管理として，Body Mass Index（BMI，kg/m^2）を 18.5-24.9 の範囲に保つ．（エビデンス A）

2-4：糖尿病管理
クラス Ⅰ：HbA1c が 6.5 % 未満になるようにする．（エビデンス B）
クラス Ⅱb：極端な低炭水化物食を摂る．（エビデンス C）

2-5：運動療法
クラス Ⅰ：
1. 運動負荷試験に基づき，1 回最低 30 分，週 3〜4 回（できれば毎日），歩行・走行・サイクリングなどの有酸素運動を行う．（エビデンス A）
2. 日常生活の中の身体活動（通勤時の歩行，家庭内外の仕事など）を増す．（エビデンス B）
3. 冠危険因子を有する患者，中等度ないし高リスク患者は監視型運動療法が推奨される．（エビデンス C）
クラス Ⅱa：軽度リスク*の患者および監視型運動療法を終了した患者は，非監視型在宅運動療法が推奨される．（エビデンス C）

2-6：禁煙指導
クラス Ⅰ：
1. 喫煙歴の有無について調査する．（エビデンス A）
2. 喫煙歴があれば，禁煙するように支援する．また，退院後，受動喫煙が生じないようにするように指導する．（エビデンス B）

2-7：飲酒管理
クラス Ⅰ：多量飲酒を控える．（エビデンス C）

2-8：うつ，不安症，不眠症
クラス Ⅰ：心筋梗塞後の患者のうつ，不安症，不眠症へのカウンセリング，社会・家庭環境等の評価を行う．（エビデンス C）

2-9：患者教育
クラス Ⅰ：
1. 心筋梗塞患者は，退院までに生活習慣の修正，服薬方法，等の再発予防のための知識についての教育をしっかりと受ける必要がある．（エビデンス B）
2. 患者本人およびその家族は，心筋梗塞・狭心症等の急性症状について理解し，それに対する適切な対処を取れるように教育を受ける必要がある．（エビデンス C）

3．虚血性心疾患の二次予防：薬物療法（クラス Ⅱa 以上のみを記載した）

3-1：抗血小板・抗凝固療薬
クラス Ⅰ：
1. 禁忌がない場合のアスピリン（50-162 mg）の永続的投与．（エビデンス A）
2. アスピリンが禁忌の場合のトラピジル（300 mg）の投与．（エビデンス B）
3. 心房細動，左心室瘤合併例でのワルファリンの使用．（エビデンス A）
クラス Ⅱa：
1. 低用量アスピリン（50 mg）とジピリダモール（150mg）またはチクロピジン（200 mg）との併用．（エビデンス B）

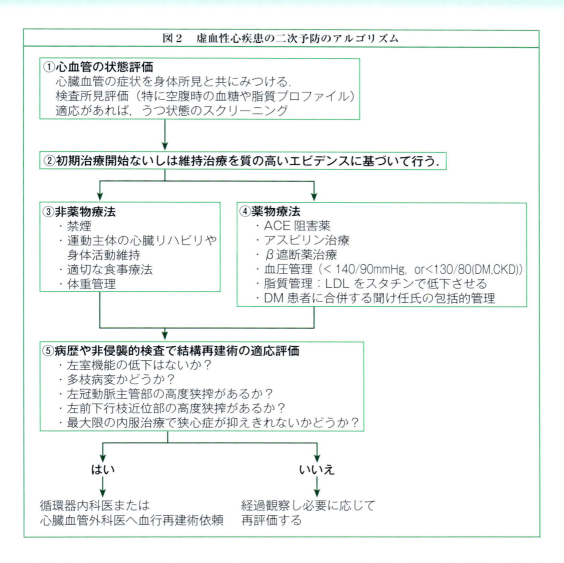

図2 虚血性心疾患の二次予防のアルゴリズム

2. 閉塞性動脈硬化症または脳梗塞を合併する場合のクロピドグレルの単独投与．（エビデンスB）
3. 出血性の合併症のリスクが低いと考えられる場合のアスピリンと中〜高用量ワルファリン（INR 2.0以上）の併用（ガイドライン1）付記参照）．（エビデンスA）

経皮的冠動脈インターベンション（Percutaneous coronary intervention: PCI）実施後，薬物溶出ステント留置例では12ヶ月後までのクロピドグレルとアスピリンの併用療法が推奨されている[3]．

3−2：β遮断薬
クラスI：

1. 低リスク群＊以外の心筋梗塞（急性期及び陳旧性のもの）．（エビデンスA）
2. 梗塞後狭心症，高血圧を合併するもの．（エビデンスB）
3. 現在，心不全はないが急性期に左心不全のあったものや梗塞範囲の大きいもの．（エビデンスA）

クラスIIa：低リスク群（急性期及び陳旧性のもの）．（エビデンスA）

低リスク群＊：左心機能が正常かほぼ正常で再灌流療法が成功したもの．

3−3：脂質代謝異常改善薬
クラスI：高LDLコンステロール血症にはスタチンを投与する．（エビデンスA）

クラスⅡa：高中性脂肪血症とくに低HDLコレステロール血症を伴う場合はフィブラートも考慮する．（エビデンスB）

JELISの結果からは，エイコサペンタエン酸（エパデール）はスタチン投与患者においてもさらに二次予防効果が日本人で証明されており，内服が推奨される[4]．

3-4：硝酸薬（ニコランジルを含む）

クラスⅠ：梗塞後狭心症や新たな心筋虚血が認められる患者に対して硝酸薬を頓用または短期間使用する．（エビデンスC）

クラスⅡa：
1. うっ血性心不全を合併した広範囲梗塞の患者に対して心不全治療目的で硝酸薬を投与する．（エビデンスA）
2. ニコランジルを安定狭心症を伴う陳旧性心筋梗塞患者に対して長期間投与する．（エビデンスB）

3-5：カルシウム拮抗薬

クラスⅠ：なし．

クラスⅡa：
1. β遮断薬が禁忌または忍容性が不良で，左室機能不全やうっ血性心不全あるいは房室ブロックがない患者に，心筋梗塞後の心筋虚血の軽減，または頻脈性心房細動の脈拍のコントロール目的で，ベラパミルまたはジルチアゼムを投与．（エビデンスB）

3-6：ACE阻害薬

クラスⅠ：
1. ハイリスク患者（広範囲梗塞，左心不全例）に対して発症早期に低用量から始め次第に増量する．（エビデンスA）
2. 中等度以上の左心機能低下（左室駆出率が40％未満）があり，低血圧（収縮期圧＜100mmHg）を含むACE阻害薬に対する禁忌のない患者．（エビデンスA）

クラスⅡa：
1. 急性心筋梗塞発症後24時間以内に，低血圧を含むACE阻害薬に対する禁忌のない患者，特に以下に示す合併症がある場合はより積極的な使用が望まれる．
1) 軽度の左心機能低下（左室駆出率が40-50％）（エビデンスA）
2) 高血圧（エビデンスA）
2. 心血管事故発生の高リスク群（心筋梗塞の再発作，脳血管障害，末梢動脈疾患，およびコントロール不良な冠危険因子を有する例）．（エビデンスB）

＊日本人を対象としたACE阻害薬の心筋梗塞二次予防の有効性を示すエビデンスは確立されておらず，クラス分類は原則的に海外の大規模介入試験の結果を参考にしている．

3-7：ARB（アンギオテンシンⅡ受容体拮抗薬）

クラスⅠ：禁忌の無い限り，心筋梗塞の急性期から投与する．（エビデンスB）

クラスⅡa：ACE阻害薬の使用が推奨されるものの，忍容性等の問題でACE阻害薬の使用が難しい例．（エビデンスB）

＊ACE阻害薬と同様に日本人を対象としたAⅡ受容体拮抗薬の心筋梗塞二次予防の有効性を示すエビデンスは確立されておらず，クラス分類は原則的に海外の大規模介入試験の結果を参考にしている．

3-8：抗不整脈治療：抗不整脈薬，植え込み型除細動器に関してはガイドライン参照[1]．

4．虚血性心疾患の二次予防：侵襲的治療

専門的になるのでガイドライン参照[1]．

5．虚血性心疾患の二次予防のアルゴリズム[5),6)]

最後に図2に上記を簡略化したアルゴリズムを示す．

かなり多岐にわたる範囲を網羅せねばならず，細かく理解するにはやはり一度関心領域に絞ってガイドラインを参照することをお薦めする．いずれにせよ，どの危険因子が存在するかを把握し，どの程度の内科的管理をするかは内科医の腕の見せ所である．

追記：日本循環器学会より新しい【心筋梗塞二次予防に関するガイドライン（2011年改訂版）】が出ているのでホームページをご参照ください．

文献

1）循環器病の診断と治療に関するガイドライン（2004-2005年度合同研究班報告）　心筋梗塞2次予防に関するガイドライン（2006年改訂版）班長石川　欽司，他，p.1-52

2）循環器病の診断と治療に関するガイドライン（2005年度合同研究班報告）虚血性心疾患の一次予防ガイドライン（2006年改訂版）班長北畠　顕，他，p.1-83

3）Spencer, B.; King, III. et al. American College of Cardiology/American Heart Association Task Force on Practice Guidelines, 2007 Writing Group to Review New Evidence and Update the ACC/AHA/SCAI 2005 Guideline Update for Percutaneous Coronary Intervention, Writing on Behalf of the 2005 Writing Committee, 2007 Focused Update of the ACC/AHA/SCAI 2005 Guideline Update for Percutaneous Coronary Intervention. J Am Coll Cardiol. 2008, vol. 51, p. 172-209.

4）Matsuzaki. M. et al. JELIS Investigators. Incremental effects of eicosapentaenoic acid on cardiovascular events in statin-treated patients with coronary artery disease. Circ J. 2009 , vol. 73, no.7, p. 1283-1290.

5）Sidney, C. S. Jr, MD et al. AHA/ACC Guidelines for Secondary Prevention for Patients With Coronary and Other Atherosclerotic Vascular Disease: 2006 Update Endorsed by the National Heart, Lung, and Blood Institute. Circulation. 2006, vol. 113, p. 2363-2372.

6）Scott .L.; HALL,M.D. et al. Secondary prevention of coronary artery disease. American Family Physician. 2010, vol. 81, no.3, p. 289-296.

Primary Care Review
腰痛の診断と治療

猿渡　淳

【要旨】
　腰痛は臨床医，とりわけプライマリ・ケア医にとって最も診ることの多い症状の一つである．症状別受診者数では上気道症状に次ぎ2番目に多いという報告もある．ピークは30〜40代であり，一生のうちに60〜85％の人が腰痛に罹患すると推定される．しかし，症状に対するアプローチは医療従事者・患者ともに多様であり，裏を返せば，適切なマネジメントが分かりにくいのが腰痛なのである．ここで腰痛の診断と治療（特に「非特異的腰痛」に対する）に関してエビデンスも加味しながら述べてみたい．

Keywords：
　腰痛，診断，治療，赤旗兆候，非特異的腰痛

1．定義

　「腰痛」とは「肋骨の下縁から近位大腿部までの後面におよぶ疼痛」と定義される．「坐骨神経痛」は「下肢の後面または側面で膝下まで到達する放散痛」である．一般的に発症から6週までを「急性」，6週以降を「慢性」（または発症から4週までを「急性」，4週から8週までを「亜急性」，8週以降を「慢性」）と定義する．

2．診断

　まず疾患頻度を理解し，詳細な病歴・身体所見から赤旗兆候（red flags）を探し，必要に応じて画像や血液検査などをオーダーする．
　主な疾患頻度について列挙する（表1）．
　見て分かるように多くは非特異的な所謂「腰痛」である．椎間板ヘルニアの頻度は全体の約4％程度であり30〜50歳に多く，ほとんどは4週間以内に改善する．Straight legテスト（膝伸展位で股関節を屈曲していき，30〜70°の範囲で下肢への放散痛（＝坐骨神経痛）が再現される）は，元々の症状と同側で陽性であれば感度が高く（感度＝91％，特異度＝26％），対側で陽性であれば特異度が高い（感度＝29％，特異度＝88％）．変性疾患（椎間板症や脊柱管狭窄症）は高齢者（50歳以上）に多い．
　赤旗兆候については以下の通りである（表2）．

　表2に該当する症状・所見があった場合には疑う疾患に応じて検査を考慮する．
　例えば，骨折→X線，感染や悪性腫瘍→血算・CRPやMRIなど．
　腰痛の人全てに対してX線を撮ることは，必要に応じて画像検索する場合と比べ，患者の予後を良くするというエビデンスはない．腰椎2方向のX線撮影が生殖器に与える放射線量は1日1枚の胸部X線1年分以上に相当する．
　緊急疾患である馬尾症候群において，最も感度が高い所見は尿閉（感度＝90％）である．逆に尿閉がない場合には，馬尾症候群の可能性は1万分の1程度である．

3．治療

　以下赤旗兆候のない非特異的腰痛の治療についてエビデンスとともに列記する．
① 安静：どうしても必要な場合を除き最小限（1-2日）に留める．日常生活に早く戻ったほうが安静を続けるよりも有意に予後は改善する．
② 温熱療法：急性腰痛に対して短期的に効果があるという報告がある．
③ 整体（spinal manipulation）：急性・慢性腰痛に対して改善あり．
④ 運動療法・鍼・マッサージ：慢性腰痛に対して改善あり．運動は超急性期では避ける．

表1　腰痛の鑑別疾患・頻度

非特異的腰痛　＞70%
椎間板症（椎間板の変性）　10%
椎間板ヘルニア　4%
圧迫骨折（骨粗鬆症による）　4%
脊柱管狭窄症　3%　脊椎すべり症　2%
馬尾症候群　＜1%

悪性腫瘍　0.7%
炎症性疾患　0.3%
感染　0.01%

内臓疾患　2%
（前立腺炎、子宮内膜症、腎盂腎炎、尿管結石、大動脈瘤、膵炎、胆嚢炎、胃十二指腸潰瘍、帯状疱疹など）

表2　赤旗兆候

大きな外傷、または50歳以上の小さな外傷（→骨折）
原因不明の体重減少（→悪性腫瘍）
原因不明の発熱（→感染）
免疫不全（→感染）
癌の既往（→悪性腫瘍）
薬物中毒（→感染）
ステロイドの長期使用、骨粗鬆症（→骨折、感染）
70歳以上（→骨折、悪性腫瘍）
進行する神経障害（尿閉・失禁や両下肢の脱力、サドル型感覚消失）（→悪性腫瘍、馬尾症候群）
6週以上続く腰痛（→悪性腫瘍、感染、炎症性疾患）
夜間痛・安静時痛（→悪性腫瘍、感染、炎症性疾患）

⑤ アセトアミノフェン・NSAIDS：鎮痛効果はアセトアミノフェンがNSAIDSと比べ若干劣る（visual analog scaleで100ポイント中10ポイント以内の差）が、副作用を考慮すれば特に高齢者などでは第一選択である．NSAIDS間で有意な差はなく、腰痛に対する効果は実証されている（NNT (number needed to treat) = 2-3）．

⑥ 筋弛緩薬：急性腰痛に対して短期間（2-4日）であれば効果がある．日本で採用されているもののうち、最もエビデンスがあるのはチザニジン（テルネリン®）である．バクロフェンに対するエビデンスはほとんどない．眠気などの副作用に注意．

⑦ 三環系抗うつ薬：慢性腰痛に対して有効である．SSRIなどの効果は実証されていない．

⑧ ステロイド：腰痛に対する効果はなくお勧めできない．以下、臨床の現場で有用と思われるアルゴリズムを掲載する（図1）

4．最後に

腰痛は頻度の高い症状であり、ほとんどの場合自然軽快するが、赤旗兆候を見逃してはならない．そのような兆候がない非特異的腰痛に対しては、3ヶ月程度まで保存加療を行っても良い．特に慢性の経過では安静を避け運動することの重要性を改めて強調する．赤旗兆候がある、または保存加療で改善を認めない場合には専門医へのコンサルトを検討すべきである．併せて、疾患に対する教育が重要なことは言うまでもない．自分の治療方針に自信を持っている患者では有意に予後が良いという報告もある．

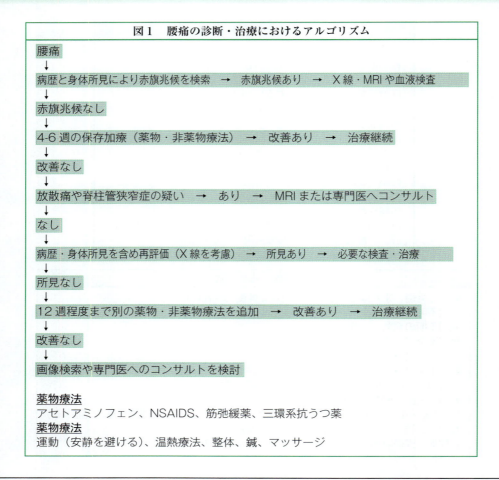

図1 腰痛の診断・治療におけるアルゴリズム

参考文献

1) Deyo R A, Weinstein J N：Low back pain. N Engl J Med. 2001；344（5）：363-370.
2) Kinkade S：Evaluation and treatment of acute low back pain. Am Fam Physician. 2007；75：1181-1188, 1190-1192.
3) Bradley W G Jr et al, for the American College of Radiology：ACR appropriateness criteria: low back pain. Accessed 2011/8/14. Available at: http://www.acr.org/Secondary Main Menu Categories/quality_safety/app_criteria/pdf/Expert Panelon Neurologic Imaging/lowbackpainDoc7.aspx.
4) Last A, Hulbert K：Chronic low back pain: evaluation and management. Am Fam Physician. 2009；79（12）：1067-1074.
5) Chou, R, et al. Diagnosis and treatment of low back pain: A joint clinical practice guideline from the American college of physicians and the American pain society. Ann Intern Med. 2007；147：505-514.

Primary Care Review
頭痛

稲福　徹也

【要旨】
　頭痛診療において初めて経験する頭痛については，生命に危険が及ぶくも膜下出血と細菌性髄膜炎を見逃さず適切なタイミングで専門医へ紹介することが大事である．一方同じような頭痛を繰り返す慢性頭痛については，日常生活に支障をきたす片頭痛をきちんと診断して適切にマネージメントすることが大事である．いずれの場合も頭痛の診断には病歴聴取が最も重要であることは言うまでもない．

Keywords：
　頭痛，くも膜下出血，細菌性髄膜炎，片頭痛，緊張型頭痛

1. 疾患の重要性や頻度

　頭痛はプライマリ・ケアの現場で最もよく遭遇する症状の一つである．厚生労働省国民生活基礎調査（2013年）による自覚症状のある者（有訴者率）は人口千対54.4人で，女性では第5位の症状であった[1]．ところが頭痛診療を得意とする医師は少なく，その理由として，①頭痛は画像診断など検査が診断の決め手となりにくい，②頭痛の強度と疾患の重篤度が必ずしも一致しない，③慢性頭痛に関しては精神疾患との境界が分かりにくいなどが挙げられる．従って頭痛診療においては病歴聴取と身体診察及びそれを支える幅広い知識が大切である．

2. 推奨項目とエビデンス，アルゴリズム

　頭痛の分類と診断は，国際頭痛分類第3版β版[2]に従って診断する．頭痛分類では，頭痛は一次性頭痛（いわゆる頭痛持ちの頭痛）と二次性頭痛（脳や全身の病気により生じる頭痛）に分類されている．二次性頭痛の中でも見逃すと生命に関わるくも膜下出血と細菌性髄膜炎は絶対に見逃してはならない．国際頭痛分類第1版を頭痛の740人に当てはめたところ，分類不能な頭痛は2人（0.3％）のみであり大方の頭痛を網羅している．

1）危険な頭痛の除外

　頭痛を主訴に診療所や病院の内科外来を受診する患者の中で深刻な頭蓋内疾患を有する者は稀である．その中から見逃すと重篤な結果を招く危険な頭痛を見極める必要がある．まずその頭痛が「初めて経験する頭痛か」，「過去にも同様の頭痛があったか」を訊ねるが，もともと頭痛持ちの患者であっても，いつもと違う頭痛と訴えれば初めての頭痛として捉える．次に突発する頭痛（何時何分，何をしているとき急にと時間を特定できる），人生最悪の頭痛の2つの条件がそろえば，くも膜下出血の可能性があり直ちに脳外科医が常駐し手術可能な病院へ転送する．また血圧や脈拍が普段より高ければその可能性は高まる．その次に重篤な基礎疾患を示唆する頭痛徴候（表1），特に発熱があり細菌性髄膜炎を疑う場合も直ちに治療可能な病院への転送を考慮する．その他に見逃してはならない二次性頭痛（表2）として，硬膜下血腫，緑内障，化膿性副鼻腔炎があるが，いずれも緊急に脳外科，眼科，耳鼻咽喉科へのコンサルテーションが必要である．

　プライマリ・ケアの現場で最もよく遭遇するのは風邪を初めとする感染症に伴う頭痛であろう．発熱の原因が上気道炎と特定されており，Jolt accentuation が陰性あれば髄膜炎はほぼ否定してよい．解熱剤により速やかに頭痛が消失

する場合も風邪に伴う頭痛と考えてよい．発熱のフォーカスが特定できず頭痛の訴えが強く，Jolt accentuation が陽性の場合は無菌性髄膜炎との鑑別が必要となり，嘔吐など頭蓋内圧亢進症状を伴えば積極的に脊髄液検査を行う．自院で検査が困難な場合は検査可能な総合病院への転送を考慮する．

2）慢性頭痛の診断

繰り返し起こる頭痛のついてはまず片頭痛かどうか検討する．なぜなら片頭痛は適切に治療すれば日常生活の改善が見込まれ，薬物乱用頭痛へ移行を防げるからである．片頭痛診断のポイントは2つである．「①普段は何ともないがひとたび頭痛が起こるとひどい②頭痛で仕事や家事を休むほど日常生活に支障をきたす」の2点があれば片頭痛の可能性が高い．診断は片頭痛の診断基準（表3）を参考に行うが，片側性や拍動性にこだわると片頭痛を見逃すことになる．片頭痛の6割は片側性でなく，拍動性でないこともしばしばある．もう一つ陥りやすい誤りとして，片頭痛の予兆として肩こりや首こりを伴う場合があり「肩こりがして頭痛がする」と訴えると単純に緊張型頭痛と間違えてしまうので注意する．

片頭痛と似た病態に群発頭痛があり，頻度は低いが日常生活に支障をきたす強い頭痛である．典型的には25～35歳の男性に多く，毎日明け方に頭痛で覚醒し，片側の眼の奥のえぐられるような痛みで，流涙や鼻汁を伴い，じっとしていられない程激しい痛みであるが3時間以

表1 重篤な基礎疾患を示唆する頭痛徴候（文献3）より一部変更）

1) 今までで最もひどい頭痛
2) 日時が特定できる突発する頭痛
3) 数日～数週間に渡り徐々に増悪する頭痛
4) 発熱を伴う
5) 嘔吐を伴う（体を曲げたり，物を持ち上げたり，咳によって誘発される）頭痛
6) 起床直後に起こる頭痛
7) 既知の全身疾患がある
8) 45歳以上で初発
9) 神経診察の異常所見
10) 局所の圧痛を伴う頭痛（例えば側頭動脈領域）

表2 二次性頭痛（文献2）より一部変更）

1) 頭頸部外傷　頭部外傷後，むち打ち損傷後，外傷後頭蓋内血腫，開頭術後
2) 頭頸部血管障害
　　脳内出血，くも膜下出血，嚢状動脈瘤，動静脈奇形硬膜動静脈瘻，海綿状血管腫，脳三叉神経性または柔膜血管腫症（スタージウエーバー症候群），側頭動脈炎，動脈解離，脳静脈洞血栓症，CADASIL，MERAS アンギオパチー，下垂体卒中
3) 非血管性頭蓋内疾患
　　頭蓋内圧亢進，低髄液圧（髄液瘻／特発性／腰椎せん刺後），神経サルコイドーシス，無菌性髄膜炎，急性散在性脳脊髄膜炎，全身性エリテマトーデス，抗リン脂質抗体症候群，フォークト・小柳・原田氏病，リンパ球性下垂体炎，脳腫瘍，癌性髄膜炎，視床下部あるいは下垂体の分泌過多または分泌不全，てんかん発作，キアリー奇形Ⅰ型，脳脊髄液リンパ球増加症候群．
4) 物質またはその離脱
　　一酸化窒素供与体誘発，ホスホジエステラーゼ（PDE）阻害薬誘発，一酸化炭素性，アルコール誘発，食品成分および添加物（グルタミン酸ナトリウム，コカイン，カンナビス，ヒスタミン，カルシトニン遺伝子関連ペプチド，その他（アトロピン，ジギタリス，ジスルフィラム，ヒドララジン，イミプラミン，ニコチン，ニフェジピン，ニモジピン…その他の有機物／無機物）薬物乱用頭痛，外因性ホルモン，カフェイン離脱，オピオイド離脱，エストロゲン離脱．
5) 感染症
　　細菌性髄膜炎（慢性を含む），脳炎，脳膿瘍，硬膜下膿瘍．全身感染症（細菌感染（例えば胆のう炎，ウイルス感染症（例えばインフルエンザ）．その他の全身炎症性疾患（例えば急性膵炎）．ヒト免疫不全宇井する／後天性免疫不全症候群（HIV／AIDS）．
6) ホメオスターシスの障害
　　高山性，潜水時，睡眠時無呼吸性，透析．
　　高血圧性（褐色細胞腫，高血圧クリーゼ，高血圧性脳症，子癇）
　　外因性物質（アンフェタミンその他），
　　甲状腺機能低下，絶食，心臓性
7) 頭蓋骨，頭，眼，耳，副鼻腔，歯，口あるいはその他の顔面・頭蓋の構成組織の障害
　　頭蓋骨疾患，頸部疾患，眼疾患，耳疾患，鼻副鼻腔炎，歯・顎または関連する組織の障害，顎関節症，その他
8) 精神疾患
　　身体化障害，精神障害

> **表3 片頭痛の診断基準（文献2）より一部変更**
>
> 4～72時間以内の頭痛発作を繰り返し，身体診察は正常で，頭痛の原因となる他の疾患がない．加えて，以下の項目が該当する．
> 次の項目のうち2つ以上
> 　片側の頭痛
> 　拍動性の頭痛
> 　動作により頭痛が憎悪
> 　中等度～重度の頭痛
> さらにつぎの項目のうち1つ以上
> 　悪心または嘔吐
> 　光過敏または音過敏

内には治まることを特徴とする．片頭痛との違いは，悪心嘔吐は伴わず，痛みで七転八倒し動いているほうが痛みはまぎれ，1～2時間で消失する点である．頭痛発作時は100％酸素吸入（7L／分）を15分続けると80％の症例で頭痛は消失する．イミグランの皮下注も有用である．

3）慢性頭痛のマネージメント[4]

慢性頭痛は主に片頭痛と緊張型頭痛が含まれるが，直接生命を脅かす病態でないために，治療方針は患者のライフスタイルにあわせて相談の上で立てる．頭痛の原因や診断について患者の考えや，検査や治療法に関する希望を聞いた上で医学的な説明を行う．日常生活に支障があれば何らかの介入は必要になる．

片頭痛であれば頭痛の頻度と程度を確認する．一般的に頻度が月に3～4回以下なら頓挫薬で対応し，4～5回以上なら予防薬について検討する[5]．いずれの場合も早寝早起き，食事の時間を規則正しくするなど生活習慣の改善により頭痛が減少する可能性があるのでそのように指導をする．頓挫薬は頭痛が中等度であればアセトアミノフェンやイブプロフェン，重度の頭痛であれば最初からトリプタン（表4）を使用する．どちらの場合も頭痛が起こり始めたらなるべく早いタイミングで薬を服用させることがコツである．頭痛がピークに達してからではどの薬剤も効果がない場合が多いが，スマトリプタンコハク酸塩（イミグランキット皮下注3mg）の皮下注が奏効する可能性はある．吐き気が強い場合はドンペリドン（ナウゼリン錠5mg～10mg）を同時に服用させれば効果的な場合もある．

頭痛患者の悩みは，自分の頭痛が薬と飲まないと悪化するのか，軽い頭痛で終わるか初期の段階で区別しにくいことである．鎮痛剤は頭痛の早期の段階で飲むように指導するが，そうすると薬の服用回数及び量が増えてしまう．この場合は患者自身に自分の頭痛を理解してもらうこと，同時に客観的なデータを得る目的で頭痛日記をつけてもらうと非常に有用である．医療者にとっては頭痛を正しく診断するための資料になり，治療を進めるにあたりどんな種類の頭痛がどれくらい続いているのか多くの情報を得ることができる．片頭痛予防薬の中でエビデンスが確立され保険適用のある薬剤はバルプロ酸と塩酸ロメリジンである．バルプロ酸ナトリウム（デパケン®錠400mgまたはセレニカ®錠400mg）を1日1回眠る前に使用し数週間で効果を実感できる場合もあるが，効果判定には少なくとも2か月間使用する．妊娠中は催奇形性のため禁忌なので妊娠する可能性があれば使用しないが，万が一使用中に妊娠が判明した場合でもその時点で中止すれば問題はない．塩酸ロメリジンは本邦で開発されたカルシウム拮抗薬で塩酸ロメリジン（ミグシス錠5mgまたはテラナス錠5mgを2錠分2）を使用し，効果発現には1か月以上かかる場合が多く効果判定には少なくとも3か月使用する．

小児の片頭痛については，持続時間が短い，車酔いをする子が多い，約70％に片頭痛の家族歴があり母親が80％を占めるなどの特徴がある．規則正しい睡眠や食事，頭痛の誘因を避けるように指導することで，薬を必要としない場合が多い．頭痛時の頓挫薬はイブプロフェン（グレードA）やアセトアミノフェン（グレードB）を使用する．12歳以上でイミグラン点鼻液20は使用可能，イミグラン錠50も12歳以上，体重40kg以上で成人と同量，25kg以上40kg未満では半量を用いることができる．

緊張型頭痛は慢性頭痛の中で最も多いと考えられる．発症機序としてストレスや精神的緊張が頭痛の促進因子となるが，それは片頭痛でも同様に認められる．慢性緊張型頭痛（CTTH）では共存症としてうつや不安が圧倒的に多く認

められるので[6]，必要に応じてうつのスクリーニングを行う．頭痛により日常生活に支障をきたす症例は治療すべきであり，頓挫薬としてアセトアミノフェンやNSAIDsを用いる．予防薬としてはアミトリプチリン塩酸塩（トリプタノール錠10mg）が有効である．さらに市販薬を月10回以上服用している症例は薬物乱用頭痛を生じている可能性があり，適切な治療が必要なので，専門医に委ねた方がよい．頭痛体操は，片頭痛や緊張型頭痛の予防，特に慢性化の予防や治療に効果的である．頭痛により後頭部のコリが続くとさらに頭痛が起きやすくなる．朝夕一回ずつそれぞれ2分間程度の簡単な体操で首の硬さがほぐれる．但し片頭痛発作の最中に体操をすると頭痛が悪化するので注意する．

おわりに

慢性頭痛の診療ガイドライン2013では，プライマリ・ケア医が一次性頭痛（特に片頭痛）の適正な診断と治療ができることを要求している．これを機会に診療ガイドラインを購入し勉強してほしい．同時に頭痛について医学部での教育の機会が少ない大学もあり，医学生や研修医への教育も大切だと思う．

表4　トリプタン製剤の種類

製品名	一般名	成分量	初回投与量	効果発現*	追加投与の間隔	1回最大投与量	1日最大投与量
イミグランキット皮下注	スマトリプタン	3mg	3mg	超即効	1時間	3mg	6mg
イミグラン点鼻液20	スマトリプタン	20mg	20mg	即効	2時間	20mg	40mg
イミグラン錠	スマトリプタン	50mg	1錠	早い	2時間	2錠	4錠
ゾーミック	ゾルミトリプタン	2.5mg	1錠	早い	2時間	2錠	4錠
レルパックス	エレトリプタン	20mg	1錠	やや早い	2時間	2錠	2錠
マクサルト	リザトリプタン	10mg	1錠	早い	2時間	1錠	2錠
アマージ	ナラトリプタン	2.5mg	1錠	遅い	4時間	1錠	2錠

（添付文書より引用　*については私見）

文献

1) 厚生労働省　平成25年国民生活基礎調査の概要

2) 国際頭痛分類第3版β版（日本頭痛学会・国際頭痛分類委員会訳），医学書院，2014．(The International Classification of Headache Disorders, 3rd edition (beta version). Cephalalsia 33:651, 2013.)

3) Peter J. Goadsby, Neil H. Raskin. Headache From Harrison's PRINCIPLES OF INTERNAL MEDICINE. Eighteenth Edition, The McGraw-Hill Companies, 2012, 112-p.

4) 日本神経学会・日本頭痛学会：慢性頭痛の診療ガイドライン2013. 医学書院，2013

5) 竹島多賀夫ほか．片頭痛の治療—最近の進歩—神経内科．2012, vol.77, no.4, p.359-367.

6) 平田幸一ほか．緊張型頭痛の病態生理と治療神経内科．2012, vol.77, no.4, p.344-351.

Primary Care Review
片頭痛の診断と治療

川尻　宏昭

【要旨】

　片頭痛は，その有病率が10％前後と高く，総合医（プライマリケア医，家庭医，総合内科医）が，日常よく遭遇するcommon diseaseである．しかしながら，病型は多岐にわたり，そのすべてを記憶し診療を行うことは難しい．総合医は，ICHD-Ⅱやガイドラインを踏まえ，2次性頭痛に含まれる危険な頭痛の除外をおこない，時に専門診療科と協働しつつ，できる限り正確な診断をつける努力をする必要がある．また，その診断の上で，片頭痛患者への適切な治療的対応を継続的に行うことが求められる．

Keywords：

片頭痛，総合医，ICHD-Ⅱ，慢性頭痛ガイドライン，common disease

1．総合医と頭痛

　総合医（プライマリケア医，家庭医，総合内科医）にとって，頭痛という主訴で外来を受診する患者さんを診察したことがないということはあり得ないだろう．頭痛は，国際頭痛学会の分類（ICHD-Ⅱ）においては，特にその背景疾患を考慮した1次性頭痛と2次性頭痛に大別される．また，日常診療上は，急性発症の頭痛（主に2次性頭痛）と慢性の頭痛（主に1次性頭痛）という経過による捉え方が，その鑑別診断をするうえで大変有用である．今回は，慢性頭痛の中でも「片頭痛」について総合医として必要と考えられる知識についてまとめてみたい．

2．片頭痛の疫学

　日本における片頭痛の疫学として，Sakai & Igarashiの調査では，その年間有病率は8.4％（前兆あり2.6％，前兆なし5.8％）20～40代の女性に多い（男性3.6％，女性13.0％）というデータがある．日本頭痛学会の慢性頭痛の診療ガイドラインには，世界各国の有病率も示されているが，中国の3.0％と比較的低い有病率から，米国13.0％，ドイツ27.5％，そしてタイ29.1％とかなり高い有病率まで示されている．その調査方法が統一されていないという点で単純に比較はできないが，日本を含むアジアでは5から10％，欧米では10から15％と考えられており，いずれにしても疾患の有病率としては高いもので，このデータをみても片頭痛がcommon diseaseであることは明白な事実である．

3．片頭痛の病態

　片頭痛の病態（原因）はいまだ確定されていない．これまでには，血管説，神経説（spreading depression），三叉神経血管説などが発表されている．慢性頭痛のガイドラインでは，「三叉神経を中心とした神経血管に関するものや，脳幹部の異常とするものに加え，これに神経ペプチドが重要な役割果たしているということは間違いないようである」と記載されている．神経ペプチドとしてのセロトニンが特に注目されており，この点が，片頭痛の特異的な治療としての後述する「選択的なセロトニン作動性薬物としてのトリプタン類の薬剤」に結びつく．

表1　2次性頭痛を疑うべき因子
以下のような場合の頭痛は，2次性頭痛を疑う ①突然発症 ②今までに経験したことのない頭痛 ③いつもの様子と異なる頭痛 ④頻度と程度が増してゆく頭痛 ⑤50歳以降に初発の頭痛 ⑥神経脱落症状を有する頭痛 ⑦癌や免疫不全の病態を有する患者の頭痛 ⑧精神症状を有する患者の頭痛 ⑨発熱・項部硬直・髄膜刺激症状を有する頭痛

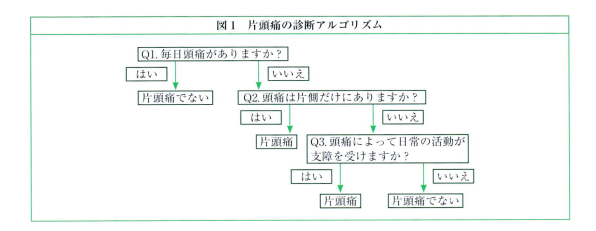

図1 片頭痛の診断アルゴリズム

4．片頭痛の診断

片頭痛の診断は,以下のステップで行われる．

ステップ① 2次性頭痛・危険な頭痛（例：クモ膜下出血などの頭蓋内病変による）の除外をまず行う(主に急性頭痛)．表1に2次性頭痛を疑うべき因子を列挙する．

ステップ② 片頭痛かどうか？

片頭痛の特徴をとらえつつ診断を正確に行う必要があるが，図1のような簡易診断アルゴリズム（Pryse-Phillipsら，感度86％，特異度73％）を利用することで簡便かつある程度の正確性をもって診断を行うこと図1　片頭痛の診断アルゴリズムもできる．なお，片頭痛は月に15日以下の症状出現であり，16日以上の場合には慢性連日性頭痛ということになる．

ステップ③ 片頭痛の病型分類（ICHD-Ⅱに準じて）を特定する（表2）基本的に総合医が担当する一般診療では，表2の片頭痛の分類の2桁レベル（サブタイプ）までの診断が求められる．その際には，片頭痛の診断基準（表3）を参考にするとよい．それ以上の診断，つまり分類で3桁（サブフォーム）レベルの診断については，基本的に専門医の診療で求められるものである．

5．片頭痛の治療
①薬物療法A：急性期治療

頭痛の発作時は，①NSAIDs，②アセトアミノフェン，③エルゴタミン製剤，④トリプタン製剤，⑤制吐剤が用いられる．片頭痛に特異的な治療薬は，トリプタン製剤である．トリプタン製剤は，頭痛が出現始めた初期に服用するとよいといわれている．前兆期や頭痛の極期の服用ではその効果がうまく発揮されないようで，その点を患者への情報提供することが大切である．NSAIDsやアセトアミノフェンは，症状が軽度から中等度の時には効果がある．制吐剤との併用がその効果を強くするといわれている．エルゴタミン製剤は，妊娠中や授乳中には使用できない．この薬は，トリプタン製剤の使用後も頻回に頭痛再燃がみられる患者への使用がその適応になる．

B：予防療法

月に2回以上の頭痛発作があるような場合には，予防薬剤の投与も検討される．予防薬剤としては，Ca拮抗剤(ロメリジン)，β遮断薬(プロプラノロール)，抗てんかん薬(バルプロ酸)，抗うつ剤(アミトリプチン)が，エビデンスの質としては高いものである．予防効果の判定には，数か月かかるために，特に副作用等がない場合には，3か月から6か月の投与が望ましい．

②非薬物療法A：誘発因子を取り除く：

誘発因子は，1）精神的因子(ストレス，緊張，疲れ，睡眠)，2）月経周期，3）環境因子(天候の変化，温度差，頻回の旅行)4，食事性因子(アルコール)

B：食事

Ｍｇ，ビタミンＢ１，Feverfew(ハーブの一種)は，その予防効果がある知恵度証明されている．食事での摂取やサプリメントとしての摂取が可能である．

表2　片頭痛の分類 (ICHD-Ⅱ)

- 1.0.0　片頭痛
- 1.1.0　前兆のない片頭痛
- 1.2.0　前兆のある片頭痛
- 1.2.1　典型的前兆に片頭痛を伴うもの
- 1.2.2　典型的前兆に非片頭痛様の頭痛を伴うもの
- 1.2.3　典型的前兆のみで頭痛を伴わないもの
- 1.2.4　家族性片麻痺性片頭痛（FHM）
- 1.2.5　孤発性片麻痺性片頭痛
- 1.2.6　脳底型片頭痛
- 1.3.0　小児期周期性症候群（片頭痛に移行することが多いもの）
- 1.3.1　周期性嘔吐症
- 1.3.2　腹部片頭痛
- 1.3.3　小児良性発作性めまい
- 1.4.0　網膜片頭痛
- 1.5.0　片頭痛の合併症
- 1.5.1　慢性片頭痛
- 1.5.2　片頭痛発作重積
- 1.5.3　遷延性前兆で脳梗塞を伴わないもの
- 1.5.4　片頭痛性脳梗塞
- 1.5.5　片頭痛により誘発される痙攣
- 1.6.0　片頭痛の疑い

表3　片頭痛の診断基準 (ICHD-Ⅱ)

1.1 前兆のない片頭痛
a. 次のb〜dを満足する発作が5回以上ある
b. 頭痛の持続時間は4〜72時間持続する
c. 次のうち少なくとも2項目を満たす
　1. 片側性頭痛
　2. 拍動性
　3. 中等度から強度の痛み（日常生活が妨げられる）
　4. 階段の昇降など日常的な動作により頭痛が増悪する
d. 他の疾患によらない

1.2.1 典型的前兆に片頭痛を伴うもの
a. 次のbからdを満たす発作が2回以上ある
b. 全長は以下の1つ以上．ただし運動麻痺を伴わない
　1. 可逆低の視覚症状（陽性症状：光のちらつきなど，陰性症状：視覚消失）
　2. 可逆性の感覚症状：チクチクする，感覚鈍麻
　3. 可逆性の言語障害
c. 以下の2つ以上
　1. 同名性視覚症状あるいは一側性の感覚症状
　2. 前兆が5分以上かけてゆっくり現れる（あるいは他の前兆が続いて5分以上現れる）
　3. 1つの昇降は5分以上60分以下続く
d. 他の疾患は否定できる

6．最後に

　片頭痛は，総合医にとっても日常診療上よく遭遇する重要な慢性疾患である．片頭痛は様々なタイプに分類されており，そのすべてを記憶し診断及び治療することは難しい．危険な2次性頭痛の除外とともに，片頭痛の診断をできる限り正確に行い，その一般的な治療を行うことは，総合医の必須の能力の1つであると考えられる．また，一方で，特殊なタイプの片頭痛や診断が難しいケースそして治療に難渋するケースは，その患者さんに及ぼす影響を考慮し，専門医への適切なコンサルテーションを行い，協働して診療してゆくことが求められる．

文献

1) 日本頭痛学会編集．慢性頭痛の診療ガイドライン，第1版，医学書院，2006, p. 225
2) 作田学．頭痛，第2版，日本医事新報社，2008, p. 218
3) 鈴木則宏, 清水利彦, 柴田護．これでわかる頭痛診療，南江堂，2010, p. 147

/ Ⅱ 新・総合診療医学 Review

Primary Care Review
不眠症

八藤　英典

【要旨】

一般医を受診する患者ではその半数以上の者に睡眠障害があるといわれている[1]．不眠症が疑われた場合，睡眠衛生指導を主として，適切な薬物療法を施行する．適切な薬物療法とは睡眠薬の眠前単剤常用量投与とする[2]．

Keywords：

不眠症，うつ病，単剤常用量投与，睡眠衛生指導

原発性不眠症は心理的要因を契機として発症する代表的な不眠症であり，有病率は一般人口の1〜2％と推定されている[1]．典型的な不眠症は若年〜中年成人で発症する[3]．

睡眠の障害は精神症状というよりは身体症状であると受け取られやすい．したがって，睡眠障害をもつ患者はメンタルの専門医よりも一般医を受診することが多い[1]．逆に，身体疾患をもつ者では睡眠障害が多くみられる．たとえば，2型糖尿病患者の4割以上に不眠がみられる[4]．さらに，高齢者では持病の数が増えるほど不眠の頻度が増えると報告されている[5]．このような背景があるので，一般医を受診する患者ではその半数以上の者に睡眠障害があるといわれている[1]．しかし，患者自らがそのことを医師に訴えることは少なく，また睡眠障害が治療の対象となることも非常に少ない．医師の側から睡眠の問題で困っていないかを患者に問診することはきわめて重要である．

不眠症の経過はさまざまであるが，典型例では数週〜数か月かけて増悪し，その後年余にわたり改善しない睡眠困難が固定した慢性期が続く[3]．予後は，仮に不眠症の適切な診断・加療がなされないと，症状が10年単位で長期間継続してしまう可能性がある[1]．

推奨項目

1) ICSD-2における不眠症の全般基準[3]（表1）

A．睡眠の質や維持に関する訴えがある
B．訴えは適切な睡眠環境下において生じている
C．以下の日中の機能障害が最低1つ認められる

1) 倦怠感あるいは不定愁訴
2) 集中力，注意，記憶の障害
3) 社会的機能の低下
4) 気分の障害あるいは焦燥感
5) 日中の眠気
6) 動機，意欲の障害
7) 仕事中，運転中のミスや事故の危険
8) 睡眠不足に伴う緊張，頭痛，消化器症状
9) 睡眠に関する不安

2) うつ病性障害に対する2項目質問法[6]

1. 抑うつ気分
   例）「気分が沈み込んだり，滅入ったり，憂うつになることがありますか？」「悲しくなったり，落ち込んだりすることがありますか？」．

2. 興味や喜びの喪失例
   例）「仕事や趣味など，普段楽しみにしていることに興味を感じられなくなっていますか？」「今までに好きだったことを，今でも同じように楽しくできていますか？」

3）DSM-Ⅳ-TR の原発性不眠症[3]（表2）

A. 主要な訴えは，少なくとも1か月間続く睡眠の開始または維持の困難，または非回復性の睡眠である
B. 睡眠障害（またはそれに伴う日中の疲労感）が，臨床的に著しい苦痛，または社会的・職業的または他の重要な領域における機能の障害を引き起こしている
C. 睡眠障害が，ナルコレプシー，睡眠呼吸障害，概日リズム睡眠障害または睡眠時随伴症の経過中にのみ起こる者ではない
D. その障害は，他の精神疾患の経過中にのみ起こるものではない
E. その障害は，物質または一般身体疾患の直接的な生理学的作用によるものではない

4）睡眠障害対処12の指針[7]

1. 睡眠時間は人それぞれ，日中の眠気で困らなければ十分
   - 睡眠の長い人，短い人，季節でも変化，8時間にこだわらない
   - 年をとると必要な睡眠時間は短くなる．
2. 刺激物は避け，眠る前には自分なりのリラックス法
   - 就床前4時間のカフェイン摂取，就床前1時間の喫煙は避ける
   - 軽い読書，音楽，ぬるめの入浴，香り，筋弛緩トレーニング
3. 眠たくなってから床に就く，就床時刻にこだわりすぎない
   - 眠ろうとする意気込みが頭をさえさせ寝つきを悪くする．
4. 同じ時刻に毎日起床
   - 早寝早起きではなく，早起きが早寝に通じる
   - 日曜に遅くまで床で過ごすと，月曜の朝がつらくなる
5. 光の利用でよい睡眠
   - 目が覚めたら日光を取り入れ，体内時計をスイッチオン
   - 夜は明るすぎない照明を
6. 規則正しい3度の食事，規則的な運動習慣
   - 朝食は心と体の目覚めに重要，夜食はごく軽く
   - 運動習慣は熟睡を促進
7. 昼寝をするなら，15時前の20～30分
   - 長い昼寝はかえってぼんやりのもと
   - 夕方以降の昼寝は夜の睡眠に悪影響
8. 眠りが浅いときは，むしろ積極的に遅寝・早起きに
   - 寝床で長く過ごしすぎると熟眠感が減る

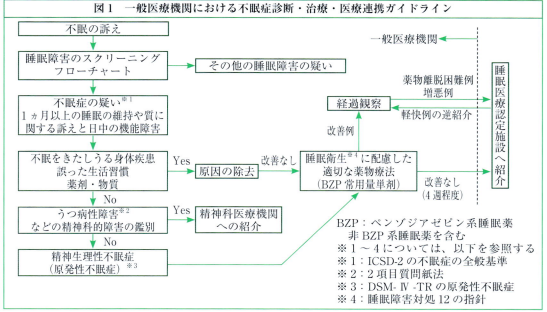

図1 一般医療機関における不眠症診断・治療・医療連携ガイドライン

BZP：ベンゾジアゼピン系睡眠薬 非BZP系睡眠薬を含む
※1～4については，以下を参照する
※1：ICSD-2の不眠症の全般基準
※2：2項目質問紙法
※3：DSM-Ⅳ-TRの原発性不眠症
※4：睡眠障害対処12の指針

（山寺亘，伊藤洋：不眠症の診断・治療・連携ガイドライン．日本臨牀 67（8）：1469-1474, 2009 より引用改変）

9. 睡眠中の激しいいびき，呼吸停止や足のぴくつき，むずむず感は要注意
　・背景に睡眠の病気，専門治療が必要
10. 十分眠っても日中の眠気が強いときには専門医に
　・長時間眠っても日中の眠気で仕事
　・学業に支障がある場合は専門医に相談
　・車の運転に注意
11. 睡眠薬代わりの寝酒は不眠のもと
　・睡眠薬代わりの寝酒は，深い睡眠を減らし，夜中に目覚める原因となる
12. 睡眠薬は医師の指示で正しく使えば安全
　・一定時刻に服用し就床
　・アルコールとの併用をしない

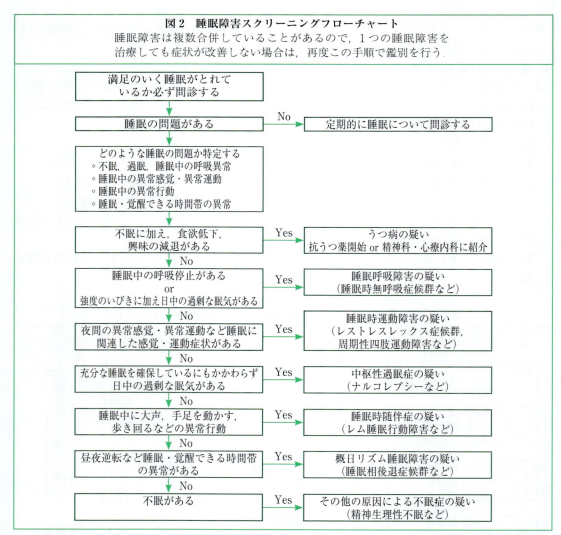

図2 睡眠障害スクリーニングフローチャート
睡眠障害は複数合併していることがあるので，1つの睡眠障害を治療しても症状が改善しない場合は，再度この手順で鑑別を行う．

(清水徹男，田ヶ谷浩邦：一般医療機関における睡眠障害スクリーニングガイドライン．厚生労働省精神・神経疾患研究医委託費「睡眠障害医療における政策医療ネットワーク構築のための医療機関連携のガイドライン作成に関する研究」，平成17〜19年度総括研究報告書，pp8-12, 2008より引用改変)

診療フローチャート

　不眠の訴えがあった場合は，**図1**のフローチャートに従って診療を行う．

　まず，**図2**を用いて，不眠症以外の睡眠障害を除外する．その他の睡眠障害の疑いがなければ，**表2**のA～Eを満たしていることを確認し，不眠症と診断する．問診，一般検査などにより，基礎疾患，処方薬，大衆薬，嗜好品，サプリメントについて確認する．ほとんどすべての精神疾患は睡眠障害を伴いうるが，その中でも，うつ病性障害の鑑別がとくに重要である．推奨項目の2) がそのスクリーニングに簡便で使用しやすい．2項目とも該当する場合，うつ病性障害の90％を抽出可能である．これまでのいずれにも当てはまらない場合は**表2**により原発性不眠症と診断される．

　一般医における治療は，睡眠衛生指導を最優先すべきである．睡眠衛生指導とは，睡眠に関する正しい知識を伝え，質のよい睡眠を取ることができるように生活上の条件を整え，日常生活を通して睡眠に対して有利に作用させる工夫を実践させるものである．その具体例は，厚生労働省委託研究班による「睡眠障害対処12の指針」にまとめられている．睡眠衛生指導を通して，学習された睡眠妨害連想に関する認知の再構成を治療目標とする．一般医は患者の身体状況や生活環境を全人的に把握しやすく，より具体的な指導が早期に可能であり，薬物用途に至らずに治療が終結する症例も少なくない．

　不眠症に対する薬物投与は睡眠衛生指導を補助する対症療法ではあるが，必要最小限かつ十分に併用される必要がある．一般医における薬物療法として，睡眠薬の眠前単剤常用量投与を原則とする．作用特性（血中消失半減期あるいは受容体選択性）に関する知識に熟知して，睡眠薬を使い分ける．一般的には，主訴である不眠の現象型と患者の年齢，不眠に対する不安の程度や身体状況を勘案して薬物を選択する．

　睡眠薬投与に際しては，その作用と副作用を十分に説明して，患者の不安を取り除くことが重要である．とくに睡眠薬とアルコールの併用禁止は必ず徹底されるべきである．就寝前約30分前には服用させ，その後には，大事な作業は行わないように指導する．

　高齢者における副作用の出現を最小限に予防するため，睡眠薬の慎重な投与が必要である．指針として，①半減期の短い薬物（活性代謝産物をもたない），②筋弛緩作用の少ない薬物，③初期投与量は通常の1／2～2／3程度，④トイレに行く際は点灯を促す，などが挙げられる．

処方例

①入眠障害主体

> ゾルピデム（マイスリー）5～10mg
> ゾピクロン（アモバン）7.5～10mg
> トリアゾラム（ハルシオン）0.125～0.25mg
> ブロチゾラム（レンドルミン）0.25mg

②中途覚醒・早朝覚醒，これに伴う熟眠障害

> フルニトラゼパム（サイレース／ロヒプノール）1～2mg クアゼパム
> （ドラール）15～20mg

　その他，ラメルテオン（ロゼレム）が2010年より使用できるようになった．乱用や依存が生じず，睡眠構築を修飾することなく鎮静や抗不安作用によらない睡眠導入をもたらすと考えられている．軽症例や高齢者などの不眠症状に適している可能性がある．

　患者の不眠感の改善および不眠に対する恐怖心の軽減が得られたら，患者の生活環境に睡眠衛生上の問題がないことと睡眠薬の減量に伴って出現しうる反跳性不眠や退薬症候の説明に対して強い不安が出現しないことを確認したうえで，とくに1か月以上常用した場合にはゆっくりと慎重な中止に心がける．薬物中止の実際は，長時間作用型では休薬期間を徐々に延ばしていく隔日法が，短時間作用型では投与量を徐々に減らしていく漸減法が基本となる．両者を組み合わせて，薬剤量を3／4～1／2に漸減してから隔日の投与に移行させるのが最も合理的である．また，高力価の短時間作用型で漸減法が困難な場合には，いったん長時間作用型や抗不

安薬に置換してからの中止を試みる．4週間前後の経過観察にて改善が認められない治療抵抗例，一端経過が良好であっても薬物離脱が困難な例や増悪例は診断の見直しや薬物調整を目的に，あるいは非薬物療法，とくに認知行動療法の施行を視野に入れて，睡眠医療認定医へ紹介する．

文献

1) 日本睡眠学会認定委員会睡眠障害診療ガイド・ワーキンググループ．睡眠障害診療ガイド．第1版，文光堂，2011，104．
2) 山寺亘，伊藤洋．不眠症の診断・治療・連携ガイドライン．日本臨牀．2009，vol.67，no.8，p.1469-1474．
3) American Psychiatric Association：Diagnostic and Statistical Manual of Mental Disorders, 4th ed, Text Revision (DSM-Ⅳ-TR). American Psychiatric Association, Washington, DC, 2000.
4) Skomro RP, Ludwig S, Salamon E, Kryger MH. Sleep complaints and restless legs syndrome in adult type 2 diabetics. Sleep Med. 2001；2：417-422.
5) Foley D, Ancoli-Israel S, Bitz P, Walsh J. Sleep disturbance and choronic diseases in older adults：results of the 2003 National Sleep Foundation in America Survey. J Psychosom Res. 2004, vol.56, p.497-502.
6) 日本医師会（編），西島英利（監）．自殺予防マニュアル―地域医療を担う医師へのうつ状態・うつ病の早期発見とその対応指針，第2版，明石書店，東京，p.37-38，2008．
7) 睡眠障害の診断・治療ガイドライン研究会，内山真（編）．睡眠障害の対応と治療ガイドライン．じほう，東京，p.111，2002．

Primary Care Review
喘息の診断と治療

亀井　三博

【要旨】
- 喘息は世界的に大きな健康問題となっている（有病率 1~16%，喘息死：世界で 34 万 6 千人 / 年）
- 吸入ステロイドは最も有効な喘息治療の武器であり，症状，肺機能，QOL を改善し，急性増悪の頻度，程度を減じ，死亡率を減少する．
- 喘息のコントロールの状態，ピークフローメーターなどに基づき，患者と共同して作成した行動計画に基づく自己ケアは喘息死を減少させる（エビデンスレベル A）

Keywords：
　ステロイド吸入，ピークフロー，行動計画，ガイドライン

はじめに

筆者が研修医として働き始めた1980年，救急室も病棟も喘鳴で苦しむ子供達や大人であふれていた．研修を終えて大学に戻るとき，もう喘息は診たくないと思ったものだ．時は流れ1987年，呼吸器内科を研修するため H 病院呼吸集中治療室の門を叩いた．先端的な治療を行っている H 病院でも常に RCU の 1 床は人工呼吸を受ける気管支喘息患者で占められていた．当時はテオフィリンが治療の中心で，薬物血中動態をシミュレーションしながら，テオフィリン濃度を治療域に保つ round the clock 療法（RTC）が行われていたがそれでも挿管 - 人工呼吸となる患者は後を絶たなかった．翌年，研修を終えた筆者は C 病院へ赴任した．

最初の当直の晩，50 代の大工の患者が喘息重責発作で運ばれ，挿管救命した．印象的な初仕事だった．患者とはその後外来でおつきあいすることになった．

ならい覚えたRTC療法とβ刺激剤の定期吸入という当時の最先端の治療を行ったが，彼は毎週のように急性増悪を繰り返し救急外来の常連と化し，挿管人工呼吸をもう一度経験した．1989 年 11 月ニュージーランドから β 刺激剤吸入と喘息死亡率の関係に関する衝撃的なレポートが発表され[1]，さらにその数年後，気管支喘息の診断と治療に関する最初のガイドラインがアメリカからもたらされた[2]．喘息の病態を見なおしピークフローメーターによる自己管理とステロイド吸入療法を中心に据えたその提言は極めて新鮮であった．当時最もケアに難儀していたその大工に，半信半疑ながらガイドラインに沿った治療を開始した．

1 なぜプライマリ・ケアで喘息をみるのか？

気管支喘息は国によって異なるがおおむね人口の 1 ~ 16% を占め，全世界で年間 346,000 名もの人が喘息で命を落としている[3]．とても呼吸器専門医だけでは気管支喘息に対応できるものではない．ステロイド吸入による治療法は喘息治療を専門医の手からプライマリ・ケア医の手にゆだねるための切り札であろうか？

2 ガイドラインの伝えていること

世にガイドラインは数々あれど気管支喘息のガイドラインほどそのメッセージが明確で，かつ実効のあるものは他にはないのではないか？というのが個人的な想いである．あの分厚いガイドライン[4]の伝えているメッセージは極めてシンプルなものである．

すなわち，気管支喘息の主たる病態は気道の炎症であること，よって炎症に対する治療 = ステロイド投与を中心にすえること，（ステロイドは吸入投与を原則とする），症状，日常生活制限などに基づく喘息コントロールの評価，可能であればピークフローメーターを用い治療効

表1　症状からみた喘息コントロールのレベル[4]

過去4週間を振り返って	うまくいっている	あまりうまくいっていない	うまくいっていない
週2回以上喘息の症状があった	左記に当てはまるものが一つも無い	左記のうち1〜2項目が当てはまる	左記のうち3〜4項目が当てはまる
喘息のため眼が醒めた			
喘息のため発作止めの吸入を週2回以上使った			
喘息のため日常生活に支障を感じた			

果をモニターし，それを元に患者自身ができる治療計画を立てておくこと，以上である．そのために必要なのは，プライマリ・ケア医の最も得意とするところ，すなわち良好な医師−患者関係に基づくパートナーシップである事も強調されている．

3　ガイドライン：その前に

ガイドラインを応用する，その前に目の前の患者が気管支喘息かどうか的確に診断することが大切である．

1）3週間咳が続き，夜も眠れないため来院した事務系，非喫煙36歳女性の場合

上気道炎のあと咳が長引き，最初は昼間だけだったが段々夜も咳で寝つけなくなり，寝ついたあとも何度も咳で起きてしまうようになり，救急外来受診．特に診察上所見なく，風邪と診断された．しかし処方された薬を飲んでも症状が軽快しないため当院へ来院．理学所見上特に所見を認めなかったが肺機能をはかるときの強制呼出で喘鳴が聴かれ，臥位でも喘鳴が聴かれた．今回が初めてのエピソードだが喘息の可能性が高く，肺機能検査（フローボリュームカーブ）ではピークフローは90L/分と著明に低下．ステロイド吸入に加え長時間作用型β刺激剤吸入（LABA）および経口ステロイド（プレドニゾロンで20mg）1週間投与，緊急用として短時間作用型β刺激剤吸入を処方．処方したその日から咳は消失，ピークフローも1週間でほぼ予測値に到達した．このように喘息は症状があっても所見がない（あるいはとらえられていない）ため正確に診断されていないことがままある．病歴から疑ったら，それを裏付ける所見をとるよう喘鳴を誘発する工夫（強制呼出，臥位での聴診）をする．そして必ず肺機能検査測定装置でフローボリュームカーブ，特にその形をみて，閉塞性パターンであるかどうかを判断する．疑ったら細菌感染の合併がない限り積極的にステロイド吸入を処方し，症状が軽快するかどうか観察する．可能であればピークフローメーターを渡しその動きを見ることで診断が得られる．経過した時間が診断してくれる，そんな疾患である．

2）3週間続く咳のため来院した65歳女性の場合（非喫煙，主婦）

3週間前，特にきっかけもなく咳が始まり，特に夜横になると咳がひどく，何度か目が覚めてしまうため近医受診し，咳喘息と診断されステロイド吸入＋LABAの合剤を処方された．しかし3週間たってもよくならないため来院．病歴からやはり咳喘息が疑われた．とりあえず吸入をやってみていただくと，なんと容器を傾けとんとん叩いて粉を振り落とし飲み込んでおられるではないか！もう一度"吸入"指導をしたところその晩からぐっすり眠れるようになった．吸入薬は処方するだけでは効果を発揮しない．吸入容器に吸入方法は記載されているが，マニュアルを見ずに機械を使うのは人の常である．とにかく目の前で実際吸入してもらいながら指導するのが原則である．

3）46歳男性，営業職，喘息が悪化したので発作止め処方を希望

小児期からの喘息をそのまま持ち越している男性．前医で処方されていた短時間作用型β刺激剤吸入薬を希望され来院．この1週間，咳と軽い喘鳴が持続している．来院時ご本人

表2 コントロールレベルに基づくケア[3]

コントロールのレベル		コントロールのレベル	行動計画
うまくいっている	↓	うまくいっている	今の治療を維持，維持可能な最低限の治療レベルをみつける
あまりうまくいっていない		あまりうまくいっていない	うまくいくよう治療レベルを上げることを考慮する
うまくいっていない	↑	うまくいっていない	うまくいくまで治療をステップアップする
急性増悪		急性増悪	急性増悪の治療を行う

は平気そうだったが酸素飽和度93％脈拍90呼吸数18両肺で呼気時の喘鳴を聴く．今まで処方されたことがなかったというステロイド吸入＋LABA吸入，短時間作用型β刺激剤吸入薬，及び状態から必要と思われたプレドニゾロン20mgの内服を1週間処方したところ数日で軽快した．その後も投薬が切れてしばらくすると悪化し来院することを繰り返したが来院のたび，定期受診の必要を伝え，喘息についてお話を繰り返した．ある時点から1ヶ月ごと来院するようになった．それと同時に，急性増悪がなくなり，ほとんどレスキューのための薬剤を使うことはなくなった．

4　大事なこと

まず，喘息と診断，そして吸入の仕方を伝え，きちんと通っていただくようになったら，はじめて喘息とつきあう用意ができたと判断する．喘息は高血圧のように生涯つきあう病気，一時しのぎの治療をする病気ではない．

1) 喘息コントロール状態に基づくケア
　(control based asthma management)

喘息はきちんとケアすればすべて軽症と表現せざるを得ない状態になる．すなわちほとんど発作なく，日常生活，社会生活を問題なく過ごせる状態にすべての喘息患者はならなければいけない．そうなっていないとするとそれは治療者の怠慢であるといわざるを得ない．

喘息の状態は常に変化し，それにあわせて治療の内容は変化する．この流動性はある意味喘息の特徴でもある．その時の患者の状態を把握するのに，筆者は治療内容を段階的に分け評価している．すなわち発作もなく社会生活がきちんと営める状態を維持するのに必要な薬剤の種類と量により治療をステップ分けする．それは吸入ステロイドの量と長時間作動型β刺激剤吸入薬の使用の有無，経口ステロイドの有無の組み合わせである．

おおざっぱに言ってしまえば：
① STEP 1：吸入ステロイド普通量
② STEP 2：吸入ステロイド普通量＋LABA
③ STEP 3：吸入ステロイド高用量＋LABA
④ STEP 4：経口ステロイドの追加

以上のように治療の段階をSTEP分けする（GINAガイドラインの治療ステップを少し改変している）[3), 4)]．

これだけでは喘息の状態を評価できない．喘息がうまくいっているかどうか(コントロールの状態)を評価しなければいけない．コントロールがうまくいっているか，あまりうまくいっていないか，うまくいっていないかその3段階である．それは症状と発作止めの吸入の使用頻度の組み合わせで判断する．症状は，1)昼間喘息による症状が週2回以上，2)日常生活に支障がある，3)喘息による夜間覚醒がある，4)発作止めを2/週以上使用，その4項目の組み合わせで判断する．すべて当てはまらないときはコントロール良好と判断する．4項目のうち1〜2項目が当てはまるとき

は，あまりうまくいっていない，さらに3項目以上当てはまるときは全く駄目と判断する（表1）．典型的には全く駄目な状態で来院しSTEP4の治療を開始，大体1週間以内でほぼうまくいっている状態になりSTEP3の治療へ，通院している間にうまくいっている状態を維持するのに必要な治療のSTEPが下がり，1年ぐらいでSTEP1～2に落ち着く．

その間季節の変わり目，風邪を引いたことを契機に治療のSTEPは上がり下がりする．治療の階段を昇ったり降りたりすることは，慣れてくれば患者さん自身がある程度できるようになる（表2）．このように来院のたびにあるいは自分で現状を症状，発作止めの使用の頻度，可能であればピークフローメーターで評価する．来院の際に吸入の方法を再確認指導することも重要である．必要であれば治療のステップを変更し，日々の生活の中でそれに対する効果，副作用をモニターし，来院の際に再評価する．喘息のコントロール状態をベースに評価，治療，治療に対する反応のサイクルを繰り返しながら喘息のケアを続ける，これが喘息コントロール状態に基づくケア（control based asthma management）である（図1）[3]．

当院に喘息がうまくいっていないという理由で来院される患者さんの多くは治療内容が固定されていることによるコントロール不良である．大体1年続けておつきあいいただけるとその人となりとともに，その喘息の特徴がわかってくる．コントロールがうまくいっている状態を維持するのにSTEP1でよければSTEP2あるいは5が必要な人もいる．よいコントロールを維持するのに必要な治療のSTEPが喘息の重症度を示す．喘息の特徴はきちんとおつきあいいただくとだんだん治療のSTEPを降りていくことができることである．年齢とともに右肩上がりによくなる病気，そんな印象を抱いている．

2）大工の患者さんはどうなったか？

1988年から今日までずっと通院されているが，ステロイド吸入を処方して以来，一度も入院されていない．毎年6月頃になると咳痰が増えて危うくなるがご自分でステロイド吸入を増量あるいはステロイド内服をされ危機を乗り越えている．ステロイド内服でもよくならないときは来院されしばらく通院加療することがあるがそんなことは数年に一度しかない．ピークフローと症状をみながらの自己管理，行動計画が見事にできている．ますますお元気な患者さんをみていると，疾患の概念の変化が時にもたらす影響の大きさを感じないわけにはいかない．ガイドラインによってもたらされたステロイド吸入とピークフローによる自己管理という概念は，喘息を専門医の手からプライマリ・ケアの現場にたずさわる人々の手にゆだねることを可能にした．

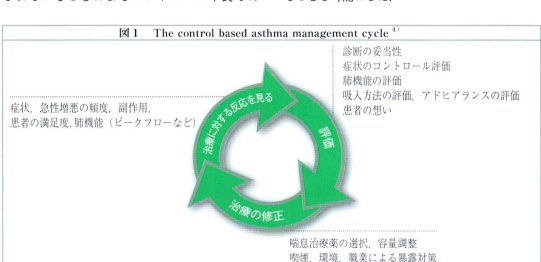

図1　The control based asthma management cycle[4]

（文献4）を元に著者作成

文献

1) Crane, J. et al . Prescribed fenoterol and death from asthma in New Zealand . 1981-83 ： Case-control study. Lancet. 1989, vol.1, p. 917-922.
2) NHLBI/WHO work shop report. Global strategy for asthma prevention and management. 1995 .
3) Global strategy asthma management and prevention online appendix online appendix 2015.
4) Global strategy asthma management and prevention 2015

参考：薬剤の種類

1. 吸入ステロイドの種類と用量

薬剤	低容量（μg）	中容量（μg）	高容量（μg）
ブデソナイド	200 − 400	> 400 − 800	> 800 以上
フルチカゾン	100 − 250	> 250 − 500	> 500 以上

＊用量は一日投与量
＊フルチカゾンは現在単剤のものは一回吸入量200μg ,LABA（サルメテロール）との合剤の場合は一回吸入量が100,250,500μgの3種類ある．ブデソナイドの場合はLABAが異なりフォルメテロールとなる．（ブデソナイドの量は1吸入につき160μgである．）
＊そのほか多くの吸入ステロイドが発売されているが，筆者の使用経験のないものは省いた
＊LABAとの群雄割拠，まさに戦国時代といえる状況である．

2. 長時間作用型β刺激薬吸入(LABA)
   サルメテロール　50μg 一日2回吸入

3. 長時間作用型抗コリン剤（LAMA）
   チオトロピウムに代表される長時間作用型抗コリン剤は従来COPDの第一選択薬であったが近年気管支喘息のコントローラーとして用いられる様になった．しかしその適応はまだ明確でないためここでは名前を挙げるのに留める．

4. 緊急時に使用する薬剤
   （ア）短時間作用型ベーター刺激剤吸入(SABA)
   ① サルブタモール　一回200μg(2吸入) 頓用
   ② プロカテロール　一回20μg(2吸入) 頓用
   （イ）ブデソナイド・フォルメテロール合剤
   1回1吸入頓用（ブデソナイド160μg, フォルメテロール4.5μg)*
   *本来コントローラーとして使用されるブデソナイド・フォルメテロール合剤であるが，フォルメテロールの効果発現が早いことを利用して緊急用の薬剤として使用が可能である．
   （ウ）経口ステロイド
   ① プレドニゾロン 20mg~40mg/ 日　1週間
   ■ 経口ステロイドは1週間を超えない限り漸減せず中止する

（上記は筆者が喘息ケアで使用している薬剤のすべてである．その他多くの薬剤については経験がないのでコメントできないため割愛した．）

Primary Care Review
帯下の診断と治療

家　研也
岡田　唯男

> 【要旨】
> 　帯下異常の主因となる感染性の腟炎のうち，最多の細菌性腟症の有病率は10〜40%[1]，カンジダ外陰腟炎の生涯罹患率は75%[2]と高頻度であるが，帯下異常を主訴にプライマリケア医を受診する頻度は少なく[4]，患者・医療者双方に心理的障壁がある．一方で，帯下異常の主因を占める感染性の腟炎は診断・治療に関するエビデンスが集積されており，腟鏡がなくとも腟扁平上皮を含む腟分泌物が採取できれば可能なアプローチも存在する．本稿では疫学データや国内外の診療ガイドラインをレビューし腟鏡や経腟エコーのない施設でも実現可能な「帯下異常」へのアプローチを紹介する．なお妊娠中の治療および，不正性器出血については紙面の都合上割愛しており，詳細は成書をご参照頂きたい．
>
> **Keywords：**
> 　帯下，細菌性腟症，カンジダ外陰腟炎，トリコモナス腟炎，子宮頚管炎

はじめに

　帯下はその有病率の高さに反してプライマリケア医が相談を受ける頻度は少ない．背景には婦人科的診察に対する抵抗感と，非産婦人科医では対応困難という認識があると推察される．しかし在宅・入院中・僻地など物理的に産婦人科医にアクセスできない場合や，心理的に産婦人科受診に抵抗のある場合など，プライマリ・ケア医による対応への潜在的なニーズは存在する[5]．エビデンスに基づいた診断・治療を理解し，婦人科設備がなくとも可能なプライマリ・ケア医としてのアプローチを習得しておきたいところである．

帯下異常とは？

　健常な腟内はデーデルライン桿菌によりpH3.5〜4.5に保たれ自浄作用が働いている．
　閉経前女性において1〜6ml／日程度の帯下は正常だが，性状・量の明らかな変化，外陰掻痒感，性交時痛，腹痛を伴う場合は異常である．原因としては感染性の腟炎による腟帯下が最多（表1）で，中でも細菌性腟症，カンジダ外陰腟炎，トリコモナス腟炎の3疾患が90%以上を占める[6]．高齢者では性感染症の頻度が低下し萎縮性腟炎の頻度が増える．

表1　帯下異常の主な鑑別診断

- □腟帯下
  - ・感染性腟炎　　―細菌性腟症（40〜50%）[6]
  - 　　　　　　　　―カンジダ外陰腟炎（20〜25%）[6]
  - 　　　　　　　　　20〜30代に多い
  - 　　　　　　　　―トリコモナス腟炎（15〜20%）[6]
  - 　　　　　　　　　30〜40代に多い
  - ・萎縮性腟炎：高齢者で考慮
  - ・異物反応（タンポン，殺精子剤，石鹸）
  - ・薬剤（抗生物質類，エストロゲン）
  - ・生理的（月経前，妊娠中，ストレス下では増加）
- □子宮頚管帯下
  - ・頚管炎　　　　―クラミジア頚管炎 10〜20代にピーク
  - 　　　　　　　　―淋菌頚管炎
  - ・子宮頚がん etc
- □子宮体部帯下：子宮内膜炎，子宮体癌 etc
- □卵管帯下：卵管炎，卵管癌 etc
- □外陰帯下：外陰炎 etc

主要な原因疾患と治療

　主要な原因疾患につき概説する．薬剤治療はCDC性感染症ガイドライン2015[2]，および日本産科婦人科学会，日本産婦人科医会による産婦人科診療ガイドライン―婦人科外来編2014[3]に基づき，本邦の保険適応に合致するものを優先的に記載した．CDCの推奨と本邦の実情が異なる内容は，施設内・連携する産婦人科専門医との間でコンセンサスを得ることが望ましい．

1. 細菌性腟症（Bacterial Vaginosis）

感染性の腟炎の40～50％を占める[6]．デーデルライン桿菌の減少によりGardnerella vaginalis をはじめ複数の嫌気性菌が増殖する．喫煙，複数のパートナー，6ヶ月以内の腟洗浄，ペッサリーなどがリスクとなる[7]．典型例では悪臭を伴う灰白色漿液性帯下の増加や外陰掻痒感，灼熱感，性交時痛を呈するが50％は無症状である[6]．高齢者では上行性に子宮留膿腫をきたす場合もある．

臨床診断にはAmsel's criteria（図1）が用いられるが通常有症状者のみが治療対象で，目標は自覚症状改善とクラミジア・淋菌・HIV他の性感染症リスク低減である[2]．本邦でも2012年3月よりCDCガイドラインで推奨されているメトロニダゾール内服錠・腟錠が保険適応となった．メトロニダゾール投与中は飲酒によりアンタビュース作用が出現するので，投与中～投与3日後まで禁酒を指示する．自覚症状改善をもって治療効果を判定する．

ちなみに本疾患は腟内の常在細菌叢の菌交代現象と考えられており，純粋な性感染症と区別するためvaginitis（腟炎）でなくvaginosis（腟症）と表現される．したがって性交未経験の思春期や小児，最終性交から長期間経過した高齢者にも生じえる．「細菌性腟炎」と診断した場合，クロムフェニコール腟錠も処方されるが，腟内常在乳酸菌まで殺菌してしまう点でメトロニダゾールの方が望ましいとされる[3]．

＜処方例＞
1) メトロニダゾール錠（250mg）4T2×7日間内服
2) メトロニダゾール腟錠（250mg）1T1×7～10日間
3) クロラムフェニコール腟錠（100mg）1T1×7日間

2. トリコモナス腟炎

Trichomonas vaginalis による性感染症．30～40代に多く外陰腟部掻痒感，灼熱感，大量の悪臭のする帯下などが知られるが50％は無症状である[7]．腟鏡診にて泡沫状帯下，子宮腟部の発赤を認め，鏡検で動いているトリコモナス原虫を確認できる．培養にて診断確定可能である．パートナーの同時治療が重要で，治癒判定は次回月経後にトリコモナスの消失確認をもって行う．稀ではあるが，銭湯やプール，便器，下着などを介して感染することもある．

＜処方例＞
1) メトロニダゾール錠（250mg）2T2×10日間内服
2) メトロニダゾール腟錠（250mg）1日1回10～14日間
3) メトロニダゾール錠（250mg）8T1×単回投与
＜3) はCDC推奨だが，本邦では保険適用はない＞

3. カンジダ外陰腟炎

75％の女性が生涯に一度は経験し，20～30代に発症ピークがある．Candida albicans が85％～95％を占めCandida glabrata が10％～20％と次ぐ．発症リスクとして抗生剤内服，細菌性腟症既往，HIV感染者，ステロイド使用，経口避妊薬内服などが知られる[6]．白色カッテージチーズ様帯下，外陰部の掻痒感・発赤・腫脹を呈し，腟分泌物pHは正常範囲～低値（pH < 4.5）が多い．KOH鏡検での芽胞・菌糸の確認が簡便だが，治療抵抗性・再発性，検鏡が不能な場合は腟分泌物培養を利用する．腟分泌物培養では10～15％の女性に常在菌として検出されるため，あくまで臨床症状と併せた診断が重要である．治療効果は自覚症状の改善をもって判定する．腟錠使用時はピンク色の帯下が2～3日増加するが薬剤溶出によるもので心配ないこと，油脂成分がコンドームを破損させる報告があることは説明する．

＜処方例＞
合併症がなければ
・クロトリマゾール腟錠（100mg）1日1回 6日間
・オキシコナゾール腟錠（600mg）1回
・オキシコナゾール腟錠（100mg）1日1回 6日間
・フルコナゾール100～150mg1回内服
外陰炎の合併がある場合
・テルビナフィンクリームを適宜

4. クラミジア子宮頸管炎

Chlamydia trachomatis は子宮頸管腺細胞に感染し卵管炎・付属器炎により卵管不妊などの原因となることがあり，早期発見・治療が重要

図2 カンジダ，BV，クラミジアの膣鏡鏡検所見

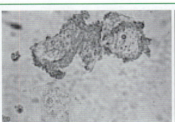
a　clue cell
http://www.wikidoc.org/index.
php/Gardnerella

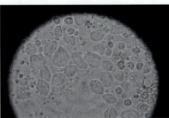
b　Trichomonas_vaginalis
岡田唯男先生の写真より引用

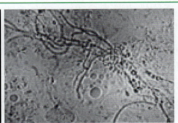
c　カンジダ
近江草津徳洲会病院のHPより引用
http://www.oumi-kusatsu-hp.jp/
jushin/shinryo/fujinka/kansensho.
html

表2　感染性の膣炎に関する診断特性（参考文献1, 2より一部改変）

感染性膣炎	＋LR（陽性尤度比）	－LR（陰性尤度比）
1) 細菌性膣症		
・pH4.5以上	3.4	0.15
・アミン臭	9.6	0.35
・clue cells	5.3	0.3
・灰白色漿液性帯下	1.7	0.39
・pH4.5以上かつアミン臭	12.8	0.38
・悪臭のある帯下	1.6〜3.2	0.07
2) カンジダ膣炎		
・掻痒の自覚	3.3	0.18〜0.79
・局所の炎症所見	1.4〜8.4	
・カッテージチーズ様帯下と掻痒感	150	
・KOH検鏡で真菌検出		0.51〜0.66
3) トリコモナス膣炎		
・炎症所見の存在	6.4	
・膣分泌物鏡検での原虫の確認可能	51〜310	0.34〜0.51

である．USPSTF（米国予防医療サービス専門作業部会）ではリスク（フローチャート参照）のある全女性にスクリーニング検査を推奨している．膣鏡診で子宮頸部発赤，頸管排膿などの頸管炎所見を認めた場合はもちろん，無症状の場合も多いため上記リスクに該当する場合は閾値低く検査する必要がある．子宮頸管スワブによるPCR検査が感度・特異度とも95％を超え有用である．治療にあたってはパートナーも同時に治療し，治療後3週間以降に頸管PCRにて治癒判定を行う．なおクラミジア陽性者の1割に淋菌感染の合併が知られ，併せて淋菌PCRも確認することが望ましい．

＜処方例＞
アジスロマイシン（250mg）4T1回内服

内服帯下の問診・診察
■問診のポイント（図1参照）
■診察の心構え

問診のみと比較して，膣分泌物の評価が診断をより正確にすることが知られている．可能な限り膣鏡診まで含めた婦人科診察を行うことが望ましい．ただし膣鏡を使用して採取した膣分泌物と，盲目的に採取した検体で感染性膣炎に対する診断精度に差はなかったとの報告もあり[8]，膣鏡がなくても膣分泌物をスワブ採取することが問診のみの場合よりも診断精度を高めることは知っておきたい．

■診察上のポイント

診察にあたっては患者の羞恥心・恐怖心に最大限配慮する．診察時の声掛け，手順説明，男

図1 帯下の診断・治療フローチャート

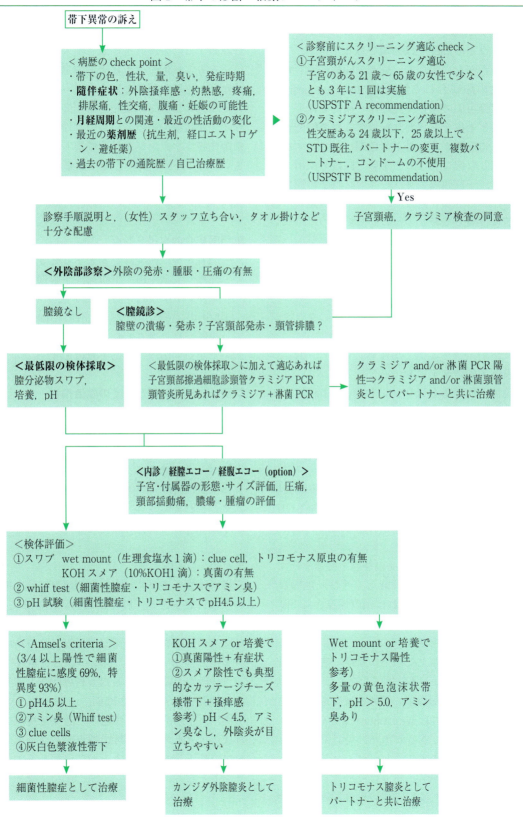

性医師であれば女性スタッフに立会いを求める，膝まで覆うタオルを使用する，診察器具を暖めるなどの心配りは必須である．

内診台がない場合も，患者の同意が得られれば通常の診察台にて側臥位，frog leg position 等で実施可能である．膣内から検体を採取する際，扁平上皮をしっかり採取するため膣壁を擦るように採取する．帯下の色調は白色のスワブに採取した際に判定しやすい．膣鏡を使用できる場合，子宮頸癌スクリーニング（子宮頸部細胞診）を行うよい機会であることに留意し，診察前に推奨しておくようにしたい．

膣鏡診にて頸管炎所見（子宮膣部の発赤，頸管からの排膿など）があれば頸管スワブにてクラミジア・淋菌 PCR の提出を，頸管炎所見がなくともスクリーニング基準該当者（フローチャート参照）であれば同部位からのクラミジア PCR の提出を考慮する．

■ **検体評価のポイント**

鏡検不能であれば検体の視診，pH 評価に加え培養検査を提出する．一般的な尿試験紙は pH5 〜 のものが多く適さない，安価に入手できる pH3 〜 6 の試験紙を用意しておくと便利である．鏡検を行う場合，採取後の綿棒をすぐに 2 枚のスライドグラスへ塗布し 1 枚に生理食塩水 1 滴（wet mount），もう一枚に 10% KOH1 滴を滴下しカバーグラスをかけて観察する．（図 2a 〜 c 参照）

- KOH 検体は主に真菌の芽胞・胞子を探す．
- KOH 添加は whiff test とも呼び，魚臭さ（アミン臭）を感じれば細菌性膣症，トリコモナス膣炎を示唆する．一瞬しか臭いがしないため注意．
- Clue cell は膣上皮細胞に無数の細菌が付着して細胞辺縁が不鮮明になった状態で，上皮細胞の 20% 以上に認めれば有意とする．
- トリコモナスは wet mount で動いている虫体を確認できるが徐々に失活するため，速やかに鏡検することがポイントである．
- pH は細菌性膣症，トリコモナスで 4.5 を上回り，カンジダは 4.5 未満の正常となりやすい．

帯下異常への実践的アプローチ

表 2 も参考に，フローチャートに従い総合的に判断する．帯下異常は患者本人から申告がないことも多い．たとえば排尿時痛，外陰部違和感など，泌尿生殖系のプロブレムを疑わせる訴えの場合には帯下の変化を必ず聞くよう心がけることが重要である．いわゆる性感染症でない細菌性膣症，カンジダ外陰膣炎も性感染症のリスクであり合併も多い[2]．基準を満たした場合も，他の STD 検索を怠ってはならない．診断後の治療内容，フォローアップは前述の各論を参照．

専門医紹介のタイミング

- 患者が専門医受診を希望するとき
- 発熱，食欲不振，下腹痛，下腹部圧痛などを伴い PID や子宮留膿腫を疑うとき
- 原因のはっきりしない不正性器出血が続く時
- 診断がはっきりしないとき
- 上記初期治療に反応不良のとき

プライマリケア医としての生活指導

淋菌・クラミジア・トリコモナスは必ずパートナーの治療も同時に行う必要があるが，性感染症の診断はカップルの関係性に変化を生じうるイベントであることには留意しておきたい．また細菌性膣症は喫煙，コンドーム無使用がリスクとされており[7]，プライマリケア医としては介入の絶好の機会とも言える．

まとめ

帯下はプライマリケア医が相談を受ける頻度の少ない愁訴だが，膣分泌物の評価を中心に，頻度の高い細菌性膣症，カンジダ外陰膣炎，トリコモナス膣炎，クラミジア頸管炎についてのアプローチを身に着けておくことが重要である．普段から紹介先の産婦人科専門医と密な連携を構築し，患者の心理面，パートナーとの関係性，予防的介入へ配慮した診療を提供できれば，アクセス，包括性の視点からプライマリケアで帯下診療を行うことが住民にとってのメリットとなる．

引用文献

1）Egan ME, Lipsky MS. Diagnosis of vaginitis. Am Fam Physician. 2000, suppl, vol. 62, no. 5, p. 1095-1104

2）Centers for Disease Control and Prevention Sexually transmitted diseases treatment guidelines, 2015. MMWR Recomm Rep 2015 ; 64（No. RR-3）.

3）日本産科婦人科学会，日本産婦人科医会，産婦人科診療ガイドライン～婦人科外来編 2011

4）Foxman B, et al. Frequency and response to vaginal symptoms among white and African American women. J Womens Health. 1998, vol. 7, no. 9, p. 1167.

5）大原紗矢香，岡田唯男．ポスター「2J-06 家庭医による産婦人科領域についての患者ニーズ」第31回日本プライマリケア学会学術会議，岡山，2008年5月13-15日

6）Sobel JD. Vulvovaginitis in healthy women. comp Ther. 1999, vol. 25, no. 6/7, p. 335-346

7）Hainer BL, et al. Vaginitis：Diagnosis and treatment. Am Fam Physician. 2011, vol. 83, no. 7, p. 807

8）Blake DR, et al. Evaluation of vaginal infections in adolescent women. Pediatrics. 1998, vol. 102, no. 4, p. 939

Primary Care Review
脂質代謝異常

山田　康介

【要旨】
　脂質異常症は動脈硬化性疾患の主要な危険因子であり，プライマリ・ケア診療における主要な健康問題の一つである．本稿では脂質異常症について，日本国内で広く利用され本年改訂された日本動脈硬化学会編「動脈硬化性疾患予防ガイドライン2012年版」1) を軸として，その他のエビデンスも交えながらプライマリ・ケア医の視点から解説する．

Key Words：
　脂質代謝異常，脂質異常症，冠血管疾患，スクリーニング，一次予防

日本における脂質異常症の疫学と臨床的意義

　脂質異常症は高血圧，糖尿病，喫煙などと並び，冠動脈疾患の主要な危険因子である[1]．日本における冠動脈疾患の発症率や死亡率は欧米と比して少なく[2][3][4]，冠動脈疾患の既往のある者は平成22年度において明快な増加傾向にない[5]．一方で，血清総コレステロール値の平均値，脂質異常症が疑われる者の割合，「血中コレステロール値が高い」と指摘されたことのある者の割合は増加傾向にあり[5]，死因統計では昭和60年に死亡率で心疾患が脳血管疾患を上回って2位となって以降，上昇を続け平成23年度では15.5%となっており[6]，日本における脂質異常症の臨床的意義は今後変化していく可能性がある．

　また，脂質異常症と虚血性脳梗塞については関連性を示す十分なエビデンスが存在せず，脂質異常症は虚血性脳梗塞に対する危険因子としては弱いものであることについても付記し[7]，動脈硬化性疾患の予防に対しては高血圧，糖尿病，喫煙などのその他の危険因子とともに患者毎に個別に考慮し管理することが重要であることを強調したい．

スクリーニング

　心血管性疾患の有病率が欧米と比較し低い日本において脂質異常症のスクリーニングについて費用対効果も含めた意義を評価したエビデンスは少ないものの存在し，福井らによる「基本的健康診査の健診項目のエビデンスに基づく評価に関わる研究」[8] では「そのような健診項目を実施することが勧められる．このような検査の有効性を示唆するエビデンスはあり，特に冠動脈疾患の危険因子の高い対象者では推奨できる．[推奨レベルB：有効性に関する（対象者の真のアウトカムを改善する）少なくとも間接的なエビデンスがあり，利益は害を上回る．]」とされ，日本ではすでに特定健康診査[9]，労働安全衛生法にもとづく定期健康診査[10] などで，脂質の測定が健康診査のシステムに取り入れられている．

　心血管疾患の有病率の高い米国のU. S. Preventive Services Task Force (USPSTF) では35歳以上の男性，心血管疾患の危険因子の高い45歳以上の女性に対して健診として実施することを強く推奨，心血管疾患の危険因子の高い20-34歳の男性，CHD危険因子の高い20-44歳の女性に対して実施することを推奨とし[11]，National Cholesterol Education Program (NCEP) Ⅲガイドラインでは「20歳以上の成人全てに対して5年に1度脂質異常症のスクリーニングを実施する」ことを推奨している[12]．

　65歳以上の高齢者と脂質の関連についても複数のコホート研究がみられ，高齢者の脂質レベルが弱いながら低HDL血症が心血管系イベントと関連するとするもの[13] がある一方で，関連を指摘できなかったとするもの[14] もあり，現時点では65歳以上の高齢者に対して健診として脂質を測定することについては冠動脈疾患の危険因子に応じて検討すべきであろう[15]．

診断と評価

脂質異常症の診断と評価のためのフローチャートを「動脈硬化性疾患予防ガイドライン2012年版」より引用し表1, 図1に示す[1].

高血圧・糖尿病・喫煙など他の危険因子, 既存の動脈硬化性疾患の有無等を包括的に評価し, 冠動脈疾患発症のリスクを層別化することが主眼となる. 従来の国内のガイドラインでは動脈硬化性疾患の危険因子の数をもってリスクを層別化してきたが, NIPPONNDATA80を元にした冠動脈疾患絶対リスクにより層別化すること, CKDが高リスク病態の1つとして加えられたことが目につく点である.

治療

生活習慣の改善

層別化されたリスクカテゴリー（表2）に応じて治療を検討するが, 一次予防, 二次予防ともに治療の基本は生活習慣の改善である. 特に一次予防においては安易な薬物療法の開始は控え, 評価したリスクカテゴリーに応じてまずは3～6か月間の生活習慣の改善を行うことが推奨される. 文献1) においてエビデンスレベルB（1つのランダム化比較試験あるいは複数の非ランダム化研究がある）以上の推奨がなされている生活習慣の改善は以下の通りである.

1. 禁煙し, 受動喫煙を回避する.
2. 過食を抑え, 標準体重を維持する
3. 肉の脂身, 乳製品, 卵黄の摂取を抑え, 魚類, 大豆製品の摂取を増やす.

表1 脂質異常症スクリーニングのための診断基準（文献1より引用）

LDLコレステロール	140mg/dl 以上	高LDL血症
	120～139mg/dl	境界域高LDLコレステロール血症
HDLコレステロール	40mg/dl	低HDLコレステロール血症
トリグリセライド	150mg/dl 以上	高トリグリセライド血症

・空腹時採血（10-12時間以上の絶食）で行う.
・LDLコレステロールはFriedewald（TC – HDL-C – TG/5）の式で計算する（TGが400mg/dl未満の場合）.
・TGが400mg/dl以上や食後採血の場合にはnonHDL-C（TC – HDL-C）を使用し, その基準はLDL-C + 30mg/dlとする.

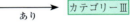

脂質異常症の診断
冠動脈疾患の既往があるか？ → あり → 二次予防
なし ↓
以下のいずれかがあるか？
1) 糖尿病
2) 慢性腎臓病（CKD）
3) 非心原性脳梗塞
4) 末梢動脈疾患（PAD）
→ あり → カテゴリーIII
なし ↓
冠動脈疾患の一次予防のための絶対リスクに基づく管理区分（絶対リスクについては文献1) 参照）

図1 脂質異常症評価のためのフローチャート（文献1より引用）

	追加リスクの有無	
NIPPON DATA80による10年間の冠動脈疾患による死亡確率（絶対リスク）	追加リスクなし	以下のうちいずれかあり 1) 低HDL血症（HDL-C＜40mg/dl） 2) 早期冠動脈疾患家族歴（第1度近親者かつ男性55歳未満, 女性65歳未満） 3) 耐糖能異常
0.5％未満	カテゴリーI	カテゴリーI
0.5以上2.0％未満	カテゴリーII	カテゴリーII
2.0％以上	カテゴリーIII	カテゴリーIII

※家族性高コレステロール血症（FH）についてはこのフローチャートを用いない.

表2 リスク区分別脂質管理目標値（文献1より引用）

治療方針の原則	管理区分	脂質管理目標値 (mg/dL)			
		LDL-C	HDL-C	TG	nonHDL-C
一次予防 まず生活習慣の改善を行った後, 薬物療法の適用を考慮する	カテゴリーI	＜160	≧40	＜150	＜190
	カテゴリーII	＜140			＜170
	カテゴリーIII	＜120			＜150
二次予防 生活習慣の是正と共に薬物治療を考慮する	冠動脈疾患の既往	＜100			＜130

4. 野菜，果物，未精製穀類，海藻の摂取を増やす
5. 食塩を多く含む食品の摂取を控える
6. アルコールの過剰摂取を控える
7. 有酸素運動を毎日30分以上行う

薬物療法

　一次予防において3～6か月間の生活習慣の改善後，または二次予防において管理目標を達成できない場合，薬物療法を考慮する．

　・HMG-CoA還元酵素阻害薬（スタチン）

　脂質異常症治療の第一選択に用いられる[1]．冠動脈疾患の二次予防については有効性が証明されている一方で，冠動脈疾患発症のリスクの低い患者の一次予防におけるスタチンの投与の有効性に対するエビデンスは不十分であり[16)17)]，費用対効果にも優れないことがオランダのプライマリ・ケア現場における研究において示されている〔冠動脈疾患の10年リスクが10％の55歳の男性において1QALY（quality-ad-justed life-years）あたり€35,000〕[18)]．欧米に比して冠動脈疾患発症リスクが低い日本国内においても同様と考えられ，臨床現場におけるスタチンの投与については患者と冠動脈疾患発症のリスクとスタチン投与のリスク（コストや副作用，薬剤服用の不便さなど）とベネフィットについて話あい，その他の動脈硬化性疾患とあわせて包括的にケアの計画を立てることが重要である．

　日本国内ではスタチン以外の以下の薬剤も利用可能であるが，一次予防・二次予防ともに，さらには単独療法やスタチンとの併用療法ともに，死亡や冠動脈疾患の発症と言った臨床上重要なアウトカムの改善に対するエビデンスには乏しく[19)20)]，スタチン投与単独で管理目標値の達成が得られない場合は改めて患者個別の冠動脈発症のリスクも考慮した上で専門医の意見も参考にして投与を決定すべきであろう．

　・陰イオン交換樹脂（レジン）
　・ニコチン酸誘導体
　・フィブラート系薬剤
　・小腸コレステロールトランスポーター阻害薬（エゼチミブ）

プライマリ・ケア医の診療評価の重要性

　診療ガイドラインやエビデンスに基づいた診療が実際に患者にどの程度提供されているか（エビデンス・診療ギャップ）？プライマリ・ケア医の診療を評価し，改善することの重要性が問われはじめており[21)]，英国のNICE（National Institute for Health and Clinical Excellence：http://www.nice.org.uk）等，医師や医療機関が自らの診療を改善していくことをサポートする組織も存在する．

　診療の改善のためのサポートツールの効果を評価するエビデンスも見られるようになってきている[22)]．

まとめ

　1. 脂質異常症は冠血管疾患の主要な危険因子であるが，冠血管疾患の有病率の低い日本におけるプライマリ・ケア診療では高血圧，糖尿病，喫煙など他の動脈硬化性疾患の危険因子と共に個別の患者ごとに包括的に診療することが重要である．

　2. 冠血管疾患発症のリスクを患者毎に層別化し，治療方針を決定する．

　3. 冠血管疾患発症のリスクの低い患者の一次予防においてはスタチン投与の有効性や費用対効果を示す十分なエビデンスがないことを踏まえ薬物療法を検討すべきである．

　4. エビデンスに基づいた診療がどの程度患者に提供されているか，診療を評価することの重要性が問われはじめている．

文献

1) 日本動脈硬化学会. 動脈硬化性疾患予防ガイドライン2012年版. 日本動脈硬化学会, 2012, p.183.

2) SaitoI, Folsom AR, AonoH, et al. Comparison of fataral coronary heart diseas eoccurrence based on population surveys in Japan and the USA. Int J Epidemiol. 2000, vol. 29, p.837-844.

3) Menotti A, Blackburn H, Kromhout D, et al. Changes in population cholesterol levels and coronary heart disease deaths in seven countries. Eur Heart J. 1997, vol. 18, p.566-571.

4) 厚生労働省統計. "死因簡単分類別にみた性別死亡数・死亡率（人口10万対）." 厚生労働省. http://www.mhlw.go.jp/toukei/saikin/hw/jinkou/kakutei09/dl/7hyo.pdf,（参照2012年8月3日）.

5) 厚生労働省統計. "平成22年国民健康・栄養調査の概要." 厚生労働省. http://www.mhlw.go.jp/stf/houdou/2r98520000020qbb.html,（参照2012年7月30日）.

6) 厚生労働省統計. "平成23年度人口動態統計月報年計（概数）の概況." 厚生労働省. http://www.mhlw.go.jp/toukei/saikin/hw/jinkou/geppo/nengai11/index.html,（参照2012年7月30日）

7) Kalen L Furie. Secondary prevention of stroke：Risk factor reduction. Up To Date, May 1, 2012.

8) 福井次矢ら. "基本的健康診査の健診項目のエビデンスに基づく評価に関わる研究健診項目評価要約版Ver.1.515. 脂質（対象疾患：高脂血症）." 医療情報サービスMinds. http://minds.jcqhc.or.jp/n/medical_user_main.php（参照2012年8月3日）

9) 厚生労働省. "特定健診・特定保健指導." 厚 ttp://www.mhlw.go.jp/bunya/shakaihosho/iryouseido01/info02a.html,（参照2012年7月30日）

10) 厚生労働省. "労働安全衛生法に基づく定期健康診断等の項目の改正について." 厚生労働省. http://www.mhlw.go.jp/new-info/kobetu/roudou/gyousei/anzen/dl/080123-3a_0001.pdf,（参照2012年7月30日）

11) U. S. Preventive Services Task Force (USPSTF). "Screening for Lipids Disorders in Adults." U. S. Preventive Services Task Force (USPSTF). http://www.uspreventiveservicestaskforce.org/uspstf/uspschol.htm,（参照2012年8月3日）

12) National Cholesterol Education Program (NCEP) Expert Panelon Detection, Evaluation, and Treat-ment of High Blood Cholesterol in Adults (Adult Treatment Panel Ⅲ). Third Report of the National Cholesterol Education Program (NCEP) Expert Panelon Detection, Evaluation, and Treatment of High Blood Cholesterol in Adults (Adult Treatment Panel Ⅲ) finalreport. Circulation. 2002, vol. 106, no. 25, p. 3143-421.

13) Bruce M. Psaty, Melissa Anderson, et al：The Association Between Lipid Levels and the Risk of Incident Myocardial Infarction, Stroke, and Total Mortality：The Cardiovascular Health Study. JAGS 2004, vol. 52, p.1639-1647.

14) Valerie Tikhonoff, Edoardo Casiglia, et al：Low-Density Lipoprotein Cholesterol and Mortality in Older People. JAGS 2005, vol. 53, p.2159-2164.

15) Robert S Rosenson. Screening guideline for dyslipidemia. Up To Date, last updated, April 25, 2011.

16) George Fodor. Clinical Evidence Handbook : Primay Prevention of CVD : Treating Dyslipidemia. Ameri-can Family Physician. 2011, vol. 83, no. 10, p.1207-1208.

17) Dean A. Seeusen. Cochrane for Clinicians : Statins for Primary Cardiovascular Prevention. American Fami-ly Physician. 2011, vol. 84, no. 7, p.767-769.

18) JP Greving, FLJ Visseren, et al : Statin treatment for primary prevention of vascular disease : whom to treat? Cost-effectiveness analysis. BMJ 2011, vol.342, d1672.http://www.bmj.com/content/342/bmj.d1672.pdf%2Bhtml

19) Allen R. Last, Jonathan D. Ference, et al : Pharmaco-logic Treatment of Hyperlipidemia. American Family Physician. 2011, vol.84, no.5, p.551-558.

20) Rovert S Rosenson. Lipid lowering with drugs other than statins and fibrates. Up To Date, Jan1, 2012.

21) Robert K. Lyon, James G. Slawson : An Organized Approach Tochoronic Disease Care. Family Practice Management, http://www.aafp.org/fpm/2011/0500/p27.html，（参照2012年8月9日）

22) Charles B. Eaton, Donnna R. Parker, et al : Translat-ingCholesterol Guidelines Into Primary Care Prac-tice : A Multimodal Cluster Randomized Trial. Ann Fam Med. 2011, vol.9, p.528-537.

Primary Care Review
尿路感染症

椎木　創一

> 【要旨】
> 　毎年11%の女性が尿路感染症に罹患し，半分以上の女性は一生に一度以上は尿路感染症を経験するという[1]．これだけコモンな疾患である尿路感染症だが，その症状やマネージメントは多岐にわたる難しい疾患でもある．尿路は前立腺，精巣上体，膀胱，尿管，そして腎臓に至る長い経路を含み，そのどこに感染症が発生しているかによって大きく診療戦略が異なる．また耐性菌の出現が懸念されており，尿塗抹検査と培養検査を用いた起因菌の同定が必須となりつつある．
>
> **Keywords：**
> 　尿塗抹検査，前立腺炎，尿道炎，腎盂腎炎

尿路感染症の診断：感染部位を明らかにする

　尿路感染症の診断には，頻尿や排尿時痛，血尿のような尿路関連の症状が必要である[2]．特に夜間の尿回数の増加は参考になる．その一方，腟分泌物の増加などがあれば，尿路感染症よりも腟炎などの可能性が高まる．

　尿一般検査で参考にするのが尿中白血球と細菌である．尿にはもともと少量の白血球は含まれているので，尿沈渣にて「白血球＞5-10個／HPF」となった場合が尿路感染症の目安となる．また尿中の白血球エラスターゼ反応陽性（白血球数＞$10/mm^3$にて感度90%，特異度95%）を指標にしてもよい．

　膀胱から直接採取した尿に細菌は存在しないが，排尿により得た尿には尿道口や尿道内の少量の細菌が含まれる．そこで細菌の「量」が問題となる．尿の半定量培養で10^5CFU/mL以上が尿路感染症の指標とされる．尿塗抹検査で1,000倍の強拡大で観察したとき各視野に1つ以上の細菌を認める場合，これに匹敵する．男性は尿の汚染が少ないので，さらに少ない菌量でも尿路感染症を疑う．

　続いて感染部位を明確にする症状，身体所見，そして尿塗抹検査を参考にする．表1に主な市中感染の尿路感染症の種類と判別方法を示した．発熱の有無や随伴症状，そして身体所見を組み合わせて感染部位を区別できる．

　また年齢も重要な要素である．小児は先天性の尿路奇形（膀胱尿管逆流）の関与があり，成人では性行為との関連が深くなる．35歳以上の女性では婦人科系の手術や膀胱脱の頻度が増加する．一方，男性では年齢とともに前立腺肥大症の関与が増すので，特に40歳以上であれば直腸診で前立腺のチェックは必須である．

　女性では腟炎や骨盤内炎症症候群が尿路感染症と症状が似ていることが多く，併存することもある．性行為痛や不正出血，腟分泌液の増加などの症状も必ず確認したい．図1に頻尿，排尿時痛を主訴にした患者への対処法を示したので参考にして頂きたい[3]．

起因菌の推定・同定：尿塗抹検査・培養検査

　尿塗抹検査は簡便で安価，非侵襲的で有用な「武器」である．表1に示すように尿路感染症の起因菌は多岐に渡るが，多くの細菌をこの検査で区別することができる．

　近年は起因菌の抗菌薬耐性化が進行している[4,5]．当院でも院外検体から検出される大腸菌ではセフォチアムに80%程度は感受性を示すが，シプロフロキサシンへの感受性は80%未満にまで低下している．こうなると感受性検査結果を得られる尿培養検査の意義が大きくなる．施設ごとに細菌の抗菌薬感受性状況（local factor）は異なるので，これを把握しておくことが重要である．

　特に院内発症の尿路感染症の場合，尿路カテーテルが挿入されていたり，免疫不全者や抗菌薬曝露歴があることにより，市中感染と起因

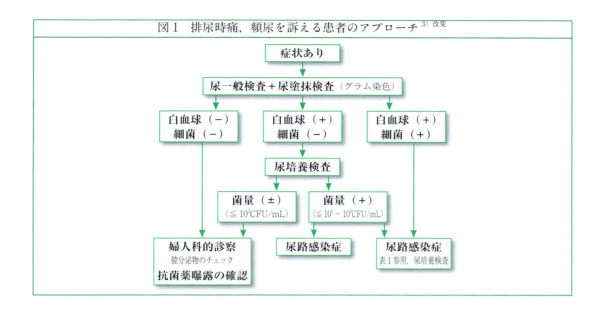

図1 排尿時痛，頻尿を訴える患者のアプローチ[3)改変]

菌が異なる．また耐性菌の割合も多いので，尿培養検査は必須である．

尿道炎：性感染症としてのアプローチが必要

感染性尿道炎の起因微生物として淋菌，クラミジア，トリコモナスなどが挙げられる．これらは複数菌感染を起こすことがあり，感染巣が尿道以外（膣，骨盤内，咽頭）に及んでいる可能性も考慮する必要がある．性行為感染症としてとらえ，目の前の患者だけでなくパートナーも含めた治療や予防を考える必要がある．

尿道分泌物のグラム染色で白血球に貪食されているグラム陰性双球菌を認めれば，淋菌である可能性が非常に高い．一方，白血球は認めるものの起因菌が明確でない場合，グラム染色で検出しにくいクラミジアやトリコモナスを考える必要がある．

急性前立腺炎：抗菌薬の移行性を意識する

症状や尿所見がはっきりしないこともあり，高齢男性の不明熱の原因となりやすい．この場合，直腸診にて前立腺の圧痛を確認することが重要である．

前立腺は一般的に抗菌薬の移行が悪い．急性前立腺炎であればペニシリン系やセファロスポリン系薬剤の静注投与で治療可能であるが，3〜5日間ほど経過しても改善がなければニューキノロン系やサルファ剤の使用も考慮する．高熱を伴う患者では敗血症を合併していることがあるので，入院して抗菌薬治療を行うことが望ましい．

膀胱炎：治療対象とすべきか？

他の尿路感染症と比べ発熱を呈することが少なく，抗菌薬を使用しなくても飲水励行で軽快することがある．しかし妊婦，再発例，高齢者や糖尿病患者などの免疫不全者の場合には，積極的に抗菌薬投与の対象とする．また男性の場合，前立腺肥大がなければ包茎や免疫不全（HIV感染症），同性愛者などのリスクがないか確認が必要である．尿塗抹検査でグラム陰性桿菌を認めれば，セファレキシン（徐放薬）2g/日（分2），または妊娠していなければST合剤4錠/日（分2）を選択できる．セファレキシンでは7日間，ST合剤なら5日間は投与したい．

急性腎盂腎炎：治療困難例を見抜く

急性腎盂腎炎には経口抗菌薬で治療できる症例から，敗血症性ショックを合併してICUケアが必要になる例まで含まれる．特に糖尿病合併例では，症状が軽微だが重篤な気腫性腎盂腎

表1 市中感染の尿路感染症の種類と判別方法

	発熱	症状 （発熱以外）	身体所見	尿塗抹検査※※ （グラム染色）
尿道炎	なし	頻尿，排尿時痛，尿道分泌物	尿道からの膿性分泌物	GNDC 認めず
急性前立腺炎	あり	頻尿，排尿時痛，陰部痛	直腸診にて前立腺腫脹，圧痛	GNR
膀胱炎	なし	頻尿，排尿時痛，下腹部痛	下腹部に圧痛	GNR GPC in chain GPC in cluster
急性腎盂腎炎	あり	頻尿，排尿時痛，腰痛，背部痛	CVA※叩打痛	GNR GPC in chain

※ CVA（cost-vertebra angle）：肋骨脊柱角部
※※尿塗抹検査の解釈
GNDC（グラム陰性双球菌）→淋菌
認めず →クラミジア，トリコモナス
GNR（グラム陰性桿菌）→大腸菌，クレブシエラ，プロテウスなど
GPC in chain（グラム陽性球菌：連鎖状）→腸球菌，B群溶血性連鎖球菌など
GPC in cluster（グラム陽性球菌：ブドウ状）→腐生ブドウ球菌（*Staphylococus saprophyticus*）

炎をきたすことがある．また結石性腎盂腎炎で尿路閉塞を合併して水腎症をきたした場合，泌尿器科へ緊急にコンサルテーションして尿管ステント挿入や腎瘻造設について相談する．敗血症を合併しやすい疾患なので入院による静注抗菌薬治療を行いたい．尿塗抹検査でグラム陰性桿菌を認めていれば，セフォチアムやセファゾリンなどで治療開始してよいが，エンテロバクターやシトロバクターではセフォタキシム，緑膿菌ではセフタジジムやアズトレオナムが必要となる．また近年増加しているESBL産生菌を疑う場合には，セフメタゾールやカルバペネム系薬剤の選択を考える必要がある．通常の治療期間は2週間である．

一般的に有効な抗菌薬を投与すれば3日間ほどで解熱するが，それでも発熱が持続する場合には腎膿瘍などの合併が懸念される．この場合，造影CTでの評価を加える必要がある．

文献

1) Fihn,S.D. Uncomplicated urinary tract infection in women. N Engl J Med. 2003, vol.349, p.259-266.
2) Bent ,S.et al. Does this woman have an acute uncomplicated urinary tract infection? JAMA . 2002, vol. 287, p.2701-2710.
3) Kunin ,C.M. Urinary tract infections: detection, prevention, and management 5th ed. Williams & Wilkins,1997, p.365.
4) Gupta,K.et al. Increasing antimicrobial resistance and management of uncomplicated community-acquired urinary tract infections. Ann Intern Med. 2001,vol.135,p.41-50.
5) Miller, L. G.et al. Treatment of uncomplicated urinary tract infections in an era of increasing antimicrobial resistance. Mayo Clin Proc. 2004, vol.79,no.8,p.1048-1054.

Index

数
23価肺炎球菌ワクチン	74

英
AST/ALT 比	91
BODE 指数	84
BPSD	13
B 型肝炎ウイルスワクチン	74
common disease	142
COPD 急性増悪	84
ICHD-Ⅱ	142
IUD/IUS	43
Lewy 小体型認知症	13
personhood	13

あ
アトピー性皮膚炎	116
アルツハイマー病	13
アレルギー性鼻炎	122
赤旗兆候	134

い
インフルエンザワクチン	74
萎縮性腟炎	47

い
うつ病	146
運動療法	55

か
カンジダ外陰腟炎	158
下肢	36
過多月経	47
合併症	122
過敏性腸症候群	110
冠危険因子	128
冠血管疾患	164
患者の準備状態の確認	55
肝機能検査	91

き
機能性子宮出血	47
機能性便秘	110
季節性アレルギー性鼻炎	122
急性下痢症	104
虚血性心疾患	128
局所治療	122
禁煙治療	84
緊急避妊法	43
緊張型頭痛	138

く
くも膜下出血	138

け
経験的便秘治療	110
経口補水液（ORS）	104
健康診断	91
健康被害	69
顕微鏡的血尿	98

こ
高血圧症	4
行動計画	152

さ
細菌性髄膜炎	138
細菌性腟症	158

し
子宮頸管炎	158
脂質異常症	164
脂質代謝異常	164
自殺予防	21
小児の予防接種	69
上肢	31
食事療法	55
腎盂腎炎	170
心理療法	21

Index

す
スクリーニング	164
ステロイド外用薬	116
ステロイド吸入	152
スポーツ障害	31, 36
睡眠衛生指導	146
頭痛	138

せ
生活習慣の修正	4
生活習慣改善	91
接種率	69
前立腺炎	170

そ
双極性障害	21
足関節捻挫	36

た
帯下	158
単剤常用量投与	146

ち
チームアプローチ	55, 74
中核症状	13

つ
通年性アレルギー性鼻炎	122

て
低用量ピル	43
糖尿病	128

と
トリコモナス腟炎	158
統合失調症	21

に
尿沈査	98
尿塗抹検査	170
尿道炎	170

の
脳血管性認知症	13

は
バリア法	43
破傷風の予防接種	74

ひ
ピークフロー	152
非対称性分布	91
非特異的腰痛	134
膝痛	36
肘障害	31
病態に応じた薬物療法	55

ふ
プライマリ・ケア医の役割	69
不正性器出血	47
不眠症	146

へ
片頭痛	138, 142
便検査の適応	104

ま
慢性下痢症	104
慢性頭痛ガイドライン	142
慢性閉塞性肺疾患（COPD）	84
無排卵月経	47

め
メタボリックシンドローム	128

や
薬剤性便秘	110

よ
腰痛	134
予防接種時の注意	74

り
リスクファクター	98

ろ
ロタウィルスワクチン	104

新・総合診療医学
Case & Review

2015年11月 20日 第1版第1刷

編　　集　小嶋　一
発 行 人　尾島　茂
発 行 所　株式会社　カイ書林
　　　　　〒113-0021　東京都文京区本駒込4丁目26-6
　　　　　電話　03-5685-5802　FAX　03-5685-5805
　　　　　Eメール　generalist@kai-shorin.co.jp
　　　　　HPアドレス　http://kai-shorin.com
　　　　　ISBN　978-4-904865-23-1　C3047
　　　　　定価は裏表紙に表示

印刷製本　三美印刷株式会社
　　　　　Ⓒ Hajime Kojima

JCOPY　<（社）出版者著作権管理機構　委託出版物>

本書の無断複写は著作権法上での例外を除き禁じられています．複写される場合は，そのつど事前に，(社)出版者著作権管理機構（電話 03-3513-6969, FAX 03-3513-6979, e-mail: info@jcopy.or.jp）の許諾を得てください．

日本発の実践的な総合診療医学のテキストブック　全面改訂　第2版

新・総合診療医学
―家庭医療学編　第2版
株式会社　カイ書林刊

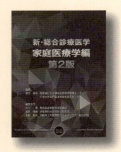

編集　藤沼　康樹　生協浮間診療所/医療福祉生協連家庭医療学開発センター（CFMD）
　　　　　　　　　千葉大学専門職連携教育研究センター

編集協力　大川　薫　亀田総合病院在宅医療部
　　　　　廣岡　伸隆　防衛医科大学校総合臨床部
　　　　　本村　和久　沖縄県立中部病院プライマリケア・総合内科

2015年2月刊行　B5判　534ページ
定価（本体7,000円＋税）　ISBN 978-4-904865-19-4

Introduction
家庭医・家庭医療を学ぶ人のために

Ⅰ　家庭医・家庭医療入門
1. 日本における家庭医療の歴史と展望
2. プライマリ・ケアと医療政策
3. 家庭医療における健康と病いのパラダイム

Ⅱ　家庭医の臨床的方法（Clinical Method）
1. 医療コミュニケーションの基本的考え方
2. メディカルインタビュー（医療面接）
3. ケアの継続性
4. 生物心理社会的アプローチ
5. 患者中心の医療の方法（Patient centered clinical method）
6. 家庭医療の枠組みとしてのThe Clinical Hand
7. 家庭医療における健康観に基づく診療―身体心理社会記号論的（Somato-Psycho-Socio-Semiotic）モデル
8. 家族指向性アプローチ
9. 地域指向性アプローチ
10. 複雑な臨床問題へのアプローチ
11. 患者教育と行動変容
12. Evidence-based Medicine（EBM；根拠に基づく医療）
13. Narrative-based Medicine（物語に基づく医療）/Narative Medicine（ナラティブ・メディスン）
14. 家庭医療における医療の質の改善

Ⅲ　家庭医療の諸相
1. 診療所における非選択外来診療の臨床推論プロセス
2. 慢性期ケアにおける家庭医の役割
3. 在宅医療における家庭医の役割
4. 緩和ケアにおける家庭医の役割
5. へき地・離島医療における家庭医の枠割
6. ヘルスプロモーションと家庭医
7. 家庭医による予防医療実践
8. リハビリテーションと家庭医の役割

9. 統合医療
10. 漢方と家庭医
11. 家庭医とチームワーク/リーダーシップ（診療所運営）

Ⅳ　家庭医療の実践
1. こどものケアと家庭医
2. 思春期のケアと家庭医
3. 成人のケアと家庭医
4. 高齢者ケアと家庭医
5. Women's Healthと家庭医
6. マタニティ・ケアと家庭医
7. 家庭医とスポーツ医学
8. 園医・校医・産業医と家庭医
9. 国際保健と家庭医

Ⅴ　在宅医療の実践
1. 栄養障害，摂食嚥下障害・口腔内の問題のアプローチ
2. 排泄（排尿・排便）
3. 褥瘡とフットケア
4. リハビリテーション
5. Bad News telling，延命治療の選択，終末期の意思決定の支援
6. がんの疼痛管理・症状管理
7. 非がん疾患の緩和ケア
8. スピリチュアルケア，グリーフケア
9. 認知症の在宅ケア
10. 神経難病，呼吸不全，心不全，腎不全，膠原病の在宅医療
11. 居住系施設での在宅医療
12. 急性期の在宅での治療と入院適応
13. 小児在宅医療
14. 在宅医療の導入
15. 介護保険制度
16. 多職種協同の実践

Ⅵ　家庭医が出会う諸症状：病院や専門医への紹介のタイミング
1. せき，はな，のど（上気道症状）
2. 熱が出る
3. 疲れやすい
4. かゆみ・発疹がでた
5. 体（顔，手足）がむくむ
6. 頭が痛い重い

7. 眠れない
8. 目が回る，ふらふらする
9. お腹が痛い，張る，下痢，便秘
10. 尿が近い，出にくい，もれる
11. 月経にまつわる問題
12. 腰が痛い
13. 手足がしびれる
14. 関節が痛い

Ⅶ　家庭医が担当する重要な疾患と家庭医の役割
1. 喘息
2. 慢性閉塞性肺疾患
3. 市中肺炎
4. 安定狭心症
5. 脂質異常症
6. 高血圧
7. 糖尿病
8. 慢性心不全
9. 慢性腎臓病
10. 尿路感染症
11. 胃炎・胃潰瘍
12. 骨粗鬆症
13. 認知症
14. 熱性けいれん
15. 小児の湿疹
16. 小児の咽頭炎
17. 不正性器出血
18. 前立腺肥大症
19. うつ病
20. 不安障害

Ⅷ　家庭医の教育
1. 地域基盤型医学教育とは何か
2. 地域基盤型医学教育の実践～診療所でどう教えるか Q&A
3. 家庭医の生涯学習

Ⅸ　家庭医の研究
1. プライマリ・ケア研究の現状と今後
2. プライマリ・ケア研究の実際―量的研究
3. プライマリ・ケア研究の実際―質的研究

日本発の実践的な総合診療医学のテキストブック　全面改訂　第2版

新・総合診療医学
―病院総合診療医学編　第2版
株式会社　カイ書林刊

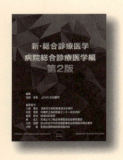

編集　徳田　安春（JCHO本部顧問）

編集協力　小西　竜太（関東労災病院救急総合診療科）
　　　　　仲里　信彦（沖縄県立南部医療センター総合内科）
　　　　　稲福　徹也（稲福内科医院）
　　　　　東　　光久（天理よろづ相談所病院総合診療教育部）
　　　　　川尻　宏昭（岐阜県高山市役所市民保健部医療課）
　　　　　水野　　篤（聖路加国際病院循環器内科）

2015年2月刊行　B5判　470ページ
定価（本体7,000円＋税）　ISBN 978-4-904865-20-0

Introduction
Caseから学ぶ病院総合診療医学

Ⅰ　病院総合診療医学入門
1. 臨床推論
2. 疾患疫学
3. 診断と治療
4. チーム医療
5. 高齢者医療
6. 診療録の記載
7. 心理社会的問題の解決法
8. 複雑な健康問題の解決法
9. 感染予防
10. 倫理的問題の解決法

Ⅱ　病院総合診療医学の基本
1. 医療面接
2. 臨床薬理学の実際
3. 病棟教育の実際
4. 救急外来教育の実際
5. 初診外来教育の実際
6. 医療情報マネジメント
7. リーダーシップ
8. 臨床栄養の実際
9. 患者教育
10. 生涯学習
11. 医療の質
12. 医療安全
13. 入院の適応
14. プロフェッショナリズム

Ⅲ　病院総合診療医学・診断学
1. 体重減少
2. 浮腫
3. リンパ節腫脹
4. 発疹
5. 黄疸
6. 発熱
7. 頭痛
8. めまい
9. 意識障害
10. 失神
11. けいれん発作
12. 咽頭痛・嗄声
13. 胸痛
14. 動悸
15. 呼吸不全
16. 咳・痰・血痰・喀血
17. 嘔気・嘔吐・吐血
18. 嚥下困難
19. 腹痛
20. 下痢・血便
21. 腰痛・背部痛
22. 関節痛・関節炎
23. 脱力・歩行障害・しびれ
24. 不随意運動・振戦
25. 血尿
26. 尿量異常
27. 不安・抑うつ・不眠
28. 鼻出血・聴力障害・耳鳴
29. 視力視野障害・充血・眼痛・複視
30. 外傷

Ⅳ　病院総合診療医学・治療学
　　― Basic Skill
1. 心停止・不整脈
2. ショック
3. 脳血管障害
4. 急性呼吸不全・挿管困難
5. 心不全・急性冠症候群
6. 急性腹症
7. 急性消化管出血
8. 急性腎障害（AKI）
9. 市中感染症
10. 医療関連感染症
11. 多発外傷
12. 急性中毒
13. 熱傷
14. 精神科通院患者の身体合併症の救急
15. 災害医療

Ⅴ　病院総合診療医学・治療学
　　― Advance Skill
1. アルコール依存症
2. 薬物依存症
3. 喘息・COPD
4. せん妄
5. 認知症
6. うつ病
7. 身体表現性障害
8. 解離性障害
9. 疼痛管理
10. 緩和ケア
11. 周術期医療，術前術後ケア
12. 静脈血栓塞栓症
13. 蜂窩織炎・軟部組織感染症
14. 市中肺炎
15. 尿路感染症
16. 胆道感染症
17. 敗血症
18. 糖尿病および入院中の血糖管理

Ⅵ　病院総合診療医学・基本手技・技能
1. 関節穿刺
2. 胸部単純X線写真の読影
3. 心電図の基本
4. 心肺蘇生
5. 気道確保
6. 人工呼吸器設定
7. 腰椎穿刺
8. 腹腔穿刺
9. 胸腔穿刺
10. 動脈ライン
11. 中心静脈穿刺
12. 末梢挿入型中心静脈カテーテル（PICC）